Burkhard Sieper • Michael Eisenmann

Fit in die Kiste

- Die Basismethode -

mit den besten Wünschen

Burkhard Si…

Bibliografische Information Der Deutschen Bibliothek
Die Deutsche Bibliothek verzeichnet diese Publikation in der Deutschen Nationalbibliografie; detaillierte bibliografische Daten sind im Internet über http://dnb.ddb.de abrufbar.

Burkhard Sieper • Michael Eisenmann

Fit in die Kiste

- Die Basismethode -

1. Auflage 2004
4. unveränderte Auflage 2005

ISBN 300-012828-X

Printed in Germany: Verlagsdruckerei Kessler, Bobingen

Hinweis: Die Ratschläge in diesem Buch sind von den Autoren sorgfältig erwogen und geprüft. Sie bieten jedoch keinen Ersatz für kompetenten medizinischen Rat. Jede Leserin und jeder Leser ist für sein eigenes Handeln selbst verantwortlich. Alle Angaben in diesem Buch erfolgen daher ohne jegliche Gewährleistung oder Garantie seitens der Autoren. Eine Haftung der Autoren für Personen-, Sach- und Vermögensschäden ist ausgeschlossen. Bei eventuellen Fragen wenden Sie sich an Ihren Arzt oder Heilpraktiker.

Inhalt

Welche Vorteile bringt dieses Buch speziell für mich?

Viele jüngere Menschen, vorrangig noch unter der magischen 30, behaupten von sich, dass sie eigentlich recht fit seien. Obwohl sie wenig bewusst essen und nur sporadisch Sport treiben. Unsere Antwort darauf: „Herzlichen Glückwunsch. Ein Geschenk der Natur." Denn bis zu diesem Alter verzeiht der Körper relativ viel. Doch irgendwann ist Stichtag. Oft schleichend, manchmal aber auch urplötzlich.

Die Basismethode zur maximalen Gesundheit hilft:

1. Wenn Sie zwar gesund aber
   - ☛ stressgeplagt durch Beruf und/oder Familie sind wie zum Beispiel Manager, Geschäftsleute, Selbstständige oder auch Hausfrauen.
   - ☛ zunehmend weniger Antrieb und Motivation haben und ihre jugendliche Energie zurück haben wollen.
   - ☛ zwischen Gesundheit und Krankheit stehen: „Irgendwie bin ich nicht recht fit. Aber der Arzt sagt, es sei alles in Ordnung."

2. Wenn Sie schon krank sind
   - ☛ an einer chronischen Krankheit leiden wie zum Beispiel Allergien, Asthma, Rheuma.
   - ☛ von einer Zivilisationskrankheit geplagt werden: Altersdiabetes, Depressionen, Arthrose, Herzbeschwerden.

3. Aber auch wenn Sie
   - ☛ über 30 sind und Ihre Power weiterhin behalten möchten.
   - ☛ noch jung oder auch jung geblieben sind, bewusster leben wollen und Ihre Lebensqualität weiter steigern möchten.
   - ☛ Sportler sind und zu neuen Bestleistungen eilen wollen.

Kurzum: Jeder kann seine Lebensqualität verbessern, jeder kann auf den verschiedensten Stufen einsteigen und ein ganzes Stück mehr Gesundheit obendrauf packen. Nutzen Sie die Basismethode. Und bleiben Sie fit bis Sie glückliche 100 Jahre alt sind.

Sie haben die Wahl: Fit mit 100 oder ab 80 ins Altersheim

„Kaum ein Wort wird häufiger verwendet,
heftiger beschworen und höher bewertet,
als die Gesundheit. Doch weiß kein Mensch, was das ist."

Dr. Manfred Lütz, Nervenarzt

„Die Zahl derer, die durch zu viele Informationen
nicht mehr informiert sind, wächst."

Rudolf Augstein, Publizist

„Wir sind die informierteste
und gleichzeitig ahnungsloseste
Gesellschaft, die je existiert hat."

Peter Turrini, Dramatiker

„Wenn man nicht weiß, was richtig ist,
soll man nicht tun, was falsch ist."

Manfred Rommel

Älter werden = Kränker werden

Herr K. hat Parkinson. Frau O. leidet unter Demenz. Herr S. hat einen viel zu hohen Blutdruck. Frau M. hat Zucker. So geht es vielen ab einem bestimmten Alter. Fast jeder hat eine chronische Erkrankung, die ihn mehr oder weniger beschäftigt. Mehrmals im Jahr wird der Arzt konsultiert. Man achtet sehr genau auf die tägliche Tabletteneinnahme. Das ist gar nicht so einfach, weil oft fünf, sechs und mehr Tabletten eingenommen werden müssen.

Immer älter ...

Aus Heft 10 – Gesundheit im Alter – aus der Reihe „Gesundheitsberichterstattung des Bundes“ erstellt vom Statistischen Bundesamt:

„Im Jahre 1900 waren in Deutschland rund 8 Prozent der 56 Millionen Einwohner 60 Jahre und älter, im Jahre 1960 waren es rund 18 Prozent von 73,1 Millionen und 1980 bereits 19 Prozent von 78,4 Millionen. Derzeit sind 22,4 Prozent der rund 82 Millionen Einwohner, das heißt 18,4 Millionen, 60 Jahre und älter. Um 1900 betrug die mittlere Lebenserwartung der Frauen in Deutschland rund 48 Jahre, die der Männer rund 45 Jahre. Im Laufe des Jahrhunderts (bis 1998) ist sie auf 80 Jahre für Frauen und 74 Jahre für Männer angestiegen. Die aktuellen Modellrechnungen zur Bevölkerungsentwicklung nehmen an, dass die mittlere Lebenserwartung in Deutschland bis 2025 auf etwa 83 Jahre für Frauen und etwa 76 Jahre für Männer steigt, die fernere Lebenserwartung der 60-Jährigen wird für 2025 auf 25 Jahre für Frauen beziehungsweise 20 Jahre für Männer geschätzt.“

... aber immer kränker!!!

Auf den ersten Blick eine hervorragende Statistik: Wir werden immer älter. Da kann es doch gar nicht so schlecht mit unserer Gesundheit stehen. Und unser Gesundheitssystem kann also so falsch nicht sein. Gerne führen die Schulmediziner solche Lebenserwartungsdaten ins Feld, um sich gegenseitig auf die Schulter zu klopfen. Aber was steckt wirklich dahinter? Die trockene Statistik muss weiter aufgeschlüsselt werden: Zunächst einmal ist die Sterblichkeit der Säuglinge in den letzten 100 Jahre sehr stark zurückgegangen. Wieder vernimmt man ein eifriges Schulterklopfen der Mediziner.

Tatsache ist auch, dass die Alterssterblichkeit zurück geht. Die Menschen werden wirklich immer älter. Und hier ist der Punkt, bei dem wir einhaken wollen. Denn betrachten wir uns die letzten 30 Lebensjahre eines Menschen, sehen wir einen Leidensweg gepflastert von körperlichen und geistigen Gebrechen. „Das ist eben so. Ich bin ja auch nicht mehr der Jüngste.“ So die Aussage unserer etwas älteren Kunden.

Die traurige Statistik spricht Bände: Von den über 60-Jährigen leiden

- über 15 Prozent an Altersdiabetes
- etwa 25 Prozent an Angina pectoris, 15 Prozent an Herzinsuffizienz (40 Prozent bei den über 80-Jährigen), über 30 Prozent an Bluthochdruck
- über 20 Prozent an Arthrose beziehungsweise Arthritis

Das sind die offiziellen Zahlen. Die tatsächlichen Zahlen liegen weitaus höher. Hinzu gesellen sich Krankheiten wie Rheuma, Prostataprobleme, verschiedene Krebsarten, Depressionen, Bandscheibenvorfälle, Parkinson, Alzheimer oder Demenz.

Mit zwischenzeitlich acht Millionen Betroffenen hat sich die Osteoporose längst zur Volkskrankheit entwickelt. Innerhalb der nächsten 50 Jahren soll sich diese Zahl sogar noch verdoppeln. Bei jeder dritten Frau und jedem neunten Mann über 80 Jahre treten die gefürchteten Oberschenkelhalsbrüche auf.
Laut der „Regensburger Studie 2001“ spricht man heute schon von 6,7 Millionen Diabetikern in Deutschland, 1998 waren es noch 4 Millionen. Laut der Weltgesundheitsorganisation (WHO) verdoppelt sich diese Zahl in den nächsten zehn Jahren.

Ausblick

Die momentane Entwicklung sieht so aus, dass Sie mit sehr großer Wahrscheinlichkeit spätestens mit 60 Jahren an einer Krankheit leiden, die Sie massiv in Ihrer Lebensqualität einschränkt. Alter und Krankheit gehören scheinbar zusammen. Häufig getroffene Aussagen wie: „Nach der Rente genieß' ich mein Leben“ oder „Mit 66 fängt das Leben an“ wirken mit diesen Aussichten beinahe absurd. Da es den Nachbarn noch schlimmer erwischt hat, empfindet man das eigene Leiden allerdings gar nicht mehr als so schlimm. Es ist halt so.
Nach etwa 40 Jahren anstrengendem Berufsleben direkt ins Krankenbett? Es hat den Anschein, als ob der Lebenswandel unserer Zivilisation direkt dort hinführt. Muss dies jedoch sein? Der Mensch ist genetisch auf 120 Jahre Leben ausgerichtet. Und dies bei bester Gesundheit – fit in die Kiste eben. Schauen Sie sich die Tierwelt an. Lange Leidenszeiten vor dem Tod sind dort praktisch unbekannt. Unser heutiger Lebenswandel führt also in eine Sackgasse. Ein anderer Weg muss deshalb her.

Auf der Suche nach der Lösung

Wie werden Sie alt und bleiben trotzdem fit? Vor kurzem sagte uns eine Kundin in der Apotheke, sie wisse nicht mehr, was sie noch tun könne, damit die Osteoporose verschwinde. Sie lese viele Gesundheitsmagazine und Zeitungen, schaue sich Gesundheitssendungen im Fernsehen an, probiere gerne alles Neue aus und halte sich streng an die ärztlichen Ratschläge.

Die Lösung ist sehr einfach, fast zu einfach, wie fast alles im Leben, wenn man die wichtigsten Punkte beachtet, die wir Ihnen in diesem Buch nennen werden. Wir wünschen Ihnen einen zweiten und dritten Lebensabschnitt, den Sie in vollen Zügen mit vielen Urlaubsreisen, Pflege der Hobbys, als Gast der Universität, im Ehrenamt oder als Selbstständiger im eigenen Geschäft verbringen werden, statt wie die meisten ab spätestens 80 im Altersheim das Dasein zu fristen. Wussten Sie, dass sage und schreibe 80 Prozent der Menschen heute im Krankenhaus sterben? Ohne Beistand, ohne das vertraute zu Hause und ganz alleine? Statt gebrechlich, passiv, zurückgezogen, zahnlos und vergesslich werden Sie die schönsten Jahre des Lebens fit, gesund und vital mit viel Lachen und Freude verbringen. Dass genau das trotz allem auch heute noch möglich ist, beweisen die wenigen Alten, denen das sehr gut gelingt.

Gesundheit ist einfach

Nicht Gene, Glück, Schicksal, Einkommen oder Bildung sorgen dafür, dass wir fit in die Kiste kommen. Nein, ganz einfache Dinge des Lebens sind wichtig und entscheidend. Einfache Dinge, die automatisch jeder für richtig hält, weil sie ja auch jeder so macht. Dinge, die aber in ihrer Gesamtheit genau zu unserer heutigen Situation geführt haben: chronisch krank ab 60, im Altersheim ab 80.

Während unserer Beratung in der Apotheke hören wir oft: „Ich dachte. . .“, „Ich habe gehört. . .“, „Man nimmt doch allgemein an. . .“, „Ich habe gelesen. . .”. Wir stellen dann oft leider fest, dass genau das Gegenteil richtig ist.

Dabei ist es doch so einfach, wenn man nur wüsste, wie es denn richtig geht. Und das ist genau der Punkt, an dem wir ansetzen. Sie werden die Basics kennen lernen, die sie vielleicht schon so umsetzen vielleicht aber auch nicht. Weil sie es nicht wussten, ihnen noch nie aufgefallen oder einfach egal war. Setzen Sie soviel dieser Basics wie möglich um. Garnieren Sie sie mit unseren Turbos und werden Sie mühelos und vor allem topfit 100 Jahre alt und mehr.

Fangen Sie noch heute an

Denken Sie anders. Sehen Sie sich schon heute mit 90 Jahren lächelnd auf einem Fahrrad fahren, zügig durch den Wald laufen oder mit einem Snowboard die Piste hinunter gleiten. Freuen Sie sich auf das Alter. Freuen Sie sich auf die Lebenserfahrung und die Weisheit im Alter, die die Jungen nicht haben. Freuen Sie sich auf das Leben. Kommen Sie fit mit strahlender Gesundheit in die Kiste.

Eigenverantwortung

In seiner Neujahrsansprache 2003 appellierte Bundeskanzler Gerhard Schröder an alle Deutschen, sich auf Reformen mit schmerzlichen Einschnitten vorzubereiten. Nötig sei der Mut zu grundlegenden Veränderungen. Jeder Einzelne müsse mehr Eigenverantwortung übernehmen. Dabei sieht Schröder offenbar vor allem im Gesundheitswesen Handlungsbedarf.
Nicht nur der Bundeskanzler, auch wir sprechen von Eigenverantwortung. Leider setzt Eigenverantwortung das nötige Wissen voraus. Dieses Wissen haben der Bundeskanzler und seine Gesundheitsministerin offensichtlich nicht. Bezeichnenderweise wurde das GMG vom „Gesundheitssystem-Modernisierungs-Gesetz" in „GKV (Gesetzliche-Krankenversicherung)- Modernisierungs-Gesetz" umbenannt.
Dieses Wissen möchten wir Ihnen aber einfach und klar verständlich weiter geben. Als Belohnung winken Ihnen maximale Gesundheit und mehr Einkommen. Zum einen geben Sie kein Geld mehr für teure Medikamente aus, zum anderen erhöht sich das Einkommen, weil Sie fitter und damit besser im Job sind. Der Geist eines gesunden Körpers kommt schneller auf geniale Lösungen, die Ihr Arbeitgeber zu honorieren weiß. Und in Zukunft werden auch die Krankenkassen einen gesunden Lebensstil honorieren müssen. Entsprechende Pläne liegen schon längst in den Schubladen der Kassen und werden wohl auch bald im Zuge der Gesundheitsreformen umgesetzt.

So funktioniert die Basismethode

Fit-in-die-Kiste-Zitat

„Alles Große und Edle ist einfacher Art."

Gottfried Keller

Von Basics . . .

Wenn wir etwas aus eigener Erfahrung sagen können, dann ist es, dass Gesundheit eigentlich ganz einfach ist. Unser Alltag zeigt: Verschiedenste Therapien greifen nicht, wenn die Basis, das Fundament, nicht stimmt. Die Basis setzt sich aus den Basics zusammen. Kleine, meist alltägliche Dinge, über die man nicht mehr groß nachdenkt. Man tut es, weil man es schon immer so getan hat, vielleicht weil es die Eltern einem so beigebracht haben oder weil es Freunde und Bekannte auch so machen. Und weil es irgendwie jeder so macht.

Oder wussten Sie

☛ dass der Unterschied von Bio-Lebensmitteln zu konventionellen Nahrungsmitteln tatsächlich riesengroß ist?

☛ dass Milch vielleicht doch nicht so gut für Sie ist?

☛ dass zu viel Brot nicht unproblematisch ist?

☛ dass Butter besser als Margarine und Süßstoff genauso ungesund wie Zucker ist?

☛ dass Sie morgens eher weniger essen sollten?

☛ dass ein gutes Wasser möglichst wenig Mineralien haben sollte und in jedem Fall kohlensäurefrei sein muss?

☛ dass die Fluoride in Ihrer Zahncreme Ihnen vielleicht doch mehr schaden als nützen?

- ☛ dass es fast immer Alternativen zu Antibiotika gibt?

- ☛ wie Sie sich richtig bewegen und Sport treiben sollten?

- ☛ dass zum Beispiel eine Kautschukmatratze Ihnen einen erholsamen Schlaf gewährt?

- ☛ dass die teuren „High-Tech-Gesichtscremes" oft den selben Effekt haben, wie wenn Sie sich eine Plastiktüte über die Gesichtshaut ziehen würden?

Wir bieten Alternativen an zum „Herkömmlichen". Zurück zum „Normalen", zurück zu den Wurzeln. Wir durchleuchten alle Lebensbereiche und die dazugehörigen Gewohnheiten auf ihre „Richtigkeit": Ernährung, Bewegung, Denken und Fühlen, Atmen, Schlafen.
Die Erfahrung zeigt, dass oft schon die Umsetzung weniger Basics die Lebensqualität immens steigert. Das Leben wird schöner. Die Angst vor dem Alter mit den unumgänglichen Zivilisationskrankheiten weicht einem Gefühl von Sicherheit und Lebenskraft. Man nimmt die Zügel wieder selbst in die Hand. Unsere Basics geben die Möglichkeit, selbst noch einmal zu checken oder einfach auszuprobieren, ob ihre Umsetzung mehr Power bringt.

. . . und Turbos

Die Turbos wiederum, man könnte sie auch Katalysatoren nennen, beschleunigen den Übergang zu einem Mehr an Gesundheit. Gerade dann, wenn in den Jahren zuvor viel „gesündigt" wurde, der Ballast also quasi im Bindegewebe steckt. Als Faustregel gilt dabei, dass ein Jahr der „Verschlackung" etwa einen Monat der Reinigung bedarf. Die Voraussetzung, dass die Turbos greifen können, ist aber, dass die Basis stimmt. Dann aber helfen Sie, „Altlasten" schneller zu beseitigen. Die neue Basis kann sich dann rascher installieren.
Die Turbos sind Katalysatoren der Gesundheit, die früher ganz natürlich angewendet wurden. Heute spricht man bei ihnen – im Zuge der Dominanz der Schulmedizin – von naturheilkundlichen Methoden oder alternativen Therapien.
Wir geben eine Orientierungshilfe durch den Dschungel der

Naturheilkunde für Laien und für Fortgeschrittene. Den roten Faden auf dem Weg zu maximaler Gesundheit. Begriffe wie „Darmsanierung", „Heilfasten", „Vitalstoffe", „Homöopathie" und so weiter werden erklärt, zugleich aber in einen großen Zusammenhang gebracht. Nicht wie so oft isoliert, sondern integriert in den Alltag und damit in die Basis.
Für denjenigen, der gerne selbst bestimmt, sind die Basics lose aneinander gereiht. Er bestimmt, was er umsetzt und was nicht. Andere wollen, das wissen wir aus der Apothekenpraxis, ganz konkrete Anleitungen. Diese bieten wir in Form der „Fit-in-die-Kiste-Tipps" und vielen leicht umzusetzenden Plänen.

Nur die Praxis zählt

Wir haben versucht, so oft wie möglich durch Beispiele aus unserem Apothekenalltag unsere Basismethode lebendiger zu machen. Praktisch der sichtbare, „lebende" Beweis. Letztlich gilt aber, nur das selbst Erlebte wird Sie überzeugen. Das heißt: Probieren geht wieder mal über studieren. Testen Sie selbst.
Vor die Basics und den darauf folgenden Turbos haben wir noch einige eindrückliche Fallbeispiele gestellt. Sie zeigen auf, wie es oft ist, wie es theoretisch sein sollte und wie es tatsächlich sein kann.

FALL 1

Asthma kann man nicht heilen!?

Michael Eisenmann, 28 Jahre, Apotheker

Die Zahl der Menschen, die unter Allergien leiden, wird von Jahr zu Jahr größer. Dementsprechend nimmt auch die Zahl der Patienten mit Asthma bronchiale ständig zu. In meinem Studium war die Sache ganz klar: „Asthma bronchiale ist eine Krankheit mit anfallsweise auftretender Obstruktion (Verkrampfung) der Bronchialmuskulatur. Damit einher geht eine entzündliche Veränderung der Bronchialschleimhaut."
Somit war auch die „Therapie" dieser Krankheit einfach:
1. Einsatz von diversen Substanzklassen, die bronchospasmolytisch (die Bronchien erweiternd) wirken.

2. Einsatz von entzündungshemmenden Substanzen.

Standardlehre

Dies ist die typische Vorgehensweise der Schulmedizin/-pharmazie: Gezielte Bekämpfung der Symptome. Standardlehre an den Universitäten. Über eine Möglichkeit, die Ursache der Krankheit anstelle die Symptome zu bekämpfen, wurde praktisch gar nicht geredet. Nun will es der Zufall (oder vielleicht doch das Schicksal), dass ich selbst an verschiedenen Allergien leide und eben auch an Asthma bronchiale. Die oben beschriebene schulmedizinische Therapie kam bei mir selbst schon seit meinem 13. Lebensjahr zum Einsatz. Selbstverständlich kannte ich damals weder die chemischen Strukturen der Substanzen, die Rezeptoren, an denen sie angreifen, noch die Reaktionskaskaden, die sie auslösen. Ich nahm sie so ein, wie der Arzt es mir verordnet hatte: „Meiden Sie auslösende Faktoren und verwenden Sie Ihre Medikamente bei Bedarf". Dass Asthma bronchiale in irgendeiner Form geheilt werden könnte, so dachte ich, sei gar nicht möglich. Das Studium bestätigte diese für mich unausweichliche Tatsache in jeglicher Hinsicht.

Als mein Asthma im Alter von 26 Jahren einen Schub bekam, sich also deutlich verschlechterte, suchte ich nach Möglichkeiten, wieder Herr über meine Krankheit zu werden. Zudem war es mittlerweile nötig geworden, immer öfter zu meinem Asthma-Spray zu greifen. Dies wiederum, so wusste ich mittlerweile, bedeutete langfristig kardiale Nebenwirkungen mit zwangsläufiger Verkürzung der Lebensdauer.

Was also tun? Meine Medikamente einfach wegschmeißen? Unmöglich – ohne sie ging es ja gar nicht. Musste ich mich also mit meinem Schicksal abfinden?

Heilung doch möglich?

Erste Schritte in eine andere Richtung wurden mir wiederum durch einen Zufall eröffnet: Als leidenschaftlicher Fußballer trainierte ich – trotz meines Asthmas – im Schnitt dreimal die Woche. Eine Sprunggelenksverletzung zwang mich zu einer Spielpause. Der einzige Sport, den ich in dieser Zeit betreiben konnte, war das Rennradfahren. Zunächst nur wenige Kilometer zurücklegend, wurden es zunehmend immer längere Strecken. Natürlich musste ich wegen meines Asthmas einige

Regeln beachten. Vorsichtiges, langsames Aufwärmen war ebenso wichtig wie kontrolliertes Atmen. Und natürlich immer vor der Ausfahrt die Anwendung eines bronchienerweiternden Sprays. Schon nach wenigen Wochen bemerkte ich eine Stärkung meines Herz-Kreislauf-Systems. Und trotz der immer größer werdenden Anstrengungen eine Verbesserung meiner Asthma-Symptomatik. Es waren sogar Ausfahrten ohne meinen „Schuss" Asthma-Spray möglich, so lange ich nur meine Anstrengungen langsam genug steigerte.

Was war passiert?

Durch die stetig ansteigende Belastung nahm mein Lungenvolumen zu. Ebenso die maximale Atemstromstärke, der sogenannte Peak-flow. Dieser Wert gibt an, wie viel Liter Luft pro Minute theoretisch ausgeatmet werden können. Falls Sie selbst Asthmatiker sind oder jemanden kennen, der an Asthma leidet, haben Sie bestimmt schon einmal einen Peak-flow-Meter gesehen. Dieser ermöglicht solche Messungen. Durch ein maximal mögliches Ausatmen in das Gerät zeigt dieses die Atemstromstärke an. Normale Werte liegen bei 450 Liter pro Minute. Testen Sie doch selbst einmal Ihren eigenen Wert oder beobachten Sie die Entwicklung des Wertes innerhalb einer längeren Trainingsphase. Vor meiner Radfahrzeit erreichte ich nur selten den Normalwert. Nach nur zwei Monaten erreichte ich locker Werte von 570 Liter pro Minute! Bessere Werte als sie jeder Nichtsportler aufweisen kann – trotz meines Asthmas. Das bedeutete gleichzeitig, dass der „Schwellenwert" für die Auslösung eines Anfalls erhöht wurde und dadurch Anfälle seltener beziehungsweise überhaupt nicht mehr auftraten.
Positiver Nebeneffekt war die auffällige Stärkung des Herz-Kreislauf-Systems. Dies wirkte sich so aus, dass etwa drei bis vier Minuten nach Beginn der körperlichen Betätigung ein Gefühl eintrat, als ob eine „Maschine" angeworfen würde. Und die Maschine lief wie geschmiert.

Imposant

Von physiologischer Seite betrachtet sehen die Umstellungen ebenfalls imposant aus: Durch das erhöhte Lungenvolumen kann pro Atemzug mehr Luft und damit mehr Sauerstoff in die Lungenflügel transportiert werden. Durch die erhöhte Atem-

stromstärke kann entsprechend die Lunge schneller entleert und dann auch wieder gefüllt werden. Durch das erhöhte Sauerstoffangebot in der Lunge und die gesteigerte Sauerstoffkapazität des Blutes kann der Körper besser mit dem wichtigen Sauerstoff versorgt werden. Die Stärkung des Herzmuskels ermöglicht es, pro Minute größere Mengen Blut zu pumpen und damit wieder mehr Sauerstoff für die geforderten Muskeln und Organe zur Verfügung zu stellen.
Dass ich gleichzeitig fünf Kilogramm abnahm und sich meine Muskulatur zunehmend stählte, nahm ich gerne als kleines Bonbon mit.

Wie ging es weiter?

Mein Mut zum Experimentieren war geweckt. Der Schritt vom Sport zur Ernährung ist nicht weit. Jeder, der regelmäßig mit etwas Ambitionen Sport treibt, macht diese Erfahrung. Doch welche Ernährung könnte die passende sein? Durch zahlreiche Gespräche und die Lektüre vieler Bücher wurde mir die Richtung klar. Ich verzichtete für einige Zeit sowohl auf Weizen- als auch auf Milchprodukte und stockte das Nährstoffdefizit mit Obst und Gemüse auf. Das Ergebnis war beeindruckend. Jeder Asthmatiker und Allergiker kennt das Problem. Die ständige dauerhafte Verschleimung der Bronchien, das Gefühl, sich ständig räuspern zu müssen. Dieses Problem war nach dieser einfachen Ernährungsumstellung vergessen.
Zusätzliche Bestätigung, dass diese Verbesserung tatsächlich auf die Ernährungsumstellung zurückzuführen war, brachte mir ein Snowboardwochenende mit meinen Fußballkollegen. Unsere „Mahlzeiten" bestanden aus Buttertoastsandwiches mit Wurst und Käse, zubereitet mit den verbreiteten Sandwichmakern. Die Quittung bekam ich gleich am Montag nach dem Wochenende. Die Verschleimung nahm wieder alte Ausmaße an. Der Griff zum Asthmaspray war unumgänglich.

Fazit

Informieren Sie sich, übernehmen Sie Selbstverantwortung! Viel mehr kann geheilt werden, als die Schulmedizin für möglich hält. Schon Paracelsus sagte: Medicus curat, natura sanat.

FALL 2

Vom müden Dreißiger zum topfitten Vierziger

Burkhard Sieper, 42 Jahre, Apotheker

Mit 28 Jahren machte ich mich in Lörrach als Apotheker selbstständig, arbeitete viel und hatte dennoch Spaß an meiner neuen Tätigkeit. 1993 heiratete ich meine Frau Annette. Unsere drei Kinder kamen im Abstand von jeweils zwei Jahren zur Welt. Drei Umbauten, ein neuer Bioladen und viele andere Aktivitäten ließen ganz allmählich meinen Akku leer laufen. Trotz wöchentlichem Fußballspiel und Waldläufen nahm ich in zehn Jahren zehn Kilo zu. Da sich das neue Gewicht gleichmäßig verteilte, störte mich dies wenig, zumal fast alle Väter, die ich jeden morgen im Kindergarten traf, viel dicker und schlapper aussahen. Doch auch meine Energie schwand immer mehr und irgendwann musste ich erkennen, dass es so nicht mehr weiter ging.

Ich war weder krank noch gesund, kein Patient und doch Patient. Also fragte ich den einen oder anderen Naturheiltherapeuten, die mir alle gute Tipps gaben: Ich sei zu sauer, mehr Basen bräuchte mein Körper. Sofort besorgte ich mir ein gutes Basenpulver, testete meinen Urin, der dann natürlich auch basisch wurde. Dann fing ich an mich zu entgiften, sanierte meinen Darm, nahm homöopathische Einzel- und Komplexmittel, Enzympräparate und Vitalstoffe ein. Alles was ich meinen Kunden empfahl, nahm ich selbst ein. Nebenwirkungen konnte ich nicht feststellen, leider merkte ich auch nicht viel von positiven Wirkungen. Kurze Zeit schien es mir besser zu gehen, dann aber war das ungute Gesamtgefühl schon wieder da. Neben der früher nicht gekannten Müdigkeit, zeigte sich schon seit längerer Zeit ein Hautausschlag unter dem rechten Arm, der nie weggehen wollte. Viele andere Beschwerden kamen dazu.

Von der Bummelbahn zum ICE

Nachdem ich im Urlaub in Italien endlich den Verzehr von Obst und Gemüse in Bioqualität drastisch erhöht hatte, verschwanden alle Beschwerden auf einmal. Als Apotheker war ich geschockt. Mein ganzes Berufsverständnis hat sich seitdem verändert: 80 Prozent Gesundheit kaufen Sie im Bioladen, 20 Prozent in der Apotheke. Früher war ich der Meinung, dies sei genau umgekehrt.

Fazit

Zunächst muss die Basis stimmen – in meinem Fall war es die Ernährung, die die Basis bereinigte. Die bloße Anwendung von Turbos (Homöopathie, Enzympräparate, Vitalstoffe) hat dauerhaft weniger Erfolg, sie kann aber als Beschleuniger dienen.

FALL 3

Zu neuen Bestzeiten

Rudi H., 48 Jahre, Blutgruppe 0,
Vertriebsmanager Internetfirma

Rudi H. lernten wir bei unserem wöchentlich stattfindenden Lauftreff kennen. Er hat bereits einen Marathon absolviert und lief regelmäßig drei bis viermal die Woche. Dennoch hatte Rudi H. zehn Kilo zu viel auf den Rippen.

Nach Aufnahme aller persönlichen Daten rieten wir ihm, viel langsamer, möglichst immer im aeroben Bereich zu laufen. Und zwar in einem Tempo, bei dem das Sprechen einem immer noch leicht fällt. Zweitens empfahlen wir ihm, weniger Brot und Weizenprodukte zu essen. Last but not least sollte er mehr Wasser – natürlich mineralarmes Quellwasser – und frisch gepresste Obst- und Gemüsesäfte in Bioqualität trinken. Selbstverständlich sollte auch viel mehr Obst und Gemüse verzehrt werden. Über unseren individuellen Vitalcheck stellten wir ihm zusätzlich ein persönliches Vitalstoffpräparat zusammen. Heute ist Rudi zehn Kilo leichter und fühlt sich viel fitter. Dazu hat er neue Bestzeiten auf der Zehnkilometer-Strecke und auf der Halbmarathonstrecke aufgestellt. Das Allerwichtigste jedoch: Die durchschnittliche Blutzuckerkonzentration der letzten zwei bis drei Monate (HbA1c-Wert) verringerte sich deutlich, und zwar von 6,0 auf 5,2 Prozent. Diabetes – und Tschüss.

Fazit

Rudi läuft heute langsamer, er trinkt bedeutend mehr Wasser und isst weniger Weizenprodukte. Wenige Basics optimiert, maximal dazu gewonnen.

FALL 4

Wer zu spät kommt. . .

Alberto H. 40 Jahre, arbeitslos

Alberto kennen wir seit fünf Jahren. Familienvater, drei Kinder, seit drei Jahren arbeitslos, Aushilfstätigkeit als Pizzaausfahrer und andere Botendienste. Der typische Italiener: immer modisch gekleidet, gepflegtes Äußeres, hilfsbereit und zuvorkommend. Doch leider zwanzig Kilo Übergewicht. Zu viel Pizza und Pasta, dazu die zauberhaften italienischen Naschereien ließen den Bauchumfang wachsen. Mehrmals rieten wir ihm, sich mehr zu bewegen. Der Vorschlag, ab und an eine Pizza mit dem Fahrrad auszuliefern, wurde kategorisch abgelehnt. Die Sonnenbrille könnte ja verrutschen, ein echter Italiener fährt zudem lieber Auto. Einmal liefen wir sogar sechs Kilometer langsam durch den Wald, doch dabei blieb es. Die Arbeitslosigkeit sei Schuld, dass er nicht mit dem Laufen anfangen könne. Kaum hatte er dann jedoch Arbeit, war diese daran schuld. Nach einem anstrengenden Tag sei er einfach zu müde, um noch zu laufen. Heute hat er Diabetes und muss, laut Meinung seines Arztes, entsprechende Medikamente einnehmen, dazu noch ein Bluthochdruckmittel.

Fazit

Wer zu spät kommt, den bestraft das Leben.

F A L L 5

Laufen als Wunderpille I

Wolfgang B. (Spitzname Boebbi), 50 Jahre,
Taxiunternehmer, verheiratet, zwei Kinder

Wolfgang spielte mit uns bis vor drei Jahren jeden Samstagnachmittag Fußball. Als Mittelstürmer hatte er die Gabe, aus keiner Chance ein Tor zu machen. Nun, nach drei Jahren ohne jede sportliche Bewegung, war sein schon damals kleines Bäuchlein erheblich größer geworden. Dazu kam die eine oder andere kleinere Gesundheitsstörung, die der Hausarzt mit entsprechender Arznei behandelte. Nach dem Studium seiner Ernährungsgewohnheiten, seines Arbeitsplatzes und aller anderen Faktoren, die Einfluss auf seine Gesundheit haben, rieten wir ihm wenigstens zwei Mal pro Woche statt der Fußballschuhe lieber die Laufschuhe zu schnüren. Ein Jahr später legte er endlich los. Ein Paar gute Laufschuhe wurden gekauft und prompt der nächste Pestalozzi-Lauftreff besucht. Da Fußballer in der Regel exzellente Läufer sind, hatte auch Wolfgang keine Mühe, sofort den richtigen Tritt zu finden. Wir laufen ein- bis zweimal die Woche zusammen und seine neue Fitness ist für jeden Menschen, der ihn noch im alten Leben kannte, augenscheinlich. Medikamente braucht er nicht mehr. Er ist mit sich selbst zufriedener, den Alltagsstress seines Taxiunternehmens kennt er kaum noch. Kurzum, nur zweimal die Woche laufen sowie ein wenig mehr Obst und Gemüse haben Wolfgang in nur einem Jahr zu einem neuen Menschen gemacht.

Fazit

„Vogel fliegt, Fisch schwimmt, Mensch läuft.“ (Emil Zatopek – Läuferlegende)

FALL 6

Laufen als Wunderpille II

Patrick H., 35 Jahre, Physiotherapeut

Patrick kennen wir nun schon seit einiger Zeit. Vor vier Jahren machte er sich, unterstützt von seiner Frau und den drei Kindern, selbstständig. Er arbeitete nun selbst und ständig. Trotz der beruflich bedingten starken körperlichen Beanspruchung nahm sein Gewicht jedes Jahr ein wenig zu.
Ein kleines Bäuchlein war nicht mehr zu verstecken. Endlich, nach zwei Jahren Zureden, besuchte er unseren Lauftreff und kam schon nach ein, zwei Wochen wieder in Form. Es hatte fast den Anschein, als ob er schon ewig dabei sei. Patrick hat nur die Bewegung gefehlt. Noch recht jung, kam er sehr schnell wieder auf Vordermann.

Fazit
Je eher Sie anfangen, desto besser. Je jünger, desto schneller stellen sich Verbesserungen ein.

FALL 7

Trotz Stress fit in die Kiste

Den Fall, den wir Ihnen jetzt schildern, ist kein Ausnahmefall. Fälle wie diesen erleben wir mindestens einmal pro Woche:
Herr S. aus L. kommt recht aufgedreht wirkend in unsere Apotheke. Es hat den Anschein, als wäre er nur auf dem Sprung. Sein Auftreten ist eher als dominant zu beschreiben. Der Eindruck, dass dieser Mann unter Strom steht, ist nicht von der Hand zu weisen. Er verlangt – zum Einstieg quasi – ein Mittel gegen seinen übersäuerten Magen. Er habe in letzter Zeit viel Stress gehabt. Ein Schmerzmittel, Aspirin vielleicht, würde er auch noch gerne mitnehmen. Nach dem Grund für seinen Stress ge-

fragt, beginnt er zunächst zögernd, doch dann recht freizügig zu erzählen. Er sei in einer führenden Managementposition, von daher natürlich viel auf Reisen. Von Zeit zu Zeit komme dabei der Schlaf zu kurz. Hinzu kämen noch die ständigen Meetings, bei denen es zumeist Fast-Food gebe. Überhaupt fehle ihm die Zeit, sich ausgewogen zu ernähren. Deshalb habe er in den vergangenen Monaten an Gewicht zugelegt. Dies sei jedoch kein Wunder, denn er habe kaum noch Zeit, um Sport zu treiben. Und dies, obwohl er früher sehr aktiv war. Das Rauchen habe er sich zwar abgewöhnt, aber ohne Kaffee ginge es leider nicht. An dieser Stelle erkundigt er sich nach einem Präparat zum Abnehmen. Er habe davon in einer Fernsehwerbung gehört. Zudem mache ihm, wie erwähnt, der Magen in letzter Zeit zu schaffen. Generell fühle er sich recht ausgebrannt. Er schließt mit dem Hinweis, er wolle im kommenden Jahr unbedingt etwas ändern.
Alles in allem ein klassischer Fall. Hier können schon kleine Änderungen des Lebenswandels große Verbesserungen der Lebensqualität bringen. Der Ratschlag, den Stress zu reduzieren, ist hier ebenso überflüssig wie einem Einbeinigen den Hinweis zu geben, ihm fehle ein Bein. Vielmehr ist es in diesem Fall wichtig, dass Körper, Seele und Geist gegen die nun einmal vorhandenen Anforderungen gewappnet sind. In diesem konkreten Beispiel genügten wenige Veränderungen.

☛ Sich fit trinken und entgiften mit viel reinem Quellwasser, mindestens 2,5 Liter pro Tag

☛ Vitalstoff- und Lichtpower mit Obst und Gemüse in Bioqualität, in jeder freien Minute: auf der Reise, während des Meetings

☛ Vitalstoffturbo oben drauf mit einem individuell abgestimmten Vitalstoffpräparat

☛ Den Stresshormonen davonlaufen: Zwei- bis dreimal die Woche zumindest langsam für 40 Minuten joggen oder ähnliches

☛ Entspannen durch spezielle Atemübungen sowie durch einen ausreichenden, erholsamen und gesunden Schlaf

☛ Extraturbos einschalten, zum Beispiel mittels einer Entgiftungskur und bei erhöhter Anforderung zum Königinnentrunk greifen: Gelee-Royal-Trinkflaschen

Das waren die ersten Sofortmaßnahmen, die kurzfristig in diesem Fall Erleichterung schafften. In kürzester Zeit stellte sich eine größere Energie, mit einhergehender Gelassenheit ein. Die nächste Stufe war die schrittweise Umsetzung unserer kompletten Basis-Methode. Der Erfolg davon wird sein – genau – fit in die Kiste zu kommen.

FALL 8

Runter mit dem Blutdruck

Zivilisationskrankheit Bluthochdruck. Die Bevölkerung wird zunehmend bezüglich dieses Themas sensibilisiert. Wer kennt sie nicht, die Hypertoniewochen in Apotheken mit der Möglichkeit, seinen Blutdruck messen zu lassen und sich über dessen Folgen zu informieren? Oder die Artikel und Anzeigen in Wellness-Magazinen, in denen vor Bluthochdruck gewarnt wird und die Vorschläge anbieten, wie dieser wieder gesenkt werden könne.

Vor nicht allzu langer Zeit galt noch die Faustregel: 100 plus Alter für den systolischen, den oberen, Blutdruck. Heute gelten Werte über 140 bereits als gefährlich.
Vorrangig fettleibige und ältere Menschen sind davon betroffen. Sowohl Ärzte als auch unsere Berufskollegen warnen immer wieder: „Hypertonie kann zu Arteriosklerose führen, zu einem Herzinfarkt, einem Schlaganfall oder zu einer peripheren arteriellen Verschlusskrankheit." Alle sind sich einig: Die Ursachen müssen bekämpft werden. Dies sind in erster Linie: zu hohes Gewicht, falsche Ernährung, zu wenig Sport oder Bewegung. Doch werden im gleichen Atemzug Medikamente verschrieben und empfohlen, die wiederum nur die Symptome bekämpfen.

Klassischer Fall

Wir wollen Ihnen einmal einen typischen Fall unseres Apothekenalltags schildern: Leicht adipöser Bluthochdruckpatient (Body Mass Index „BMI“ = 27), Anfang 70, seit sieben Jahren Rentner. Seither bewegt er sich weniger. Er ist zwar einmal in der Woche mit den Wanderfreunden unterwegs und macht auch sonst oft kleinere Spaziergänge, aber die meiste Zeit verbringt er vor dem Fernseher. Vor drei Jahren wurden bei ihm stark erhöhte Blutdruckwerte festgestellt. Morgens oft 180/110, zeitweise noch höher. Daraufhin verschrieb ihm der Arzt die üblichen Standardmedikamente. Er meldet sich zudem im Fitnessstudio an und treibt dort einigermaßen regelmäßig Sport. Er achtet zwar auf cholesterinarme Ernährung, aber ansonsten fällt ihm die vom Arzt vorgeschlagene Ernährungsumstellung schwer. Tatsächlich pendelt sich der Blutdruck bald auf etwa 140/90 ein. Dennoch ist er nicht zufrieden: Laut eigener Aussage sei sein Antrieb vehement in den Keller gegangen, ihm fehle die Motivation. Die Zeit, die er vor dem Fernseher verbringe, sei noch länger geworden. Schlafen könne er auch nur noch sehr kurz, von Zeit zu Zeit sei er außerdem recht schwermütig.

Ein klarer Fall. Die auftretenden Symptome nach der Medikation sind klassisch. Die Medikamente regeln das Herz herunter – logisch, dass der Blutdruck dadurch sinkt. Aber gleichzeitig auch der Antrieb, die Lebensfreude und sogar die Potenz. Wäre es nicht besser, den Blutdruck zu senken, ohne gleichzeitig an Leistungsfähigkeit einzubüßen?

Selbst aktiv werden

Wir schlugen daraufhin folgendes Programm vor, parallel zur Medikation, da ein Einmischen des Apothekers in die Therapie des Arztes juristisch nicht erlaubt ist:

1. Täglich mindestens zwei Liter Quellwasser
2. Obst- und Gemüseanteil auf mindestens 50 Prozent steigern
3. Ein individuell abgestimmtes Vitalstoffpräparat
4. Fitnessstudio weiterhin, zusätzlich vermehrt an die frische Luft

Bereits nach drei Wochen verbesserte sich der subjektive Allgemeinzustand, der Wohlfühlfaktor war erheblich höher. Zudem pendelte sich der Blutdruck tatsächlich auf 120/80 ein. Sensationell für dieses Alter.
Nach Absprache des Patienten mit dem Arzt wurden die Medikamenteneinnahmen verringert. Gleichzeitig wurde unsere Basismethode weiter intensiviert.
Der Blutdruck ist heute auf optimalem Niveau, zudem kehrten Motivation und Antrieb zurück.

Fazit
Alter gibt es auch ohne Krankheit.

> ## *Fit-in-die-Kiste-Zitat*
>
> *„Je mehr Kerzen deine Geburtstagstorte hat, desto weniger Atem hast du, um sie auszublasen."*
>
> Jean Cocteau, Schriftsteller

FALL 9

Fit in die Kiste? So nicht!

Kürzlich berichtete uns eine Kundin recht aufgelöst über folgendes Ereignis: Wie üblich besuchte sie nach etwas längerer Zeit eine 74-jährige Bekannte. Schon auf den ersten Blick erkannte sie, dass etwas nicht stimmte. Die sonst stets rüstige alte Dame saß apathisch in ihrem Stuhl. Sie berichtete von ihrem vierwöchigen Aufenthalt im Krankenhaus und legte dann den dort erhaltenen Medikamentenplan vor. Er umfasste sage und schreibe acht Präparate. „Und dies, obwohl ich doch vorher praktisch gar keine Medikamente brauchte. Bin ich denn so krank?"
Ins Krankenhaus eingeliefert wurde sie, nachdem sie bei ihrem Hausarzt über andauernde Übelkeit und zeitweises Erbrechen klagte. Vier Wochen lang wurde sie Tag für Tag durchgecheckt.

Jede erdenkliche diagnostische Untersuchung ließ sie über sich ergehen. Entlassen wurde sie dann ohne weitere Erklärungen mit dem erwähnten Medikamentenplan: Sechs Medikamente für Herz-Kreislauf, darunter eines gegen Herzrhythmusstörungen, ein Medikament gegen unspezifische Übelkeit und Erbrechen sowie eines gegen Magenübersäuerung.
Nicht, dass Sie uns falsch verstehen. Wir klagen hier nicht den Mediziner an. Im Gegenteil: Aus seinem Blickwinkel hat er alles richtig gemacht. Nach bestem Wissen und Gewissen hat er diagnostiziert, die Symptome ausgewertet und den entsprechenden Medikamentenplan erstellt. Mehr noch. Die neuesten Errungenschaften der modernen Wissenschaft kamen zur Anwendung. Aus schulmedizinischer Sicht absolut mustergültig. Aber bestimmt kommt man auf diesem Wege nicht fit in die Kiste.

FALL 10

Operation unumgänglich?

Arthrose, Arthritis und andere Gelenkbeschwerden: Die Erkrankungen des sogenannten rheumatischen Formenkreises nehmen ständig zu. Wieder eine der berüchtigten Zivilisationskrankheiten. Quälende Schmerzen vor allem in Knie- oder Ellenbogengelenken. Laufen wird dabei meist zu einer Tortur. Häufige Diagnose der Ärzte: Nur eine Operation kann Abhilfe schaffen. Viele Patienten ergeben sich in ihr Schicksal. Stopp! Eigeninitiative ist gefragt. Bestes Beispiel ist eine Stammkundin von uns, der ebenfalls eine OP als unumgänglich in Aussicht gestellt wurde. Doch daraufhin wurde Sie selbst aktiv. Konsequente Physiotherapie, Aqua-Jogging, vorsichtiges Radfahren. Dazu als Turbo ein Grünlippmuschelpräparat, innerlich als Kapseln eingenommen, äußerlich in Form eines Gels. Nach einigen Monaten war der zuvor abgenutzte Knorpel wiederhergestellt, ohne Operation. Heute ist sie schmerzfrei, treibt weiterhin viel Sport und fährt sogar wieder Ski. Das Grünlippmuschel-Gel verwendet sie weiterhin.
Auch Dr. Müller-Wohlfahrt, der Arzt der deutschen Fußball-Nationalmannschaft und des FC Bayern München sowie vieler

berühmter Sportler, setzt auf Präparate, die Glukosaminglykane (Bestandteil der Bindegewebsmatrix) enthalten, um das Bindegewebe und damit den Knorpel wieder aufzubauen.
Mittlerweile wurde deren Wirksamkeit auch in klinischen Studien nachgewiesen. 2001 wurde eine beeindruckende Studie veröffentlicht. Die eine Hälfte der Kniearthrosepatienten erhielt drei Jahre lang 1500 Milligramm Glukosaminsulfat täglich, die andere Plazebos. Nach drei Jahren wurde in der Glukosamingruppe röntgenologisch eine Vergrößerung des Gelenkspaltes, also ein Aufbau der Knorpelmasse festgestellt, während die Plazebogruppe sogar einen Abbau der Knorpel-

Fit-in-die-Kiste-Detail

Grünlippmuschel

Die neuseeländische Grünlippmuschel (lateinische Bezeichnung: „Perna Canaliculus") wird in den naturbelassenen und schadstoffarmen Meeresgebieten Neuseelands gezüchtet. Die an Seilen wachsenden Muscheln werden zwischen 10 und 15 Zentimeter groß. Nach 18 bis 24 Monaten Reifung, in denen sich das Muschelfleisch mit Mineralstoffen und Spurenelementen des Pazifischen Ozeans angereichert hat, werden sie „abgeerntet" und weiterverarbeitet. Die Grünlippmuscheln sind insbesondere auf dem Speiseplan der Ureinwohner Neuseelands, der Maoris, zu finden. Bei diesem Volk waren Gelenkprobleme in der Vergangenheit praktisch unbekannt.

Was tun bei Arthrose?

1. Knorpelaufbaupräparate: Die erwähnten Glukosamine und auch Chondroitinsulfat (bessere Aufnahme) haben sich bewährt; eventuell Hyaluronsäurespritzen als Gelenkschmiere
2. Spezielle Mineralpulver, die Siliciumdioxid, Natrium, Kalium, Calcium, Schwefel, Mangan, Chrom oder anderes enthalten, zur Remineralisation der Knochen
3. Enzympräparate und Antioxidantien um die Entzündungsvorgänge zu stoppen
4. Physikalische Therapie: Am besten unter Anleitung eines Physiotherapeuten
5. Unsere Basismethode umsetzen

masse zeigte. Auch die subjektiven Beschwerden besserten sich deutlich in der Glukosamingruppe. Die Plazebogruppe gab eine Verschlechterung an.

FALL 11

Zum Nachdenken

Kurz wollen wir Ihnen noch einen weiteren Fall schildern. Nicht als Anklage gedacht, sondern viel eher als „Wachrüttler“: Eine Bekannte schickte uns per Fax die Geschichte ihres Sohnes Niklas. In der 35. Schwangerschaftswoche hatte sie vorzeitige Wehen. Daraufhin nahm Sie nach Arztanweisung für neun Tage Wehenblocker ein. Drei Wochen später dann die Geburt (Gewicht des Säuglings 2480 Gramm). Nach drei Tagen wurden drei Ventrikelseptumdefekte (Defekte der Kammerscheidewand des Herzens) festgestellt. Das Kind schrie ständig. Nach drei Wochen erfolgte eine OP am Leistenbruch und am Hodenhochstand. Dabei gab es laut Ärzte eine Narkoseunverträglichkeit. Als Folge schrie das Kind bis zu zwei Mal am Tag bis es blau anlief. Wegen banaler Infekte bekam Niklas ständig Antibiotika. Hier ist anzufügen, dass die Ärzte zum Teil gar nicht anders handeln können als Antibiotika zu verschreiben. Tun sie es nicht und kommt es nach einer Infektion zu Komplikationen, können gegen sie rechtliche Schritte eingeleitet werden. Abgesehen davon gibt es allerdings viele weitere natürliche Wege, Infekte zu bekämpfen.
Zurück zur Leidensgeschichte von Niklas. Im vierten Lebensmonat bekam er die empfohlene Sechsfach-Impfung: Tetanus, Diphtherie, Pertussis, Haemophillus Influenza, Hepatitis, Polio. Prompt folgte zwei Tage danach eine Grippe und am vierten Tag eine Lungenentzündung. Ständig nahm die Zahl und auch die Wirkstärke der einzunehmenden Medikamente zu: Ein Cortisonpräparat zur Inhalation, verschiedenste Antibiotika und so weiter. Nachdem Niklas sich von den Infektionen erholte war er apathisch und autistisch. Es folgten Hautveränderungen, die schließlich in einer Neurodermitis mündeten, direkt nach einer Behandlung mit sechs Flaschen Antibiotika. Das war der Punkt, an dem die jungen Eltern auch nach alternativen Therapiemöglichkeiten suchten.

Ernährung – Darum geht's

*„Wenn Sie die ersten 50 Jahre
auf Ihren Magen achten,
dann wird Ihr Magen
die letzten 50 Jahre auf Sie achten."*

Dr. Steven Smith, 100 Jahre alt

*„Eure Lebensmittel sollen
eure Heilmittel sein
und eure Heilmittel eure Lebensmittel."*

Paracelsus

*„Behandle einen Stein wie eine Pflanze,
eine Pflanze wie ein Tier,
und ein Tier wie einen Menschen."*

Indianisches Sprichwort

Ernährung allgemein

Es ist schon kurios: Kaum jemand weiß, wie man sich am besten ernährt. Ernährungswissenschaftler, Krankenkassen, Ärzte und selbst ernannte „Gurus" sagen uns zwar, wie man sich ernähren sollte, die Sache hat nur einen Haken: Jeder sagt etwas anderes. Was heute gilt, gilt morgen schon nicht mehr. Und was dem einen gut tut, bekommt dem anderen gar nicht. Selbstverständlich sollte jeder Mensch seine eigene, je nach Jahreszeit und Aktivitäten unterschiedliche, zu ihm passende und ganz individuelle Ernährung herausfinden. Dabei sind vor allem die in den nächsten Kapiteln folgenden Basics einer vitalen Ernährung zu beachten. Gerade hier wird vieles falsch gemacht, weil es fast alle Menschen falsch machen.
Wie sieht nun eine gesunde Ernährung aus? Was sollte man essen, um mit 100 oder gar 120 fit in die Kiste zu kommen?

Fit-in-die-Kiste-Detail

Früher	Heute
Getreidebreikost aus dem vollen Korn	Weißbrot, Kartoffeln und Pasta
Roh- und Frischkost	Kochkost
Hartkost	Weichkost
Naturbelassene Lebensmittel	„raffinierte“ Nahrungsmittel
Vor allem pflanzliches Eiweiß	Übermaß an tierischen Eiweißen
Vor allem pflanzliche Fette	Übermaß an tierischen Fetten
Gar kein oder nur wenig Salz, wenn dann natürliches Steinsalz	Übermaß an Kochsalz
Einheimische Gewürze, naturbelassen	Übermaß an scharfen Gewürzen, Chemikalien zur Konservierung und Schonung
Vitalstoffe, Enzyme und Ballaststoffe aus vollem Korn und naturbelassenem Obst und Gemüse	Vitalstoffarme, enzymarme und ballaststoffarme Kost
Frische, chlorophyllreiche Kost: Obst, Gemüse, Wildkräuter	Mangel an Chlorophyll

Ernährungsbasics

Im Bereich der Ernährung haben sich seit Etablierung der konventionellen Landwirtschaft die kuriosesten Gepflogenheiten durchgesetzt. Die Industrienationen zumindest haben Nahrung im Überfluss. Trotzdem drohen sie an vollen Töpfen zu verhungern. Die Zivilisationskrankheiten werden zu einem beträchtlichen Teil der falschen Ernährung angelastet.
Mittlerweile sind aber sogar viele Irrtümer in den Alltag übergegangen und werden als normal angesehen. Oft sind dies aber wichtige Basics, die richtig zu machen sich auszahlt. Speziell diese Basics wollen wir Ihnen etwas genauer vorstellen.

Warum Bio?

Gegenfrage: Warum sollte die Luft zum Atmen möglichst gut sein? Oder anders gefragt: Schlafen Sie gerne in einer Kfz-Werkstatt? Eigentlich sind diese Fragen unnötig wie ein Kropf. Bioprodukte hat der Mensch eigentlich schon immer gegessen, nur die letzten 40 Jahren nicht mehr oder immer weniger. Bio ist normal. Nicht-Bio ist anormal, ist nicht natürlich, ist ein Faux Pas unserer Evolution, der ganz schnell korrigiert werden sollte. Tiere würden Bio essen, nur der Mensch, der ja wählen darf, vertraut Bio nicht oder es ist ihm zu teuer.

Industrienahrung = Styropor und Pappe

Kaufen Sie möglichst wenig abgepackte Produkte, möglichst wenig industriell aufbereitete Nahrungsmittel. Gönnen Sie sich nur das Beste. So natürlich und so frisch wie möglich. 50 Tonnen Nahrung nimmt der Mensch im Schnitt bis zu seinem 60. Lebensjahr zu sich. Aus diesen Nahrungsmitteln baut er sich mehrere hundert Mal komplett neu auf. Das heißt, die Qualität der Nahrungsmittel entscheidet über die Qualität des neu aufgebauten Menschen. Werden nur minderwertige Produkte zugeführt, kann auch nichts qualitativ hochwertiges gebildet werden. Logischerweise stellen da die Zivilisationskrankheiten ein immer größeres Problem dar. „Der Mensch ist, was er isst."

Vorteile von Bio

„Aber meine Ernährung ist doch gar nicht so schlecht," sagen uns viele Kunden mit einem chronischen Leiden auf unsere Nachfrage hin. Die Frage, ob sie im Bioladen oder eigenen Garten ihre Lebensmittel beziehen, wird jedoch praktisch immer verneint. Dabei gibt es viele gute Gründe für Bioprodukte:

Für Mensch und Natur:

☛ Bioanbau sorgt für mehr Arbeitsplätze.

☛ Bio schützt die Artenvielfalt.

☛ Bio sagt nein zur Gentechnik.

☛ Bio hält die Umwelt sauber.

☛ Bio respektiert Lebewesen.

Speziell für Sie:

☛ Bio-Produkte schmecken besser, eine Tomate schmeckt nach einer Tomate, ein Apfel nach einem Apfel.

☛ Obwohl Supermarktobst und -gemüse (meistens) nicht abgepackt sind, sind sie trotzdem industriell verändert. Unmengen Spritzungen, Wachsungen und hochgezüchtete Sorten machen es zu einem Produkt der Industrie ähnlich der Tütensuppe.

☛ Bioprodukte enthalten weit weniger Schadstoffe.

☛ Bioprodukte haben eine viel höhere Vitalstoffdichte.

☛ Der biologische Anbau sorgt für einen gesunden Boden, mit vielen Kleinstlebewesen, welche eine optimale Bodenfruchtbarkeit für gesunde Pflanzen schaffen. Nur wirklich gesunde Pflanzen und Tiere, die ohne die Hilfe von Chemie lebensfähig sind, können der Menschheit strahlende Gesundheit bringen.

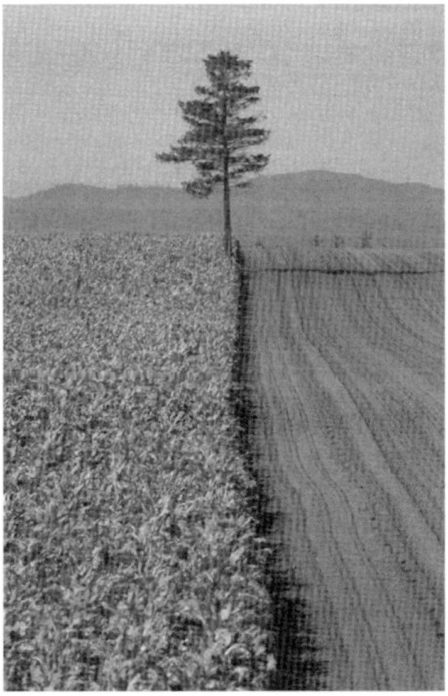

☛ Bio-Produkte ohne künstliche Zusatzstoffe und Konservierungsmittel stärken das Immunsystem, weniger Krankheiten wie Allergien, Infektionen, Krebs, aber auch Hyperaktivität, Depressionen, Unlust sind die Folge.

☛ Bio ist für Gesundheitspioniere wie Dr. Max Gerson die Lösung des Krebsproblems.

☛ Bio-Lebensmittel sind natürlicher. Je natürlicher und frischer das Lebensmittel ist, umso mehr Biophotonen lassen sich messen. Nach Professor Fritz-Albert Popp ist die Lebensmittelqualität entscheidend für eine maximale Ordnung. Nur maximale Lebensmittelqualität befähigt den Organismus zur maximalen Ordnung.

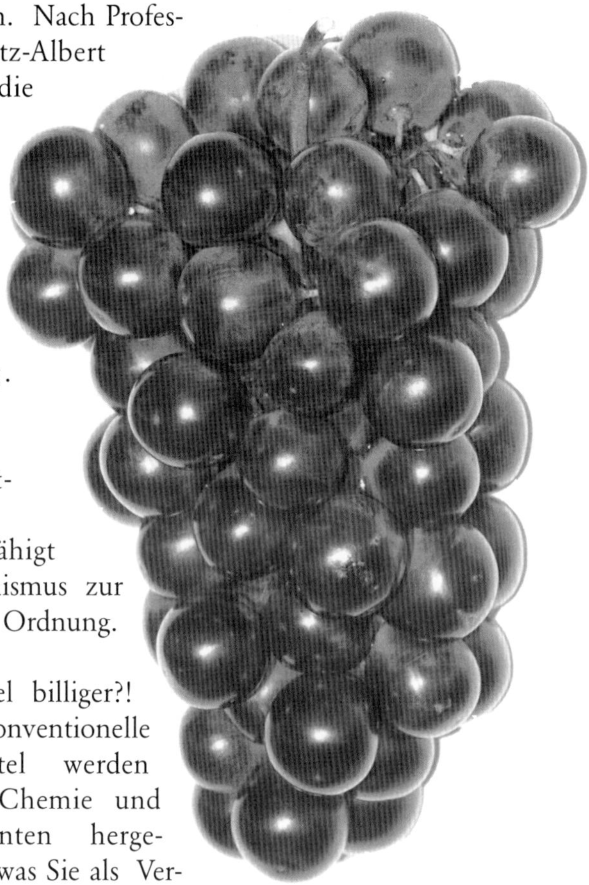

☛ Bio ist viel billiger?! Stimmt. Konventionelle Lebensmittel werden mit viel Chemie und Medikamenten hergestellt. Das was Sie als Verbraucher vordergründig beim Einkauf konventioneller Ware sparen, wird ihnen als Steuerzahler wieder abgenommen. Stichworte: Subventionen und Umweltschäden. Sage und schreibe sechs Milliarden Euro hat die Rinderseuche BSE die EU gekostet, und damit den Steuerzahler. Auf Ökohöfen kann BSE nie ausbrechen, weil die Tiere dort kein Tiermehl bekommen und zudem durch die artgerechte Tierhaltung ein stärkeres Immunsystem haben. Glückliche Tiere sind fast nie krank.

Ist Bio auch wirklich Bio?

„Bio ist ja auch nicht besser als normale Produkte. Ist doch alles dasselbe.“ Mit solchen Aussagen macht man es sich natürlich einfach. Das schlechte Gewissen ist schnell beruhigt. Tatsache ist, dass Bioprodukte aber unumstößlich besser sind.

„Aber die Umweltverschmutzung macht sich doch auch auf Biohöfen bemerkbar." Stimmt. Die Schadstoffe, die in Obst und Gemüse gelangen, stammen zu 20 Prozent aus der Umwelt. Die restlichen 80 Prozent kommen aber direkt aus den konventionellen Landwirtschaftsmethoden. Die Liste der Pestizide, die dort eingesetzt werden, ist lang. Die Rückstände, die sich daraufhin finden lassen ebenfalls. Angehäuft wird alles in unserem Körper. Eine schleichende Vergiftung. Seit es internationale Biosiegel gibt, kann man auch sicher sein: Wo Bio drauf steht ist auch Bio drin.

Bio ist preiswert

Gesundheit, Qualität und Ökologie sind leider nicht billig. „Bio ist zu teuer, die Preise sind reine Abzocke, nur Reiche können sich das leisten", so oder ähnlich argumentieren viele Leute angesichts der Preise von Bioprodukten. Auch wir haben bis vor kurzem so gedacht. Der schottische Sozialökonom John Ruskin (1819-1900) argumentierte anders: *„Es gibt kaum etwas auf dieser Welt, das nicht irgend jemand ein wenig schlechter machen und etwas billiger verkaufen könnte, und die Menschen, die sich nur am Preis orientieren, werden die gerechte Beute solcher Machenschaften.*
Es ist unklug, zu viel zu bezahlen, aber es ist noch schlechter, zu wenig zu bezahlen. Wenn Sie zu viel bezahlen, verlieren Sie etwas Geld, das ist alles. Wenn Sie dagegen zu wenig bezahlen, verlieren Sie manchmal alles, da der gekaufte Gegenstand die ihm zugedachte Aufgabe nicht erfüllen kann.
Das Gesetz der Wirtschaft verbietet es, für wenig Geld viel Wert zu erhalten. Nehmen Sie das niedrigste Angebot an, müs-

Selbst erlebt

Unser Bioladen wird viel von Italienern aufgesucht. Die meisten von ihnen haben nicht übermäßig viel Geld und kaufen doch fast täglich die wichtigsten Lebensmittel im Bioladen ein. Sie wissen besser als wir Deutsche – 30 Jahre Billigpreise haben nur noch das Wort billig als Qualitätsmerkmal herausgestellt – dass gute Lebensmittel etwas kosten dürfen und preiswert sein sollen. Daneben unterstützen sie mit ihrem Einkauf eine kleine mittelständige Existenz, die sehr oft die einzige Einkaufsstätte im Stadtteil ist und sorgen für den Erhalt der gesunden Einkaufsstruktur in ihrem Stadtteil.

Selbst erlebt

Eine kurze Aufstellung zu den Mehrkosten seit der neuen Ernährung bei Familie Sieper: „Für die fünfköpfige Familie gibt unser Au-pair-Mädchen (mit ihr sind wir sechs) im Monat zirka 150 Euro mehr für Lebensmittel aus. Eine stolze Summe und auf den ersten Blick ein kleiner Schock. Doch Gesundheit ist das wichtigste Gut. 90 Prozent der Befragten wünschen sich zum neuen Jahr Gesundheit, weil ja – wie jeder weiß – eine gute Gesundheit das Leben leichter macht.

sen Sie für das Risiko, das Sie eingehen, etwas hinzurechnen. Und wenn Sie das tun, dann haben Sie auch genug Geld, um für etwas Besseres zu bezahlen."

Mal ganz ehrlich, es macht doch Spaß, Geld da zu sparen, wo es so einfach geht und noch absolut „in" ist. Selbst Prominente schwören auf den billigen Einkauf. Kein Wunder, dass in Tageszeitungen immer häufiger folgende Überschrift zu lesen ist: „Discounter bevorzugt, Verbraucher greifen verstärkt zu Konserven. Frische Produkte bleiben in den Regalen liegen."
Denken Sie ab heute anders, essen Sie so viel wie möglich frisch, kaufen Sie für sich nur noch das Beste, sparen sie woanders, beim Auto, bei der Wohnung, beim Haus, bei den Klamotten, beim Urlaub oder beim Hobby. Gönnen Sie sich etwas. Körper, Geist und Seele werden Danke sagen. In einem gesunden Körper wohnt ein gesunder Geist.

Papageien würden Bio kaufen

Das wurde eindrucksvoll bestätigt, nachdem Frau C. uns folgendes Erlebnis schilderte: Ihr 17 Jahre alter, aber noch immer äußerst fidele Papagei sollte sich zur Abwechslung einmal eine Aprikose gönnen. Kein Problem, im Supermarkt um die Ecke waren die Aprikosen gerade im Sonderangebot. Unser kleiner Federfreund verspeiste die Aprikose genüsslich. Kurze Zeit später bildete sich Schaum vor seinem Schnabel, das Gefieder sträubte sich. Der arme Papagei, der nicht wusste wie ihm geschah, bekam glasige Augen und war zunehmend benommen. Als die Aprikose noch mehr „wirkte", verkrampften sich die

Füße und das Herz-Kreislauf-System begann zu versagen. Letzte Rettung war eine herzstabilisierende Spritze des Tierarztes, die unseren kleinen Freund gerade noch vor dem Tod retten konnte. Seitdem kauft Frau C. für ihren Papagei nur noch Bioprodukte.

Vergleichende Versuche mit geringeren Mengen Obst bestätigten: Das Gefieder glänzte bei einer Bioernährung, konventionelle Ernährung brachte nur ein mattes und ungesundes Gefieder zum Vorschein.

Was schätzen Sie: Wie viel konventionelle Aprikosen hätten Sie essen müssen, um sich daran zu vergiften? Eine einfache Rechnung. Der 750 Gramm schwere Papagei aß eine Aprikose mit 40 Gramm Gewicht. Ein 75 Kilogramm schwerer Mensch könnte sich dann dementsprechend etwa 100 Aprikosen genehmigen. Sollte er aber besser nicht. Doch wer isst schon 100 Aprikosen? Stimmt. Aber bedenken Sie, dass die Giftstoffe der konventionellen Aprikose nicht direkt wieder ausgeschieden werden. Der Körper lagert sie ab. Die Mülldeponien Binde- und Fettgewebe halten dafür her. Die Folge: Keine sofortige, sondern eine schleichende Vergiftung stellt sich ein. Das Fatale daran ist, dass die Symptome zunächst nicht registriert werden. Statt dessen geht es Stufe um Stufe runter auf der Treppe der maximalen Gesundheit. **Merke:** Geiz soll angeblich geil sein? Beim Thema Essen ist Geiz fatal.

Fit-in-die-Kiste-Detail

Pestizide erhöhen Prostatakrebsrate

So zu lesen in einer Studie, die von der US-Regierung in Auftrag gegeben wurde. Es wurden 45 Pestizide aus der konventionellen Landwirtschaft und ihre Auswirkungen untersucht. Substanzen, die also in Bioprodukten gar nicht vorkommen. Die Krebsraten bei Bauern und Arbeitern in der konventionellen Landwirtschaft waren bis zu 14mal höher als beim Rest der Bevölkerung.

Die Bioküche

Die Küche und das Schlafzimmer sind die wichtigsten Zimmer Ihrer Wohnung. Hier entscheidet sich die Lebensqualität. Das Schlafen auf einer Wasserader kann Ihr Leben genauso beeinträchtigen, wie die ständig benutzte Mikrowelle in Ihrer Küche. Nicht nur „was", oder „wann" wir etwas essen entscheidet über die Qualität unseres Lebens, sondern auch die Technik der Zubereitung und die verwendeten Küchengeräte. Je ursprünglicher die Nahrung verbleibt, je weniger sie verändert wird, desto besser und gesünder ist sie für uns.
Investieren Sie nicht wie viele Menschen in eine Fünf-Sterne-Küche mit unzähligen elektrischen Hightech-Küchenmaschinen und diversen Spitzfindigkeiten. Geben Sie Ihr Geld lieber für gute Lebensmittel und eine angemessene Bioküche aus. In Deutschland werden viel zu viele Luxusküchen und die billigsten Lebensmittel gekauft.
Jeder sollte sich genau überlegen wofür er sein Geld ausgibt. Für Ihre zukünftige vitalstoffreiche Powerernährung brauchen sie eine Bioküche mit nur wenigen, ganz einfachen Dingen. Auf eine Mikrowelle und viele andere teure elektrische Geräte mit allem möglichen Schnickschnack, die das Essen nur noch weiter verschlechtern, können Sie getrost verzichten. Als Belohnung winkt Ihnen noch mehr Energie und Sie sparen bares Geld.

Entsafter

Dieser ist der Superstar der gesunden vitalen Küche und das einzige teurere Gerät. Da Sie ihn aber täglich vielleicht mehrmals benutzen und er Ihrem Leben bedeutend mehr Saft und Power gibt, ist sein Wert offensichtlich und der Preis gerechtfertigt. Geben Sie ihm einen ausreichenden optimalen Platz in der Küche, am besten in der Nähe der Spüle. Sie werden sich schnell an dem Surren seines Motors erfreuen, wenn herrliche frisch gepresste Säfte in das Glas fließen und schon beim Trinken Energie Ihren Körper durchströmt.
Unser Entsafter verarbeitet Obst, Gemüse, Kräuter, Getreidegräser, Blattgemüse und Nüsse. Er zaubert das beste Nussmus, herrliche Eiscremes, Sorbets, Babykost und natürlich die Energiedrinks.

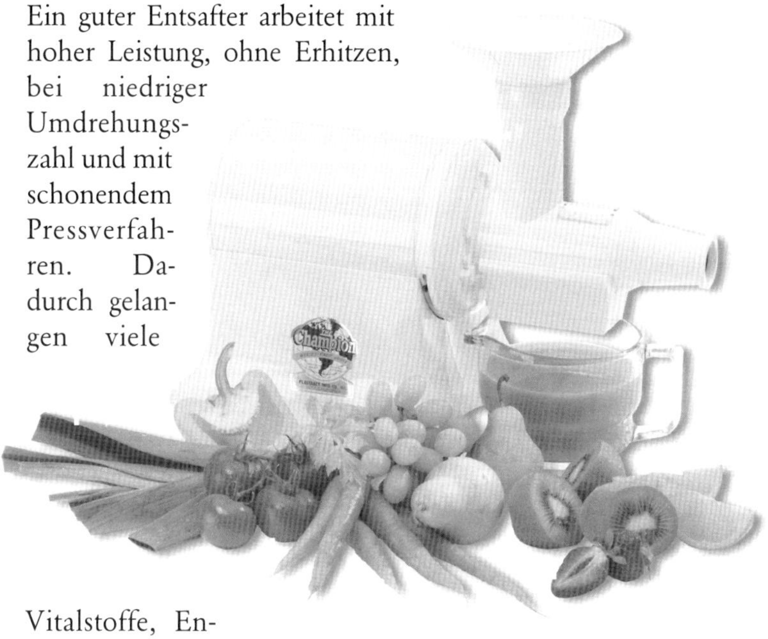

Ein guter Entsafter arbeitet mit hoher Leistung, ohne Erhitzen, bei niedriger Umdrehungszahl und mit schonendem Pressverfahren. Dadurch gelangen viele Vitalstoffe, Enzyme und Ballaststoffe, die sich in den Zellen des Fruchtfleisches befinden, in den Saft. Die „normalen" Entsafter arbeiten mit hohen Zentrifugalkräften und zerschneiden das Gut. Dabei können zudem lokal hohe Temperaturen entstehen. Eiweißstrukturen wie beispielsweise die wichtigen Enzyme können zerstört werden und die Stabilität von Vitalstoffen ist ebenfalls nicht gewährleistet.

Ein guter Entsafter ist in wenigen Sekunden auseinander zu bauen, um ihn schnell zu reinigen, oder wahlweise als Muspresse oder Saftpresse zu verwenden. Er sollte so konstruiert sein, dass man viele Säfte pressen kann, ohne die Maschine ständig auseinander bauen zu müssen.

Wir empfehlen, das ausgepresste Fruchtfleisch immer möglichst gleich auf den Komposthaufen oder in den Abfallkorb zu bringen. Ein saurer Geruch und das Auftauchen von Fruchtfliegen und kleinen Mücken wird so vermieden. Reinigen Sie den Entsafter am besten unter fließendem Wasser.

Bambus-Dampf-Topf

Der Bambus-Dampf-Topf ist ein traditionelles, asiatisches Küchenwerkzeug, das in einen Wok, in einen passenden Topf oder in eine Pfanne eingesetzt wird. Durch das im Wok, Topf oder in der Pfanne verdampfende Wasser wird Gemüse, Kartoffeln oder auch Fisch schonend gegart. Das volle Aroma kann sich entfalten; Vitalstoffe gehen nicht im Kochwasser verloren und die natürliche Farbe der Speisen bleibt fast vollständig erhalten.

Fit-in-die-Kiste-Tipp

Gebrauchsanweisung für den Bambus-Dampf-Topf
Sie gießen ein wenig Wasser in die Pfanne, stellen den Bambus-Dampf-Topf hinein und bringen das Wasser zum Kochen. Die Speisen, die sie in die verschiedenen Ebenen des Bambus-Dampf-Topfes gelegt haben, werden schonend gegart. Unterdessen können Sie ein Buch oder eine Zeitschrift lesen. Schauen Sie nur ab und zu, ob noch genügend Wasser in der Pfanne ist. Schon nach wenigen Minuten ist das Essen schonend, einfach und mit bestem Geschmack versehen fertig zubereitet. Sie sparen gegenüber dem herkömmlichen Kochen nicht nur Zeit und Energie, sondern werden sogar mit einem fertigen bekömmlichen Essen belohnt, das zudem noch fast alle Vitalstoffe enthält.

Kühlschrank

Der Kühlschrank sollte in jedem Fall über ein Gemüsefach verfügen, in dem die Temperatur nicht zu niedrig wird. In diesem lagern Sie vor allem das Gemüse und den Salat, aber auch Obst, um die Vitalstoffe länger zu erhalten. Viele Öle sollten ebenfalls im Kühlschrank lagern. Beachten Sie dazu die Hinweise auf den jeweiligen Flaschen.
Optimal wäre zudem auch ein Tiefkühlfach. Eingefrorene Kräuter und Gemüse in Bioqualität – ob selbst eingefroren oder aus dem Naturkostladen – sind die ideale Alternative zur frischen Ware, falls diese einmal nicht verfügbar sein sollte. Beim Prozess des Einfrierens werden alle Strukturen erhalten, die Zersetzung der Vitalstoffe wird auf ein Minimum reduziert und nach dem Auftauen stehen diese dann wieder für Sie zur Verfügung.

Gemüsebürste

An Möhren, Kartoffeln und anderen „Erdfrüchten" aus kontrolliert biologischem Anbau haftet oft noch die Gartenerde. Diese lässt sich mit einer Gemüsebürste leicht entfernen. Zudem können Sie die Bürste auch für die Reinigung des Maschensiebes des Entsafters verwenden.

Messer

Messer ist nicht gleich Messer. Gute Messer kosten natürlich etwas mehr. Diese Mehrkosten für mehr Qualität lohnen sich immer. Gute Messer halten ein ganzes Leben lang und erleichtern enorm das häufige Schneiden vor allem von Obst und Gemüse in Ihrer Bioküche.

Sehr gute Messer sind aus rostfreiem Stahl und gut zu schärfen, wenn sie stumpf werden. Die Schneide reicht bis an das Griffende und sie liegen gut in Ihrer Hand. In Ihrer Bioküche sollten Sie einige Schneidemesser mit acht Zentimeter langer Klinge, ein großes Messer mit einer 20 Zentimeter langen Klinge und ein Sägemesser zum Brot schneiden haben.

Am besten bewahren Sie die Messer in einem Holzblock auf. In einer Schublade lose liegend zerkratzen sie schnell und können sehr leicht zu Verletzungen führen. Spülen Sie die Messer lieber mit der Hand, anstatt sie in der Spülmaschine zu reinigen. Nur so vermeiden Sie Kratzer und das Abschleifen der Kanten.

Weitere Küchengeräte

Weitere wichtige Utensilien sind ein guter Keimbehälter möglichst aus Glas, ein Glasmessbecher auf dem die Gramm-Einheiten angegeben sind. Grüne Säfte dürfen zum Beispiel nur in kleinen Mengen mit anderen Säften vermischt getrunken werden.

Weiterhin benötigen Sie eine Küchenwaage, Minizerkleinerer oder Kaffeemühle zum Zerkleinern von Nüssen und Samen. Ferner einen Mixer für die Zubereitung von Mixgetränken wie Bananensäften, Suppen oder Salatdressings. Natürlich darf auch ein Schneidebrett zum Beispiel aus Polyethylen, was leicht abwaschbar ist, nicht fehlen.

Weitere wichtige Küchengeräte: Eine Schnitzelmaschine für die Gemüsezerkleinerung, Salatschleuder, Siebe für die Säfte,

Vorratsbehälter für das Gemüse, Töpfe und Pfannen. Diese sollten rostfrei sein und nicht aus Aluminium, welches in Spuren in die Nahrung übergehen kann. Wie Sie sehen, brauchen Sie für Ihre Küche gar nicht viel Geld auszugeben. Weniger ist eben mehr.

Fit-in-die-Kiste-Detail

Vorsicht Mikrowelle

Mikrowellen sind elektromagnetische Strahlen, die die Wechselwirkungen der Wassermoleküle beeinflussen und dadurch Wärme erzeugen. Sowjetische Forscher haben schon 1976 festgestellt, dass diese Bestrahlung mit Energie Eiweiße und Kohlenhydrate wie zum Beispiel in Milch und Getreide unnatürlich zerfallen lassen. Das führte bei Probanden beispielsweise zu Verdauungsstörungen und zu einer Zunahme von Krebszellen im Blutserum. Daraufhin wurden Mikrowellen kurzzeitig in der UdSSR verboten.

Der Biologe Hans U. Hertel entdeckte 1991, dass Mikrowellenkost zu einem pathologisch veränderten Blutbild führte, ähnlich dem eines Krebspatienten. Nach einem Urteil des Europäischen Gerichtshofes darf Hertel deshalb nun ungestraft sagen: „Mikrowellen verursachen Krebs."

Der Biophotonenforscher Fritz-Albert Popp hat bei seinen Experimenten festgestellt, dass die Qualität der Nahrungsmittel durch die Mikrowellen erheblich leidet. Spanische Wissenschaftler berichteten kürzlich, dass Brokkoli in der Mikrowelle 85 Prozent (!) seiner antioxidativ wirksamen Vitalstoffe verliert. Übrigens verlor der Brokkoli in Wasser zubereitet immerhin noch 46 Prozent seiner Antioxidantien. Im Wasserdampf (Bambus-Dampf-Topf) zubereitet waren es nur sechs Prozent.

Fazit:

1. Meiden Sie die Mikrowelle. Wenn es was zum Aufwärmen gibt, dann bei geringen Temperaturen in Topf oder Pfanne mit etwas Butter.
2. Gemüse im Dampf dünsten. Wenn Sie Gemüse in Wasser kochen, dann verwenden Sie so wenig Wasser wie möglich (gutes Wasser, zum Beispiel Quellwasser), und verwenden Sie das Wasser mit den „ausgezogenen" Vitalstoffen später weiter (etwa für Soßen).

Grundregeln einer Power-Ernährung

Ganz egal, was Sie in diesem Buch noch lesen werden, die folgenden goldenen Regeln müssen Sie immer im Hinterkopf behalten. Solange Sie sich daran halten, kann nichts schief gehen.

1. So natürlich wie möglich. Folgen Sie einfach dem Beispiel der Natur. Sobald der Mensch einen sogenannten „Veredelungsschritt" hinzufügt, ist das Ergebnis um ein Vielfaches schlechter. Die Natur braucht niemanden, der Pestizide aufsprüht, abkocht, extrahiert, gefriertrocknet, konserviert, aromatisiert, abpackt oder sonstiges verändert. Die Natur ist perfekt. Jede Veränderung macht das ursprüngliche Lebensmittel schlechter. Schadstoffe bleiben zurück, Vitalstoffe werden zerstört, lichtspeichernde Strukturen vernichtet. Die Liste ist endlos.

2. Essen Sie immer mit Genuss. Wenn Sie schlecht gelaunt eine Banane zu sich nehmen, dann lassen Sie die Banane lieber weg. Wenn Sie griesgrämig die Tomate ungewürzt verdrücken, dann würzen Sie sie besser etwas und essen sie mit Freude. Etwas gutes freudlos gegessen ist genauso schlimm wie etwas schlechtes mit großer Freude. Beachten Sie allerdings, dass Sie bei jeder Ernährungs- beziehungsweise Lebensveränderung zunächst ein Tief durchlaufen werden. Der Körper, der jetzt etwas gutes und lebendiges bekommt, versucht dies zu verwerten und kann endlich die giftigen Schlacken loswerden. Diese lösen dann negative Begleiterscheinungen aus (Kopfschmerzen, Schwindel, Übelkeit). Nach kurzer Zeit ist diese Phase jedoch überwunden, der Körper baut sich wieder gesund auf.

3. Vertrauen Sie wieder Ihren Instinkten. Der Körper selbst weiß sehr gut, was er benötigt. Man spricht von körperlicher Intelligenz. Fälle in denen Schulkinder Kreide aßen, um ihren Chrombedarf zu decken, zeigen dies eindrücklich. Obwohl sie natürlich gar nicht wussten, dass sie aufgrund ihrer noch nicht entdeckten Insulinkrankheit Chrom benötigten, geschweige denn, dass die Kreide Chrom enthält, holte sich der Körper was er brauchte. Um allerdings ihre körperliche Intelligenz wieder zu reaktivieren, müssen Sie sich erst von Giften und Süchten befreien. Aussagen wie: „Ich esse jetzt meine zweite Tafel Schokolade. Mein Körper braucht das, weil ich darauf Lust habe", verfehlen natürlich das Ziel. Hier fordert die Sucht ihre Befriedigung. Als „Suchtstoffe" kommen zum Beispiel Zucker, Weißmehl, Kochsalz oder ähnliches in Frage. Haben Sie aber erst einmal wieder Kontrolle über sich erhalten, können Sie sich auf das verlassen, was Ihr Körper Ihnen an Signalen sendet.

Was und wann

Morgens wie ein Kaiser, mittags wie ein König und abends wie ein Bettler? Entspricht das tatsächlich unserem physiologischen Rhythmus? Viele Menschen haben Mühe direkt schon nach dem Aufstehen ein üppiges Mahl zu verzehren. Hat das nicht vielleicht auch physiologische Ursachen?
Unseren Beobachtungen nach gliedert sich die physiologische Uhr in drei grundlegende Zeitabschnitte:

1. 12.00 bis 20.00 Uhr Nahrungsaufnahme
2. 20.00 bis 4.00 Uhr Nahrungsverwertung
3. 4.00 bis 12.00 Uhr Entgiftung: Umwandlung giftiger Stoffe in eine ausscheidbare Form.

Natürlich sind die genauen Zeitrhythmen mit den entsprechenden Uhrzeiten individuell verschieden, aber der 8/8/8-Stunden Zeitabschnitt ist eine plausible Richtgröße. Das heißt auf die Nahrungsaufnahme, sollte eine ausreichende Zeit zur Verwertung und Entgiftung folgen. Diese Entgiftung fällt in jedem Falle in die Morgenstunden. Schlägt sich in dieser Zeit der Kaiser den Wanst voll, ist es vorbei mit der Entgiftung und die Giftstoffe werden in Erwartung neuer Nahrung kurzfristig abgelagert, vorrangig im Bindegewebe. Das morgendliche üppige Frühstück kann also durchaus entfallen. Frisches Obst am Morgen reicht oft vollkommen aus, vor allem im Sommer.
Tendenziell gilt am Morgen eher weniger zu essen und leicht Verdauliches; dabei aber immer typgerecht. Für den einen mag das Obstfrühstück ideal sein. Für den anderen muss vielleicht noch ein warmer Getreidebrei oder eine Schnitte Dinkelbrot dazu, damit er dann nicht vor dem Mittag in die Hungerfalle gerät und sich in der Kantine hoffnungslos voll futtert.

Größere Nahrungsaufnahme kann dann wieder gegen 12.00 Uhr beginnen. („Das Frühstück ist die wichtigste Mahlzeit des Tages, die Sie ausfallen lassen können.“)

Superpower ohne Frühstück

Wer am Morgen üppig frühstückt bringt sich selbst um die energiereichste Tageszeit. Unsere biologische Uhr ist in den Morgenstunden vor der Mittagszeit nämlich auf Höchstleistung eingestellt. Belastende Schlemmermahle ziehen diese ganze Power für die energiereiche Verdauung ab. Kein Wunder, dass man nach dem kaiserlichen Frühstück oft nicht vor Kraft strotzt, sondern sich am liebsten wieder ins Bett legen würde. Probieren Sie es selbst einmal aus. Machen Sie den Vergleichstest.

Frühstücken gleich nach dem Aufstehen hat zudem zumeist die Folge, dass etwa zwei Stunden später erneut Hunger aufkommt. Ein knurrender Magen dank einem ausgiebigen Frühstück. Schnell verfügbare Kohlenhydrate, die ein „gutes“ Frühstück bestimmen (Baguette, Croissants, Weißbrot, Cornflakes) lassen den Glukose- und damit den Insulinspiegel Achterbahn fahren. Ein Obstfrühstück oder ein anderes leicht verdauliches Mahl reicht aus. Hunger stellt sich erst wieder gegen 12.00 Uhr ein.

Morgendliches Entgiften

Frisches Obst fördert die Entgiftung durch seinen Basenreichtum und die mitgebrachten Enzyme. Unterstützend wirkt die Zufuhr von Mineralien, die bei der Entschlackung helfen. Basische Pulver, Tabletten oder auch spezielle Tees (zum Beispiel Lapacho) sind dabei sehr hilfreich. Reichlich mineralarmes Wasser ist sowieso Pflicht. Die erste Nahrung des Tages sollte dann eine Vitalstoffbombe sein, vor allem in Form von Obst.

Nicht zu spät

Zu spätes Essen kann den Darm auch wieder vor Schwierigkeiten stellen. Wer trotzdem nach 20.00 Uhr isst, sollte auch hier wieder leicht Verdauliches einschieben. Spätes Essen – früher Hunger. Das Phänomen kennen Sie bestimmt auch. Wer spät isst, wacht zumeist schon mit Hunger auf. Die Verdauung konnte über Nacht nicht abgeschlossen werden. Nach dem

Aufstehen werden wieder Verdauungssäfte produziert. Erneute Hungergefühle kommen auf.

Das Obstdessert schon vor der Hauptmahlzeit?

Denken Sie mal darüber nach. Haben Sie nicht auch schon einmal nach einem üppigen Mahl noch ein ordentliches Obstdessert nachgelegt, und mussten dann kurze Zeit später dafür büßen. Kaum einer käme auf die Idee, dies auf das leicht verdauliche Obst zu schieben. Aber genau das war in diesem Fall der Übeltäter. Obst und Gemüse haben einen sehr hohen Wasseranteil und sind darüber hinaus sehr faserreich. Faserstoffe werden nicht verdaut. Hauptsächlich diese beiden „Inhaltsstoffe“ sind dafür verantwortlich, dass Obst und Gemüse nur so durch Magen und Darm hindurchrauschen. Aber eben daran werden sie gehindert, wenn schwerer verdauliche fett-, kohlenhydrat-, und proteinreiche Nahrung den Weg blockiert. Obst und Gemüse bleiben liegen und gären im wahrsten Sinne des Wortes vor sich hin. Blähungen, Völlegefühle, krampfartige Beschwerden und ähnliche unangenehme Leiden sind die Folgen. Besonders macht sich der Blähbauch bemerkbar, wenn man im Anschluss Sport betreibt. Machen Sie doch einmal einen Selbstversuch. Unser Experiment mit Brot und anschließendem Obstverzehr mit darauf folgender Laufeinheit endete nach drei Kilometern mit üblen Beschwerden.

Die Konsequenz daraus: Obst, genauso wie Salat, vor der Hauptmahlzeit verzehren. Dann mindestens 15 Minuten warten, ehe man weitere Speisen zu sich nimmt. Nach der Hauptmahlzeit sollte man mindestens zwei Stunden vor der nächsten Obst- oder Gemüseration warten. Ihr Magen und Darm werden es Ihnen danken. Im Normalfall kann dann auch das weitverbreitete „Ruhen“ in Form eines Nickerchens auf der Couch nach dem Essen entfallen. Essen sollte ja nicht schlapp machen, sondern Energie bringen für weitere Großtaten.

Trennkost

Das Abnehmen oder Schlankbleiben ist nur eine von vielen positiven Begleiterscheinungen der Trennkost. Ihr Erfinder, der amerikanische Arzt Dr. Howard Hay (1866-1940), versprach eine größere Aktivität, eine geringere Krankheitsanfälligkeit und das Verschwinden jeglicher Verdauungsprobleme.

Die Trennkost teilt die Nahrungsmittel in Gruppen ein:

1. vorwiegend kohlenhydrathaltige,
2. vorwiegend eiweißhaltige,
3. neutrale Lebensmittel.

Der Trick ist nun, dass vorwiegend kohlenhydrathaltige und eiweißhaltige Lebensmittel nicht kombiniert werden. Das bedeutet konkret für Sie, dass Sie weiterhin das essen können, was Sie bevorzugen; es allerdings anders kombinieren.

Ein kleiner Überblick

Zur Kohlenhydrat-Gruppe zählen: alle Getreide, Teigwaren (ohne Ei), Kartoffeln, Zucker und andere natürliche Süßungsmittel, süße Früchte und Trockenfrüchte.
Die Eiweißgruppe besteht zum Beispiel aus: Fisch, Fleisch, Eiern, Sojaprodukten, mageren Milchprodukten, Käse mit einem Fettgehalt von weniger als 45 Prozent Fett in Trockenmasse.
Die größte Gruppe ist die neutrale Gruppe. Zu ihr gehören: alle Gemüsearten, Salate, Kräuter, Sprossen, Keimlinge, Pilze, Nüsse und Samen, Käse mit einem Fettgehalt von über 45 Prozent Fett in Trockenmasse, hochwertige kaltgepresste Öle, Vollmilch, Sahne, gesäuerte Milchprodukte.
Sie kombinieren also beispielsweise Teigwaren mit einer fetten Portion Salat. Oder aber Kartoffeln mit viel Gemüse. Oder Sie nehmen einfach nur eine ordentliche Gemüseportion zu sich. Auf der anderen Seite lassen Sie aber die Finger von Kartoffeln mit Ei oder von Teigwaren mit Fleisch.
Sie wählen also einen Bestandteil aus der Eiweiß- oder Kohlenhydratgruppe und kombinieren ihn beliebig mit Partnern aus der neutralen Gruppe.
Zugrunde liegt dem Prinzip, dass die Verdauung von Eiweiß und Kohlenhydraten nicht gleichzeitig funktioniert. Eine optimale Zerlegung der Nahrungsbestandteile ist dann nicht mehr möglich. Es kann im Darm zu Gärungen kommen. Der Stoffwechsel wird zusätzlich belastet.
Probieren Sie die Trennkost einmal aus. Je älter Sie sind, desto mehr werden Sie davon profitieren. Übrigens: Die Verdauung beginnt schon im Mund. Deshalb immer ordentlich kauen.

4 Blutgruppen – 4 Ernährungstypen

Der eine isst für sein Leben gerne ab und an ein ordentliches Putenschnitzel, der andere schwört eher auf Getreideprodukte. Manchem bekommen Bananen überhaupt nicht, andere sind absolute Citrusfrüchtefans. Dem einen reichen drei Mahlzeiten am Tag, der andere fährt besser mit fünf kleineren Snacks. Standardempfehlungen zur Ernährung passen nicht auf jeden. Vergessen Sie alle allgemein gültigen Tipps für Diäten oder ähnliches. Jeder Typ zeigt individuelle Unterschiede.
Woran das liegt? Jahrzehntelange Forschungen belegen, dass die individuellen Ernährungsbedürfnisse und sogar die Persönlichkeit selbst mit der jeweiligen Blutgruppe verknüpft sind. Im asiatischen Raum glaubt man schon seit langem daran. In japanischen Talkshows, Zeichentrickserien oder auf Internetseiten werden häufig die Blutgruppen erwähnt. TV-Sender strahlen auf Blutgruppen zugeschnittene Sendungen aus. In Bewerbungsunterlagen wird die Blutgruppe mit angegeben und entscheidet oft über eine Anstellung. Dr. Peter J.D'Adamo, Arzt und Naturheilkundler, hat tausende von Daten zusammengetragen, die eindrucksvolle Erkenntnisse hervorbrachten.

Null, A, B oder AB

Welche Blutgruppe haben Sie? Schauen Sie einmal in Ihrem Impfpass nach. Oder lassen Sie sie in Ihrer Apotheke bestimmen. Entwickelt haben sich die Blutgruppen im Laufe unserer Geschichte. Anpassung an äußere Bedingungen war dabei oberstes Ziel. Blutgruppe 0 ist die älteste und häufigste Blutgruppe. Die Blutgruppe des Jägers. Die Entwicklung ging dann zu den sesshaften Bauern. Blutgruppe A ist der Landwirt. Als die Menschen in den kühlen Norden zogen entstand die Blutgruppe B: das Chamäleon. Moderne Anpassung und Durchmischung prägten die Blutgruppe AB: der Rätselhafte.

Blutgruppe 0: Der Jäger

Viel körperliche Bewegung. Gelegentlicher Fleischverzehr. Praktisch keine Milch- und Getreideprodukte, die kannte der Jäger früher nicht. Sein Stoffwechsel kommt gut klar mit tierischem Eiweiß und Fett. Probleme gibt es bei der Verdauung von Milch- und Getreideprodukten.

Charakter	selbstbewusst und durchsetzungsstark
Konstitution	Gute Verdauung, starkes Immunsystem, viel Bewegung baut Stress und Kalorien ab, Fleisch okay, Getreide- und Milchprodukte problematisch
Kritisch	Überreaktion des Immunsystems: Allergien, Rheuma, niedrige Schilddrüsenhormonproduktion: Ödeme, Erschöpfungszustände
Empfehlenswerte Nahrungsmittel	Kalb, Lamm, Rind, Wild, Barsch, Heilbutt, Walnüsse, Leinsamen, Essener Brot, Chicoree, Spinat, Löwenzahn, Meerrettich, Artischocken, Brokkoli, Bananen, Feigen, Mangos, Pflaumen
Neutral	Ente, Gans, Huhn/Hähnchen, Truthahn, Aal, Austern, Bachforelle, Hering, Butter, Eigelb, Hühnereier, Feta, Dicke Bohnen, Kichererbsen, Sojabohnen, Haselnüsse, Mandeln, Amaranth, Buchweizen, Dinkel, Hirse, Quinoa, Roggen, Endivien, Fenchel, Knoblauch, Möhren, Rettich, Tomaten, Zucchini, Ananas, Äpfel, Grapefruit
Zu vermeiden	Wachtel, Flußbarsch, Buttermilch, Joghurt, Edamer, Frischkäse, grüne und rote Linsen, Erdnüsse, Paranüsse, Gerste, Mais, Weizen, Kiwi, Orangen
Stärken	Robuste Verdauung, starkes Immunsystem
Schwächen	Veränderungen im Lebensrhythmus und der Essgewohnheiten stören, Immunsystem überreaktiv, sich selbst angreifen
Krankheitsrisiken	Entzündungen, Blutgerinnungsstörungen, niedrige Schilddrüsenhormonproduktion, Geschwüre, Allergien

Blutgruppe A: Der Landwirt

Der erste Vegetarier der Evolution. Er braucht eine pflanzliche Kost, um schlank und produktiv zu bleiben. Er bevorzugt Gemüse, Getreide, Bohnen und andere Hülsenfrüchte und Obst. Fleisch und Milchprodukte sollte er vermeiden. Auf Stress reagiert er am besten durch Beruhigungstechniken.

Charakter	Sesshaft, kooperativ, friedfertig
Konstitution	Empfindlicher Magen-Darm-Trakt, tolerantes Immunsystem, passt sich festen Ernährungs- und Umweltbedingungen gut an, Stressabbau durch Beruhigungstechniken
Kritisch	rotes Fleisch, Milchprodukte, Immunsystem hat Probleme echte Feinde zu erkennen
Empfehlenswerte Nahrungsmittel	Hecht, Barsch, Lachs, Sardinen, Erdnüsse, Walnüsse, Pistazien, Amaranth, Essener Brot, Roggen, Artischocken, Brokkoli, Fenchel, Ananas, Feigen, Zitronen
Neutral	Ente, Gans, Pute, Hecht, Seebarsch, Eier, Kefir, Mozzarella, Haselnüsse, Mandeln, Dinkel, Hafer, Reis, Blumenkohl, Gurke, Rüben
Zu vermeiden	Kalb, Lamm, Rind, Schwein, Garnelen, Krabben, Räucherlachs, Butter, Milch, Edamer, Paranüsse, Weizenkeime, Bananen, Mandarinen
Stärken	Passt sich gut an Ernährungs- und Umweltbedingungen an. Immunsystem erhält und metabolisiert Nährstoffe leichter
Schwächen	Empfindlicher Verdauungstrakt, anfälliges Immunsystem, offen für das Eindringen von Mikroben
Krankheitsrisiken	Herzkrankheiten, Krebs, Anämie, Typ I Diabetes

Blutgruppe B: Das Chamäleon

Das Chamäleon verfügt über ein starkes Immunsystem und ein tolerantes Verdauungssystem. Daher verträgt er die meisten Lebensmittel gut. Er verzehrt gerne auch mal Milchprodukte. Um schlank und geistig frisch zu bleiben, braucht er einen Ausgleich zwischen geistiger und körperlicher Tätigkeit.

Charakter	Ausgewogen, flexibel, kreativ
Konstitution	Ausgeglichen, starkes Immunsystem, tolerantes Verdauungssystem, reagiert auf Stress am besten mit Kreativität
Kritisch	Hühnerfleisch, Weizen, Buchweizen, langsam voranschreitende Krankheiten
Empfehlenswerte Nahrungsmittel	Lamm, Kaninchen, Rotbarsch, Sardinen, Milch, Joghurt, Feta, Essener Brot, Hirse, Dinkel, Brokkoli, Möhren, Süßkartoffeln
Neutral	Kalb, Rind, Truthahn, Hering, Karpfen, Butter, Hühnereier, Gerste, Quinoa, Gurke, Lauch, Spargel
Zu vermeiden	Ente, Wachtel, Austern, Krabben, Schmelzkäse, Kürbiskerne, Haselnüsse, Mais, Roggen, Artischocken, Oliven
Stärken	Starkes Immunsystem, vielseitige Anpassung an Ernährungs- und Umweltbedingungen, ausgewogenes Nervensystem
Schwächen	Keine natürliche Schwäche, aber Unausgewogenheit verursacht Neigung zum Zusammenbruch des Autoimmunsystems und zu seltenen Viruserkrankungen
Krankheitsrisiken	Typ I Diabetes, chronisches Müdigkeitssyndrom, Autoimmunerkrankungen, Lou-Gehring-Krankheit, Lupus, Multiple Sklerose

Blutgruppe AB: Der Rätselhafte

Der Rätselhafte verschmelzt die Eigenschaften des Blutgruppentyp A und B. Er reagiert tolerant auf Veränderungen der Umwelt- und Ernährungsbedingungen. Sein Immunsystem ist überaus tolerant, sein Verdauungstrakt ist eher empfindlich.

Charakter	Selten, charismatisch, geheimnisvoll
Konstitution	Reagiert chamäleonhaft auf Veränderung der Ernährungs- und Umweltbedingungen, empfindlicher Verdauungstrakt, überaus tolerantes Immunsystem, maßvolle Mischkost
Kritisch	Verdauungstrakt, Herzkrankheiten
Empfehlenswerte Nahrungsmittel	Lachs, Thunfisch, Hummer, Joghurt, Kefir, Mozzarella, Perlbohnen, Sojabohnen, Tofu, Amaranth, Hirse, Wildreis, Grünkohl, Gurken, Auberginen, Ananas, Feigen, Kiwi
Neutral	Lamm, Strauß, Hering, Rotbarsch, Edamer, Frischkäse, Molke, Sojamilch, weiße Bohnen, Dinkel, Quinoa, Champignons, Kohl, Möhren, Erdbeeren, Honigmelonen, Papaya
Zu vermeiden	Ente, Schwein, Kalb, Aal, Bachforelle, Butter, Buttermilch, Milch, Buchweizen, Popcorn, Chili, Paprika, Mangos, Orangen
Stärken	Geeigneter Typ für heutige Lebensbedingungen, tolerantes Immunsystem, Vorzüge des A- und B-Typs vereint
Schwächen	Verdauungstrakt empfindlich, Immunsystem gestattet Eindringen von Mikroben, reagiert negativ auf A-ähnliche und B-ähnliche Bedingungen
Krankheitsrisiken	Herzkrankheiten, Krebs, Anämie

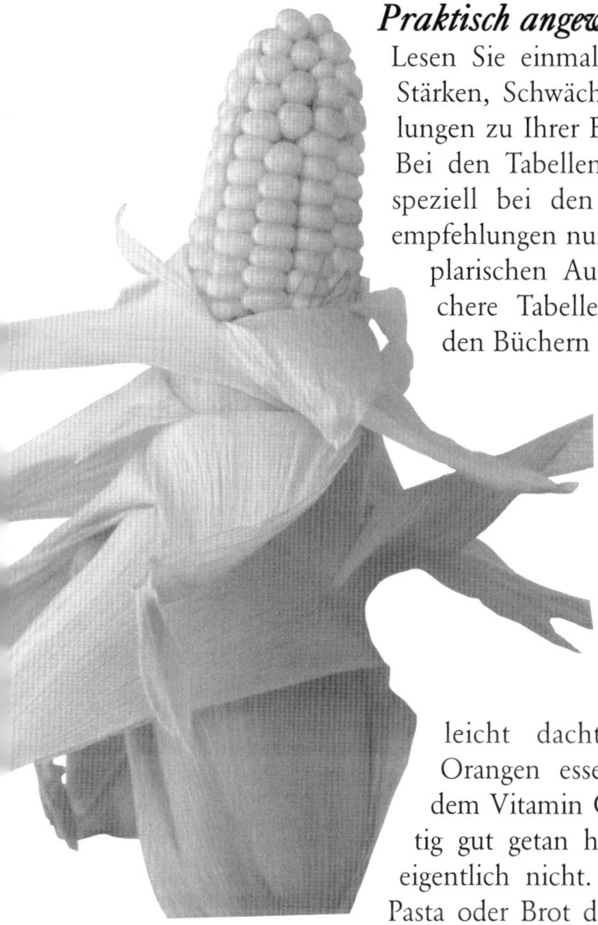

Praktisch angewendet

Lesen Sie einmal aufmerksam die Stärken, Schwächen und Empfehlungen zu Ihrer Blutgruppe durch. Bei den Tabellen handelt es sich speziell bei den Nahrungsmittelempfehlungen nur um einen exemplarischen Auszug. Umfangreichere Tabellen finden Sie in den Büchern von D'Adamo.

Erkennen Sie in den Auszügen einige Punkte wieder? Passen andere vielleicht auch eher nicht? Die Auflistungen sollen nur Orientierungshilfen sein. Vielleicht dachten Sie immer, Orangen essen zu müssen – dem Vitamin C zu Liebe. Richtig gut getan hat es Ihnen aber eigentlich nicht. Oder Sie haben Pasta oder Brot der Kohlenhydrate wegen gegessen, sich aber hinterher ziemlich träge gefühlt? Nutzen Sie die Möglichkeit, andere Dinge auszuprobieren. Lassen Sie Fleisch eine Zeit lang komplett weg. Reduzieren Sie Weizenprodukte. Probieren Sie sich quer durch den Obst- und Gemüsestand. Und beobachten Sie sich selbst. Haben Sie Probleme bei der Verdauung? Sind Sie verstärkt verschleimt? Treten gewisse Krankheitssymptome vermehrt auf? Schlafen Sie nachts schlechter? Sie müssen für sich selbst die optimale Ernährung finden. Unsere Basismethode gibt Ihnen grundlegende Leitlinien. Den Spielraum, der bleibt, müssen Sie selbst individuell mit Leben füllen. Seien Sie mutig. Testen Sie selbst.

Der Säure-Basen-Haushalt

Ständig sind wir wechselnden Mengen an Säuren und Basen ausgesetzt – zum Teil von außen, aber auch von innen gebildet. Der schwedische Ernährungswissenschaftler Ragnan Berg war der Pionier der Säure-Basen-Lehre. Er erkannte schon 1920, dass Gesunde das Vierfache an Basenkost im Verhältnis zu säurebildendender Kost verzehren sollten. Kranke sogar das Siebenfache. Schafft man das dauerhaft nicht, dämpft das Puffersystem über recht lange Zeit ab. Bei Überlastung kommt es dann zur Übersäuerung mit all seinen Folgen.

Sauer dominiert

Säurebildende Kost enthält meist nicht ursprünglich Säure. Die wird erst bei der Verdauung, Aufnahme und Weiterverwertung im Körper gebildet. Nicht alles was sauer schmeckt ist säurebildend. Eine Zitrone ist Basenkost, da sie viele basisch wirksame Mineralstoffe enthält.

Leider ist unsere heutige Ernährung vorrangig sauer: Genussgifte wie Nikotin, Alkohol, Coffein, zuviel tierische Eiweiße in Form von Fleisch und Milchprodukten, Produkte aus raffiniertem Mehl, extrem zuckerhaltige Getränke, die oft noch weitere Säuren enthalten (zum Beispiel die Phosphorsäure in Cola-Getränken oder die Kohlensäure, die mittlerweile so gut wie in jedem Getränk enthalten ist). Hinzu kommt Stress (erhöhte Salz-

Fit-in-die-Kiste-Detail

Was sagt eigentlich der pH-Wert aus?

Der pH-Wert macht Aussagen über die Konzentration an H_3O^+-Ionen in wässrigen Systemen. Wasser hat autoprotolytische Eigenschaften. Das heißt, ein Wassermolekül kann ein anderes protonieren, woraus dann ein H_3O^+-Ion und ein OH^--Ion entsteht. Bei einem neutralen pH-Wert von 7 liegen gleich viele H_3O^+- und OH^--Ionen vor, nämlich 10^{-7} mol/l. Bei einem pH-Wert unter 7 spricht man von einem sauren pH-Wert. Die Menge der H_3O^+-Ionen ist dann im Vergleich zu den OH^--Ionen größer. Bei einem pH-Wert über 7 ist es genau umgekehrt. Das System hat dann mehr OH^--Ionen als H_3O^+-Ionen.

säurebildung im Magen) und zu wenig Bewegung. Unsere Basismethode, die Sie in diesem Buch noch weiter kennen lernen werden, führt zu einem optimalen Säure-Basen-Haushalt: Sonnenkost ist Basenkost. Wenigstens 50 Prozent Obst und Gemüse, pflanzliches Eiweiß in Form von Hülsenfrüchten, viel gesundes Quellwasser, angepasste körperliche Betätigung.
Übrigens: Die „4:1-Basenüberschussregel" ist eine gute Orientierung. Nehmen Sie sie trotzdem nicht zu genau. Bewegung, Heiterkeit und positives Denken sind genauso wichtig wie das Essen.

Fit-in-die-Kiste-Tipp

Möhren-Apfelsaft-Trank
Der Fitnesstrank schlechthin, mit einem hohen Anteil an basischen Vitalstoffen. Ein Glas am Tag hilft beim täglichen Entsäuern und Entschlacken.

Basische Mineralstoffpulver
Sie sind wichtig bei Entschlackungskuren oder beim Fasten um freiwerdende Säuren auszugleichen. Es sollte aber bei einer kurmäßigen Einnahme bleiben. Will man seine Ernährung bleibend umstellen, kann man sich damit auch schnell innerhalb von sechs Wochen entsäuern. Ziehen Sie aber dauerhaft frisch gepresste Säfte als Basenpower vor. Basenpulver mit Citrat als Gegenion (Natrium-, Calcium-, Kaliumcitrat) haben einen Vorteil. Die Citrate werden ebenfalls basisch verstoffwechselt. Die Basenbilanz ist deshalb deutlich höher als die von den Basenpulvern mit Erdalkali und Alkaliionen (zum Beispiel Natriumhydrogencarbonat, Calciumcarbonat, Magnesiumcarbonat).

Testen Sie sich

Es ist ganz einfach. Checken Sie einmal ihren Urin-pH-Wert. Am besten Sie tun dies über mehrere Tage hinweg und notieren jeweils die Uhrzeit und ob die Messung vor oder nach dem Essen stattgefunden hat. Entsprechende pH-Streifen gibt es günstig in jeder Apotheke zu kaufen. Haben Sie pH-Werte zwischen 5,8 und 6,8? Das ist gut. Aber nicht perfekt. Solche Werte werden nur deswegen als normal angesehen, weil ja ein

Fit-in-die-Kiste-Detail

(–) = sauer
(+) = basisch

Gemüse

Rotkraut	+ 6,3
Rhabarber	+ 6,3
Schnittlauch	+ 8,3
Brechbohnen, grün	+ 11,5
Spargel	+ 1,1
Zwiebel	+ 3,0
Blumenkohl	+ 3,1
Feldsalat	+ 4,8
Erbsen, frisch	+ 5,1
Spinat	+ 13,1
Tomate	+ 13,6
Kopfsalat	+ 14,1
Löwenzahn	+ 22,7
Gurke	+ 31,5
Erbsen, reif	– 3,4
Artischocke	– 4,3
Rosenkohl	– 9,9

Kartoffeln, Wurzelgemüse

Rettich	+ 3,1
Kartoffel	+ 4,7
	+8,1
Kohlrabi	+5,1
Meerrettich	+ 6,8
Karotte	+ 9,5

Fleisch und Fisch

Schweinefleisch	– 38,0
Kalbfleisch	– 35,0
Rindfleisch	– 34,5
Seefisch	– 20,0
Süßwasserfisch	– 11,8
Putenfleisch	– 10,5

Früchte

Apfel, reif	+ 4,1
Erdbeere	+ 3,1
Birne	+ 3,2
Trauben	+ 7,6
Apfelsinen	+ 9,2
Zitrone	+ 9,9
Mandarine	+ 11,5
Feigen, getrocknet	+ 27,5

Milchprodukte

Hartkäse	– 18,1
Quark	– 17,3
Sahne	– 3,9
H–Milch	– 1,0
Buttermilch	+ 1,3
Ziegenmilch	+ 2,4
Molke	+ 2,6

Fette

Margarine	– 7,5
Butter	– 3,9

Mehl, Teigwaren, Körner

Reis, geschält	– 39,1
Reis, naturbelassen	– 12,5
Haferflocken	– 9,2
Nudeln, weiß	– 5,9
Weizenmehl	– 2,6
Nudeln, Vollkorn	– 2,0
Weiße Bohnen	+ 12,1
Linsen	+ 6,0

Brot

Weißbrot	– 10,0
Vollkornbrot	– 6,0

Nüsse

Erdnüsse	– 12,7
Walnüsse	– 8,0
Haselnüsse	– 0,2

Großteil der Menschen übersäuert ist. Es ist der Mittelwert von übersäuerten Menschen.
Werte zwischen 6,8 und 7,2 sind ideal. Mindestens einmal am Tag sollten Sie diesen pH-Wert in Ihrem Urin messen können. Erreichen Sie den optimalen pH-Bereich nicht, dann ist das ein sicheres Zeichen einer zu sauren Ernährung. Wenn Sie unsere Basismethode umsetzen, werden Sie dieses Problem spielend in den Griff bekommen.

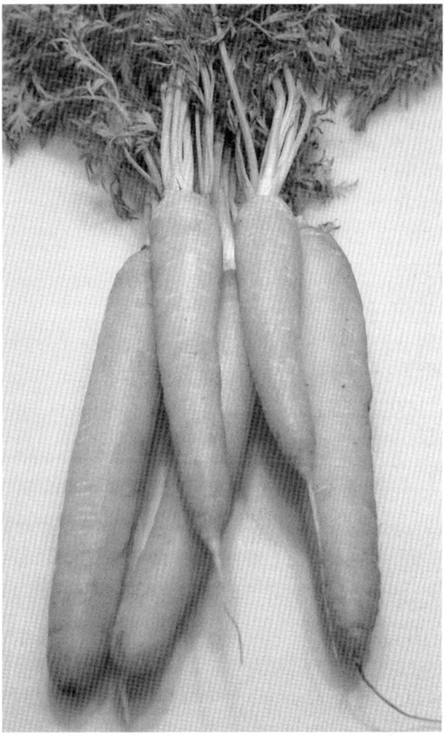

Mit dem Turbo entschlacken

An dieser Stelle können Sie wieder den Turbo einschalten. Um den Säurenüberschuss auszugleichen, bildet unser Körper auch sogenannte Schlacken. Das sind unschädlich gemachte Säuren, die im Fett- und Bindegewebe abgelagert werden.
Jahrelang angesammelte Schlacken können Sie durch ein Heilfasten oder eine Entschlackungskur schnell los werden. Eine Entschlackung kann wahre Wunder bewirken. Folgendes können wir von unseren Kunden berichten:

1. Verschwinden von Cellulite
2. Rückgang des Haarausfalls
3. Verbesserung und sogar Verschwinden von Allergien
4. Verbesserung von rheumatischen Beschwerden
5. Osteoporose-Stopp
6. Erhöhung der sportlichen Leistungsfähigkeit
7. Senkung des Blutdrucks
8. Verbesserung der Herzdurchblutung

und vieles mehr.

Fit-in-die-Kiste-Tipp

Was brauchen Sie

1. Den Willen zu einer, wenn auch nur geringfügigen, Änderung alter Lebensgewohnheiten und etwas Disziplin.
2. Einen Vorrat an gutem, mineralarmem, kohlensäurefreiem Quellwasser.
3. Frisches Obst und Gemüse der Saison in Bio-Qualität.
4. Ein Basenpulver oder auch Tabletten.
5. Ein basisches Badesalz in ausreichender Menge.
6. pH-Papier in ausreichender Menge.

Vor der „Kur"

1. Trinken Sie schon, sobald Sie sich für eine „Kur" entschieden haben, morgens und abends einen Basentrunk.
2. Einige Tage vorher nicht zu fettreich essen.
3. Zucker meiden.
4. Am besten ausschließlich Quellwasser trinken, keine Limonade (auch keine kalorienreduzierte) oder kohlensäurehaltige Getränke
5. Zwei Tage vorher abends jeweils zwei Esslöffel Glaubersalz zum Abführen.
6. Beginnen Sie schon ein paar Tage vor der „Kur" damit, den pH-Wert Ihres Urins regelmäßig zu messen.

Der Tagesplan

1. Trinken Sie mindestens 2,5 Liter Quellwasser pro Tag. Nicht eine halbe Stunde vor dem Essen und etwa zwei Stunden nach dem Essen. Auch nicht einen Großteil auf einmal, sondern gleichmäßig über den Tag verteilt. Zum Beispiel auch dann, wenn Hungergefühle aufkommen.
2. Messen Sie den pH-Wert ihres Urins regelmäßig. Werte um 7,4 wären optimal. Die Messungen dienen als Kontrolle.
3. Nehmen Sie gleich nach dem Aufstehen einen Basentrunk beziehungsweise Mineraltabletten zu sich. Am besten in lauwarmem Wasser (energetisiert durch 10-maliges Schütteln) über einen Zeitraum von einer Stunde verteilt.
4. Nehmen Sie falls möglich von 18 Uhr abends bis 12 Uhr des darauffolgenden Tages keine festen Nahrungsmittel zu sich. Das Morgenfasten erlaubt eine Verwertung und Entgiftung von immerhin 18 Stunden. Frisch gepresste Säfte sind erlaubt. Falls es gar nicht anders geht eventuell Obst (am besten Äpfel) langsam essen.

Der Entschlackungs- und Entsäuerungsplan

5. Nach 12 Uhr dann zunächst nur Obst und Gemüse roh essen. Falls das nicht ausreicht, können Sie auch ein Dinkelvollkornbrot mit etwas Aufstrich oder Haferflocken mit Sonnenblumenkernen oder anderen Kernen zu sich nehmen (keine Cornflakes oder andere Zuckerbomben). Zur Not auch Kartoffel oder Dinkelnudeln entweder ohne Soße oder mit einer frischen Gemüsesauce. Auch richtig zubereitetes warmes Gemüse kann verzehrt werden.
6. Als Nachtisch zum Beispiel Nüsse, Mandeln oder Cashew-Kerne.
7. Am späten Nachmittag noch einmal ein basischer Trunk.
8. Am Abend nach der Arbeit oder vor dem Schlafen ein ausgiebiges basisches Vollbad. Mindestens 45 Minuten lang (wenn möglich jeden zweiten Tag oder öfter).
9. Dann noch einmal eine Dosis Glaubersalz vor dem Zubettgehen (vorerst maximal 14 Tage lang). Alternativ, und eigentlich auch besser, wären Einläufe. (Entsprechende Irrigatoren gibt es in Apotheken, gespült wird zum Beispiel mit einer Base-Lösung oder auch mit Kamille).

Je ausgeprägter Ihre „Leiden“ sind, umso positiver macht sich die Entsäuerung bemerkbar, sofern die Übersäuerung direkt beteiligt war.

Tipps zum Durchhalten
Es handelt sich hier ja nicht um ein Fasten, eher um eine Art Diät. Allerdings nicht mit dem Ziel abzunehmen. Die Essensmenge ist prinzipiell nicht eingeschränkt. Doch sollte es auch nicht in eine Völlerei ausarten. Maß halten ist wie immer eine wichtige Tugend. Durch die Mengen an Obst und Gemüse kann die „Kur“ sehr abwechslungsreich gestaltet werden. Es sollte eigentlich kein Zwang, sondern eine Freude sein, frisches, leckeres Obst und Gemüse zu essen. Eventuell stellt für Sie die Zeit zwischen 18 Uhr und dem Schlafengehen ein Problem dar. Ein frisch gepresster Saft sollte allerdings den Hunger vertreiben. Wenn Sie es gewohnt sind, morgens ausgiebig zu frühstücken, ist zu Beginn auch die Zeit vom Aufstehen bis 12 Uhr recht hart. Nach einer kurzen Gewöhnungszeit ist dies aber unserer Erfahrung nach überhaupt kein Problem mehr. Vielleicht wird Ihnen zu Beginn ohne Frühstück auch etwas übel. Hier kann wiederum vermehrtes Trinken von Wasser oder auch eine Glaubersalzanwendung zur Entfernung von anhaftenden Darmresten helfen.

Wasser

Tatsächlich haben wir mit dem Ur-Meer doch recht erstaunliche Gemeinsamkeiten. So zeigt das Ur-Meer eine ähnliche Salzkonzentration wie unser Blut. Zu etwa 70 Prozent besteht unser Planet aus Wasser, ebenso wie unser Körper (unser Gehirn hat sogar einen Wasseranteil von satten 85 Prozent). Alles Leben entstammt den Urmeeren.

Ohne Wasser kein Leben

Während wir ohne feste Nahrung mehrere Wochen überleben können, ist dies ohne Wasser nur für wenige Tage möglich. Wasser ist aufgrund seiner Struktur Informationsträger. Es ist aus biophysikalischer wie auch aus chemischer Sicht unersetzlich. Ein wahrhaftes Elixier des Lebens. Über Niere, Magen-Darm-Trakt und über die Haut scheiden wir pro Tag etwa 1,5 Liter Wasser aus. Dieser Vorgang ist unersetzlich für die Entgiftung unseres Körpers. Die Folgen einer nicht mehr funktionierenden Wasserausscheidung und der damit verbundenen Entgiftung ist offensichtlich erkennbar bei Dialysepatienten. Die nicht mehr funktionierende Niere muss durch den Dialyseapparat ersetzt werden. Andernfalls würden sich diese Patienten innerhalb von wenigen Tagen selbst vergiften.

Empfehlung

Fast alle Menschen – Rohköstler einmal ausgenommen – brauchen mindestens zwei Liter Wasser am Tag, besser noch mehr. Je konzentrierter, je weniger Wasser enthaltend die Nahrung ist, desto mehr Wasser muss getrunken werden. Da der Mensch zu 70 Prozent aus Wasser besteht, sollte jeder am Tagesende seine persönliche Wasserbilanz ziehen und eventuell das eine oder andere Glas Quellwasser noch zusätzlich trinken. So erhält man ein Gefühl für die optimale Wasser-Trinkmenge. Allemal besser wäre es natürlich, möglichst oft die Lebensmittel zu essen, die per se schon die richtige Wasserbilanz, also 70 Prozent Wasser aufweisen. Der Wasseranteil an Obst und Gemüse beträgt immer über zwei Drittel. Wer beispielsweise nur Obst und Gemüse essen würde, müsste nicht unbedingt zusätzlich Wasser zuführen.

Wenn wir von Wasser sprechen, dann meinen wir auch tatsächlich nur Wasser. Das heißt, weder Fruchtsäfte noch Limo noch Cola und schon gar nicht Kaffee, schwarzer Tee oder Alkohol. Diese entziehen allesamt dem Körper eher Wasser, als dass sie ihm solches zuführen. Auch ein Mineralwasser mit einem hohen Mineraliengehalt ist keinesfalls optimal. Da das Wasser vor allem zum Entgiften benötigt wird, ist es einleuchtend, dass das Aufnahmevermögen des Wassers für Giftstoffe umso größer ist, je weniger Fremdstoffe wie etwa Mineralien gelöst sind. Die Mineralstoffzufuhr über Wasser ist ohnehin für uns nicht optimal. Sie wird durch unsere Basismethode sowieso perfekt abgedeckt.

Meiden Sie kohlensäurehaltige Wässer. Die Kohlensäure ist – wie der Name schon sagt – eine Säure, steuert also zur Übersäuerung unseres Körpers bei. „Aber ich schaff doch niemals 2,5 Liter Wasser am Tag“, solche Aussagen hören wir immer wieder. Richtig, aber nur sofern es sich um mineralienhaltige oder kohlensäurehaltige Wässer handelt. Nicht jedoch bei den von uns empfohlenen Quellwässern oder Wässern gleicher Qualität. Problemlos kommt man damit auf die empfohlene Menge.

Es sollte für Sie zur Gewohnheit werden, dass immer eine Flasche Quellwasser bereitsteht. Zuhause, bei der Arbeit oder wenn Sie unterwegs sind. Trinken Sie Ihre Ration nicht zu einem Großteil auf einmal. Trinken Sie gleichmäßig über den Tag verteilt. Wenn Sie morgens aufstehen, trinken Sie erst einmal ein kühles Gläschen Quellwasser. Sie glauben gar nicht wie erfrischend das ist. Da kann der liebgewonnene Kaffee nicht mithalten. Trinken Sie regelmäßig, wenn möglich aber nicht eine halbe Stunde vor dem Essen und bis zu zwei Stunden danach. Die Gründe hierfür kennen Sie ja bereits. Bei vielen unserer Kunden hat die Empfehlung, entsprechend dem Wasseranteil ihrer Nahrung mehr Wasser zu trinken, wahre Wunder bewirkt. Natürlich mit dem richtigen Wasser.

Ein Wort zu Trinkwasser

Ein nicht kleiner Teil unserer Kunden, die wir nach ihrem bevorzugten Wasser fragen, nennen das Leitungswasser. Das tun sie praktisch alle mit der Überzeugung, sich etwas gutes zu tun. Das ist auch die allgemeine Volksmeinung. „Unser Leitungswasser ist gut. Schließlich haben wir ja auch eine strenge Trinkwasserverordnung." Doch die vermeintliche Sicherheit trügt. Ein perfekt gelungener Propagandazug der staatlichen Stellen. Oder kennen Sie etwa unsere Trinkwasserverordnung mit ihren Grenzwerten und Richtlinien? Nein? Wer sie kennt, wird künftig seine Finger von Leitungswasser lassen. Jedenfalls was das Trinken anbelangt.

Fit-in-die-Kiste-Detail

Wie erkennt man ein gutes Wasser?

Aussagen lassen sich treffen über die elektrische Leitfähigkeit des Wassers gemessen in Siemens pro Zentimeter (µS/cm). Je geringer, desto niedriger ist der Mineraliengehalt. Zum Teil werden auch die umgekehrten Werte angegeben in Ohm. Hier sind höhere Werte besser.

Leitungswasser	ca. 1.500 Ohm.
Gutes Quellwasser	ab 6.000 bis 60.000 Ohm.

Die Messmethode für daheim

Halten Sie zwei Elektroden in das zu untersuchende Wasser. Der fließende Strom setzt chemische Reaktionen in Gang. Bei „schlechtem" Wasser werden sich feste Bestandteile absetzten, es trübt vollständig ein. Gutes Wasser bleibt dagegen klar. „Ist doch logisch, wenn ich einen Stromfluss erzeuge", wenden viele ein. Stimmt. Aber genau das passiert auch in Ihrem Körper. Unser Körper funktioniert durch Elektrizität. Jede Signalleitung in den Nerven, jede Muskelkontraktion wird vermittelt durch elektrischen Strom. Jetzt stellen Sie sich dieses dunkle, schmutzige trübe Wasser in Ihren Körperzellen vor. Die Feststoffe lagern sich ab. Der Organismus muss viel Energie aufbringen, um sich davon wieder zu befreien. So ein Wasser reinigt nicht. Es vergiftet.

Die innere Stimme

Hören Sie auch ein wenig auf Ihr Gefühl. Objektivierbar wird das zum Beispiel durch kinesiologische Methoden. Bei solchen Tests schnitten gute Wasser – auf die Leitfähigkeit bezogen – teilweise eher schlecht ab.

Wie wir meinen, reichen allein folgende Punkte aus, künftig keinen Tropfen Leitungswasser mehr die durstige Kehle hinunterrinnen zu lassen:

1. An die 600 Pestizide dürfen in der Landwirtschaft, beim Obst-, Gemüse- und Weinanbau sowie bei Zierblumen angewendet werden. Dazu zählen Herbizide (Unkrautvernichter), Nematizide (Wurmvernichter), Wachstumsregler, Fungizide (Pilzvernichter), Akarizide (Milbenvernichter), Insektizide, Rodentizide (Gifte gegen Nagetiere), Repellentien (Insektenabwehrstoffe), Molluskizide (Schneckenvernichter). Wissen Sie, auf wie viele davon unser Trinkwasser geprüft wird? Es sind ganze zehn!
2. Was glauben Sie, wo die Tonnen an Medikamenten, darunter natürlich auch Antibiotika und Hormonpräparate, die jährlich konsumiert werden, hingelangen. Ganz genau. Über unser Abwasser in die „Kläranlage". Und von dort? Wer weiß. Jedenfalls wird unser Trinkwasser auf Medikamentenrückstände überhaupt nicht geprüft.
3. Viele hochgiftige Schwermetalle haben in unserer Trinkwasserverordnung Grenzwerte. Im Klartext: Sie sind auch im Leitungswasser vorhanden. Sonst gäbe es keine Grenzwerte.
4. Blei, Kupfer, Zink – das sind die bevorzugten Materialien unserer Leitungsrohre. Die Trinkwasserverordnung wird zwar „ab Werk" eingehalten. Aber was auf den letzten Metern zum Wasserhahn passiert, weiß oft keiner.

„Nun denn, dann trink ich eben kein Leitungswasser mehr", werden viele jetzt denken. Aber leider ist es damit nicht getan. Es ist zu bedenken, dass normalerweise der Tee oder Kaffee auch mit Leitungswasser gebrüht wird. Ebenso verwenden wir Leitungswasser für Suppen und Soßen oder zum Waschen von Obst und Gemüse.

Die eleganteste und nicht sehr teure Lösung ist der Einbau eines Aktivkohlefilters oder – etwas kostenintensiver – die Verwendung eines Umkehrosmosefiltergerätes. Organische Reststoffe wie etwa Pestizide werden ebenso herausgefiltert wie ein Großteil der Mineralien und Schwermetalle. Ein zusätzlicher Energetisator aktiviert das Wasser außerdem. Das Wasser hat dann praktisch wieder Quellwasserqualität – chemisch und auch biophysikalisch. Und das schmeckt man auch.

Fit-in-die-Kiste-Tipp

Filtersysteme – Vom Leitungswasser zum Trinkwasser

Keine Frage: Das beste Wasser ist das natürliche Quellwasser. Kein technisches Gerät der Welt kann das nachzaubern, wofür die Natur tausende von Jahren gebraucht hat.

Ist kein Quellwasser verfügbar, dann sollten Sie über den Kauf eines geeigneten Gerätes nachdenken, welches das Leitungswasser von Bakterien, Viren, Pilzen, Herbiziden, Pestiziden, Insektiziden, Arzneirückständen, Schwermetallen, einem großen Teil der gelösten Salze und Nitrate befreit. Machen Sie aus Ihrem Leitungswasser doch einfach „Fast-Quellwasser".

1. Die Umkehrosmoseanlage

Bei der Umkehr-Osmose wird ein in der Natur vorkommender Vorgang kopiert. Mit Druck wird das Wasser gegen eine Membran gedrückt, die nur einseitig durchlässig ist.

Mikroskopisch kleine Poren sorgen dafür, dass nur die Wassermoleküle die Membran passieren können. Alles andere wird mit dem nachfließenden Wasser weggespült. Diese Technik arbeitet ohne Chemie und ohne großen Energieverlust. Das reine Wasser hat ein hohes Entgiftungspotential.

Nachteil: Hoher Wasserverlust, für einen Liter gereinigten Wassers benötigt man drei bis zehn Liter Wasser.

Kosten: Je nach Ausführung 300 bis 2500 Euro.

2. Aktivkohle-Blockfilter

Grundlage der Filterpatronen ist Aktivkohle aus Kokosnussschalen. Der Marktführer verwendet ein extrem feines Pulver. Dieses wird mit einer patentierten Technologie zu einem festen Filterblock gesintert. Je feiner die Filterporen, desto feiner erfolgt die eigentliche Filtration und desto mehr unerwünschte Stoffe werden entfernt.

Nachteil: Kein Herausfiltern von Nitrat und Nitrit, häufigeres Patronenwechseln und nicht ganz so reines Wasser wie bei der Umkehrosmoseanlage.

Vorteil: Weniger Wasserverbrauch.

Kosten: Je nach Ausführung 150 bis 900 Euro.

Kochsalz = Salz des Lebens?

Unser heutiges Speisesalz hat mit der eigentlichen Bedeutung des Wortes „Salz“ nur noch sehr wenig gemeinsam. Natursalz besteht natürlicherweise aus 84 Elementen, darunter so wichtige Spurenelemente und Mineralstoffe wie Calcium, Kalium, Magnesium, Eisen und Zink.

Wussten Sie, dass unsere Erde, das Meerwasser wie auch der Mensch ebenfalls aus genau diesen 84 Elementen aufgebaut sind? Unsere Körperflüssigkeiten enthalten die gleichen Salze sogar in fast gleichem Mischungsverhältnis wie das Meerwasser. Die meisten kennen nur das handelsübliche Haushaltssalz. Spottbillig und verwendet in rauen Mengen. Wegen diesem Salz sollen früher Kriege geführt worden sein? Bestimmt nicht. Denn Salz ist nicht gleich Salz. Das Speisesalz, das Sie und wir seit unserer Kindheit kennen, gibt es im Supermarkt für ein paar Cent. Dieses Salz enthält, nachdem es einen ausgesprochen langwierigen Raffinierungsprozess durchlaufen hat – hier kommt es mit zahlreichen Chemikalien in Berührung – nur noch zwei Elemente, nämlich Natrium und Chlorid. Im Winter streuen wir es in Unmengen auf vereiste Straßen und Gehwege. Dieses Salz bringt Sie garantiert nicht fit in die Kiste.

> ## *Fit-in-die-Kiste-Tipp*
>
> **Natürliche Salze**
>
> 1. Steinsalz 2. Meersalz 3. Kristallsalz
>
> Sie finden alle natürlichen Salze in Ihrem Naturkostladen. Auch verschiedene Kräutersalze sind erhältlich.Versuchen Sie Ihre Speisen ausschließlich mit Kräutersalzen zu würzen. Der ureigene Geschmack des Essens kommt dann viel besser zur Geltung. Wenn Sie normalerweise mit viel Salz gewürzt haben, werden Ihnen die Speisen ein paar Tage etwas fad vorkommen. Daran gewöhnen Sie sich aber schnell. Eine Bio Kräuter-Flüssigwürze kann Abhilfe schaffen.

Natürliches Salz bringt´s

Bitte greifen Sie also wann immer möglich zu Steinsalz, Meersalz oder Kristallsalz. Diese enthalten alle 84 Elemente. Achten

Sie beim Kauf des Meersalzes unbedingt auf Bioqualität. Einige, leider nur noch wenige Wassergebiete, zum Beispiel Atlantikwasser im Küstengebiet der Algarve, liefern Meersalz mit einem hohen Reinheitsgrad. Die starke Verschmutzung der Weltmeere rächt sich. Eine Alternative zu gutem Meersalz ist das gerade in Mode gekommene Kristallsalz, welches über Jahrhunderte unter starkem Druck herangereift ist und keinen Verunreinigungen ausgesetzt war. Das Kristallsalz aus der Nähe des Himalayagebirges ist etwa 450 Millionen Jahre alt. Beide Salze, das Meersalz wie auch das Kristallsalz sind Natursalze, die nie in zu großen Mengen eingenommen werden können, weil sich jeder natürliche Prozess von selbst reguliert.
Tun Sie sich etwas gutes. Kaufen Sie nur noch das etwas teuere Natursalz. 84 Argumente gegenüber zwei sprechen eine deutliche Sprache.

Salz als Medizin

Dem Himalayasalz wird zudem eine heilende Wirkung zugesprochen. Uns wurde schon bei folgender Anwendung von Erfolgen geschildert: Geben Sie in ein normales Glas 200 Milliliter Quellwasser und einen Himalaya-Kristallbrocken. Das Salz wird sich solange lösen bis eine 26-prozentige Sole entstanden ist. Bei 200 Milliliter Wasser gehen also etwa 50 Gramm Salz in Lösung. Das ist nun Ihre Stammlösung. Geben Sie jeden morgen einen Teelöffel Stammlösung in ein Glas Quellwasser und trinken Sie es aus. Die Stammlösung wird nicht schlecht. Sie ist natürlich konserviert. Wenn Sie Wasser nachschütten wird sich Salz nachlösen, bis die 26-prozentige Solelösung wieder erreicht ist. Natürlich nur, solange noch Salz vorhanden ist.
Das Salz mit seiner hochgeordneten Struktur soll helfen, im Körper selbst wieder Ordnung herzustellen. Auch bei Hauterkrankungen können Sie zum Beispiel mit Salz aus dem Toten Meer bemerkenswerte Erfolge erzielen. Nicht umsonst schicken viele Dermatologen ihre Patienten zur Therapie in dieses Gebiet.

Obst und Gemüse

Fit-in-die-Kiste-Detail

Die berühmte kolumbianische Sängerin Shakira weiß, wie man sich für Höchstleistungen fit hält. Bei einer Tournee erwarten sie in ihrer Garderobe unter anderem sechs Bananen, fünf Pfirsiche und drei Mangos. Vitalstoffpower, um aufzutanken.

Die Sonne – der Treibstoff des Lebens. Ohne sie geht gar nichts. Sicherlich kennen auch Sie nach einer längeren Schlechtwetterperiode den Drang, ein paar Sonnenstrahlen zu erhaschen. Der Herbst und Winter dagegen ist für viele eine doch eher trübsinnige Zeit. Obwohl auch diese Jahreszeiten ihre ganz eigenen schönen Seiten haben. Aber tanken Sie doch einfach Sonne satt über Ihre Lebensmittel. Zapfen Sie die Energiequelle schlechthin an: lebendiges Obst und Gemüse. In ihnen ist die Lichtenergie von unzähligen Sonnenstunden gespeichert. Tatsächlich ist diese Powerenergie auch über sogenannte Biophotonen messbar. Die experimentellen Methoden wurden vom Physiker Prof. Dr. Fritz-Albert Popp entwickelt und sind mittlerweile international anerkannt.
Dabei soll es selbstverständlich so oft wie möglich Obst und Gemüse in Bioqualität sein. Pestizide und Düngemittel zerstören nämlich die hochgeordneten Strukturen von Obst und Gemüse, die wir unbedingt benötigen. Das beweisen auch ganz objektiv die Messungen von Prof. Popp. Zudem ist die Vitalstoffdichte in biologischem Obst und Gemüse um ein vielfaches höher.

„Five times a day"

Fünf Mal am Tag Obst und/oder Gemüse – selbst die Deutsche Gesellschaft für Ernährung spricht endlich diese Empfehlung aus. Eigentlich brauchen wir für diese Empfehlung keine Beweise mehr. Wir empfehlen in unserer Basismethode seit jeher so viel Obst und/oder Gemüse zu essen wie möglich. Ob vier, fünf oder sieben Mal am Tag ist völlig egal. Um trotzdem eine wissenschaftliche Studie ins Feld zu führen, zitieren wir die Stu-

Fit-in-die-Kiste-Tipp

- ☛ Wenn die Schale essbar ist, nicht schälen
- ☛ Wenn Obst und Gemüse nicht in Bioqualität, dann unbedingt schälen
- ☛ Immer mit lauwarmem Wasser waschen und abtrocknen
- ☛ Am besten immer vierteln, in mundgerechte Stücke schneiden und bewusst essen

die von Dr. H.A.W. Neil von der Universität von Oxford. Sie wurde in der englischen Medizin-Fachzeitschrift „The Lancet" im Juni 2002 veröffentlicht.
Fachleute nahmen für die sechs Monate lange Studie insgesamt 690 gesunde Testpersonen unter ihre Fittiche. Die Hälfte der Testpersonen im Alter zwischen 25 und 64 Jahren wurde intensiv darauf geschult, jene Menge an Obst und/oder Gemüse zu sich zu nehmen, welche die Ernährungswissenschafter fordern: fünf Portionen pro Tag. Bei den anderen Testpersonen wurde es bei einer simplen Aufklärung über gesunde Ernährung belassen.
Bei jenen Personen, die wirklich die Vitamin-Spender konsumierten, erhöhte sich zunächst einmal stark die Konzentration von Substanzen im Blut, welche „giftige" Oxidationsprozesse im Körper, Mitursache für Krebs, Arteriosklerose, Asthma, Alzheimer und weitere Erkrankungen, unschädlich machen können. Sehr gut war auch der Effekt auf den Blutdruck.

Power ohne Ende

Obst und Gemüse

1. Spenden praktisch alle Vitalstoffe in natürlichster und damit in der für uns am besten aufzunehmenden Form: Vitamine, Mineralien, Spurenelemente. Dabei haben Sie nur geringe Kalorienwerte. Ihre Nährstoffdichte ist damit unübertroffen.
2. Besitzen eine hohe Dichte an Enzymen.
3. Enthalten gesundheitsfördernde Bioaktivstoffe (sekundäre Pflanzeninhaltsstoffe).

4. Sind fast alle basisch. Sie tragen damit zu einem optimalen Säure/Basen-Haushalt bei.
5. Sind reich an Faserstoffen. Unabdingbar für eine optimale Darmtätigkeit.

Probieren Sie es aus. Starten Sie Ihren Tag mit einem leichten Obstfrühstück. Es wird Ihnen enorme Energie bescheren. Des Kaisers voller Magen lässt den Morgen schnell zur unnötigen Tortur werden. Obst hingegen ist sehr leicht verdaulich. Es zieht praktisch keine Energie für die Verdauung ab. Im Gegenteil: Obst bringt sogar wichtige Enzyme für Energieleistungen mit.

Der Geheimtipp schlechthin: frisch gepresste Säfte. Sie spenden hochkonzentrierte Lebensenergie. Vitamine, basische Minetalstoffe, Spurenelemente und Enzyme in einer Dichte, die unübertroffen ist. Doch Achtung: Gerade hier sollten Sie auf Bioqualität achten. Säfte aus konventionellem Obst bedeuten eine hohe Konzentration an Pestiziden.

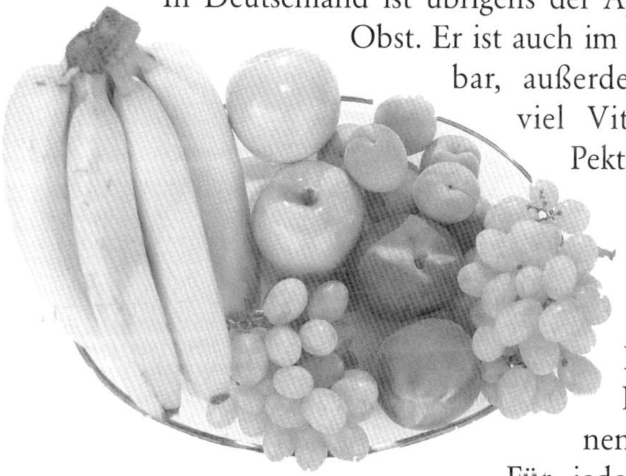

In Deutschland ist übrigens der Apfel das ideale Obst. Er ist auch im Winter verfügbar, außerdem enthält er viel Vitamin C und Pektin. Aber Feinschmecker gönnen sich ab und an auch Mangos, Kiwis, Ananas, Papayas, Melonen und Bananen. Für jeden Geschmack wird etwas geboten. Auch hier gilt: Je natürlicher, desto besser. Regionales Obst und Gemüse der Saison lautet das Motto.

Wann Obst und wann Gemüse?

Obst ist ideal für den Sommer und die Übergangsmonate. Leicht, kühlend und mit hohem Wasseranteil sorgt es für maximale Energie. Tageweise können Sie sich auch ausschließlich von Obst und reichlich Wasser ernähren. In den kalten Wintermonaten sollten Sie öfter in die Gemüsekiste greifen. Obst kühlt zu sehr aus. Es entzieht dem Körper Wärme. Machen Sie

einmal den Selbstversuch und essen Sie im Winter für zwei bis vier Tage nur Obst. Sie werden recht schnell bemerken, dass Ihre Hände und Füße ungewöhnlich kalt sind.
„Vorrangig das essen, was die Natur regional gerade wachsen lässt." Wenn Sie sich an diese Regel halten, fahren Sie optimal. Die Natur liefert uns zu jeder Jahreszeit genau das, was wir gerade brauchen. Eine Papaya im Winter ist natürlich trotzdem kein Schaden.

Bioaktivstoffe – natürliche Medizin

Die Biologen sprechen von sekundären Pflanzeninhaltsstoffen. Auch Begriffe wie SPS, Bioaktivstoffe oder Phytochemicals werden zunehmend geprägt. Sie kommen in allen Pflanzen vor. 30.000 verschiedene sind bisher bekannt. Sie dienen nicht direkt dem Wachstum oder der Energiegewinnung, sondern in erster Linie dem Schutz oder der Erhaltung der Art. Die Pflanzen halten sich damit Pilze, Bakterien oder gefräßige Genossen vom Leib. Oder locken in Form von Farb-, Duft- oder Ge-

Fit-in-die-Kiste-Detail

Einige bemerkenswerte antioxidativ wirksamen SPS und ihre Eigenschaften

1. Carotinoide
Lykopin aus Tomaten; ß-Karotin aus Kartoffeln, Karotten, Aprikosen: Sie schützen direkt den Zellkern vor den Radikalen und die Arbeit der wichtigen Reparaturenzyme wird verbessert.

2. Gerbstoffe
Polyphenole aus Grünem Tee, Anthocyane aus der Roten Beete, Heidelbeere, Traubenschalen; OPC (oligomere Proanthocyanidine) aus Traubenkernen: Extrem wirksam, schützen die Blutgefäße und unterstützen das darmassoziierte Immunsystem.

3. Bioflavonoide
Hesperidin aus dem „weißen" von Zitrusfrüchten; Naringin aus Grapefruitschalen, Isoflavone aus Soja: Verstärken die Vitamin C-Wirkung, schützen die Leber, wirken antientzündlich und antiallergisch.

schmacksstoffen zum Fressen an. Das wiederum dient der Verbreitung des Pflanzensamens und damit der Arterhaltung. Wiederum andere dienen als pflanzlicher Sonnenschutz, nämlich als Schutz vor schädlichen UV-Strahlen.
Wissenschaftler erkennen zunehmend die Bedeutung der SPS für uns. Schutz vor Krebs, Arteriosklerose, Herzinfarkt, Bluthochdruck und Infekten – die Liste ist lang. Für uns ein weiterer Beleg, wie wichtig eine lebendige Ernährung für unser Ziel ist: Mit 100 Jahren und mehr immer noch aktiv und fit zu sein.

Fit-in-die-Kiste-Detail

Kleine Saftkunde

1. Karotten-Apfel-Saft: Der Königssaft

Der deutsche Arzt Max Gerson, der in den Vierzigern in die Vereinigten Staaten emigrierte, behandelte Tausende von Patienten mit frisch gepressten Säften, vor allem Karottensaft und Karotten-Apfelsaft, mit riesigem Erfolg. Vier Karotten und zwei Äpfel säubern und in Stücke schneiden, rein in den Entsafter, fertig ist die Basenpower.

2. Basischer-Spezial-Saft

Dieser Saft ist super, wenn das Verdauungssystem übersäuert ist und Sie unangenehme Blähungen quälen. Zwei Karotten säubern und in Stücke schneiden. 80 Gramm Grün- oder Rotkohl zerkleinern und vier Selleriestrünke zu kleinen Stücken schneiden. Alles Gemüse in den Entsafter geben und auspressen.

3. Gurken-Karottensaft: Der Beruhigende

Dieser Saft beruhigt nicht nur. Der Gurkenanteil kühlt auch natürlich. Trinken Sie ihn an heißen hektischen Tagen: Vier Karotten säubern und in Stücke schneiden, die Gurke vierteln und in Streifen schneiden, alles in den Entsafter und fertig.

Unser Tipp: Werten Sie die Säfte weiter auf mit einer Spirulinazugabe in Granulatform. Das gibt Ihnen noch den Extraschuss Eiweiß. Für die tägliche Chlorophyllration geben Sie Gerstengras- oder Weizengrassaft dazu. Das hat zusätzlich auch einen tollen blutreinigenden Effekt.

Fit-in-die-Kiste-Detail

Kleine Obst- und Gemüsekunde

Ananas: enthält Enzyme wie das Bromelain, die bei Entzündungen aller Art zum Einsatz kommen; stark basisch – fördert die Entgiftung

Apfel: enthält u.a. Pektine, ideal für eine optimal Magen-Darm-Funktion und mit entgiftender Wirkung

Auberginen: aktivieren die Leber- und Gallentätigkeit

Avocados: optimaler Lieferant für die wichtigen ungesättigten Fettsäuren, machen satt ohne dick zu machen; schützen vor Infektionen und verschönern Haut und Haar, optimieren den Blutzuckerspiegel

Bananen: hohe Vitalstoffdichte, viel entwässerndes Kalium, ideal für die Reinigung des Bindegewebes, reich an Enzymen, werden in der Medizin zum Beispiel zur Behandlung von akuten und chronischen Darmentzündungen eingesetzt

Birnen: schützen vor Herzinfarkt

Brokkoli: vitalstoffreich, Chlorophyllspender, Vitamin-C-Gehalt doppelt so hoch wie in Südfrüchten!

Brombeeren: viel Anthocyan, schützen die Blutgefäße, unterstützen das Immunsystem

Erdbeeren: wirksam gegen Schädlinge

Grapefruit: entschlackend

Gurken: bringen die Nieren auf Trab

Heidelbeeren: Farbstoffe, Gerbstoffe für die Verdauung und antibakteriell, Hausmittel bei Durchfall

Karotten: hochwertige Inhaltsstoffe wie beta-Carotin: Zell- und Krebsschutz, stärkt das Immunsystem, schützt Herz und Gefäße, enthält wichtige Spurenelemente wie Kupfer, Jod, Mangan

Kartoffeln: Super Kalium-Natrium-Verhältnis, optimal zum Entschlacken, zinkreich

Kiwi: hilft bei der Verdauung, viel Vitamin C

Knoblauch: hält Gefäße jung, blutdrucksenkend, antibakteriell

Hülsenfrüchte und Nüsse

Nüsse – die kleinen Kraftpakete

Die Griechen schätzten die Nüsse als potente Lebensmittel und Öllieferanten. Die Römer machten sich daran, verschiedene Nüsse zu kultivieren. Heute sind China, Südamerika, Indien und die Türkei die Hauptanbauländer.

Nüsse erfreuen sich einer immer größeren Beliebtheit. Sie verfeinern nicht nur Gerichte, sondern sind auch sehr gesunde und nahrhafte Speisen. Zirka 3,5 Kilogramm werden im Jahr pro Person verzehrt. Nüsse machen nicht dick. Das Fett der Nüsse liefert die lebenswichtigen ungesättigten Fettsäuren, allen voran die Linolsäure. Diese Fette schützen vor Herzinfarkt. Gesättigte Fettsäuren dagegen fördern nur die Verengung der Blutgefäße und damit Herzinfarkt und Schlaganfall.

Nüsse enthalten vor allem viele Vitamine der B-Gruppe, ganz wichtig für Nerven und Geist. Vitamin A, das an Wachstum und Entwicklung beteiligt ist, Haut und Schleimhaut aufbaut, sowie Vitamin E – das Zellschutzvitamin. Nüsse enthalten viele Mineralien wie Calcium, Magnesium, Kalium und Eisen und natürlich viele Spurenelemente wie Mangan und Fluorid. Nüsse sind die Eiweißbomben. Nach den Hülsenfrüchten haben sie den höchsten Proteingehalt im Pflanzenreich. Diese Funktion als Eiweißspender schätzen vor allem Vegetarier. Zudem machen sie fleischlose Kost würziger und nahrhafter. Nüsse werden schnell ranzig, wenn man sie zerkleinert. Die Creme de la Creme der Nüsse: Haselnüsse, Walnüsse, Cashewkerne, Pinienkerne, Kokosnuss und Erdnüsse.

Hülsenfrüchte – Eiweißpower garantiert

Jahrtausende lang waren Hülsenfrüchte ein wertvolles Grundnahrungsmittel. Man konnte sie gut lagern, der Anbau war einfach. Linsen, Erbsen und Bohnen galten als sehr wertvolle Speise. Die Pharaonen ließen sich Hülsenfrüchte mitgeben auf ihrem langen Weg ins Jenseits.

Erst in den letzten fünfzig Jahren sind die Hülsenfrüchte aus der deutschen Küche verschwunden. BSE und andere leidvolle Tierskandale lassen Hülsenfrüchte in der allgemeinen Wertschätzung wieder steigen. Was Vegetarier und Veganer schon immer wussten: Hülsenfrüchte sind Eiweißbomben mit Ener-

Fit-in-die-Kiste-Tipp

Normalerweise sollte man die kleinen harten Hülsenfrüchte über Nacht in Wasser einweichen. Für Kurzentschlossene gibt es die Schnellweiche: Hülsenfrüchte waschen, zwei Minuten kochen und auf abgeschalteter Herdplatte eine Stunde stehen lassen. Beachten Sie: keinesfalls mit Salz oder Essig kochen, sonst bleiben sie hart; erst würzen wenn sie weich sind.

giespenderqualitäten (20 bis 25 Prozent hochwertiges Eiweiß steckt in Hülsenfrüchten. Zum Vergleich: in Getreide mit etwa 10 Prozent nur die Hälfte). Hinzu kommt ein satter Gehalt an komplexen Kohlenhydraten. Die beschäftigen den Verdauungstrakt, sättigen lange und halten den Blutzuckerspiegel auf einem gesunden Niveau. Vor allem Linsen und Kichererbsen sind randvoll mit Kohlenhydraten angereichert.

Hülsenfrüchte besitzen Vitamine satt in natürlich gebundener Form mit maximaler Aufnahmefähigkeit. Alle Hülsenfrüchte haben große Mengen an Mineralstoffen und Spurenelementen wie Calcium, Kalium, Phosphor und Eisen, die zum Beispiel wichtig sind für den Knochenaufbau. Erbsen und Erdnüsse sorgen sogar für viel Zink im Essen; Viagra für den kleinen Mann. Viele Hülsenfrüchte – Sojabohnen ausgenommen – versorgen den Organismus mit den wertvollen ungesättigten Fettsäuren.

Mit 10 bis 16 Prozent haben sie einen optimalen Ballaststoffanteil. Fitmacher also für den Darm und fleißiger Helfer beim Abtransport von Schadstoffen.

Das ist aber noch längst nicht alles. Die enthaltenen Saponine senken den Cholesterinspiegel. Phytoöstrogene mildern Wechseljahrsbeschwerden, verhindern Osteoporose und sollen auch das Brustkrebsrisiko senken. Vielleicht liegt es an den in Hülsenfrüchten enthaltenen Phytoöstrogenen, dass die Osteoporose bei den Völkern, die diese gerne verzehren, kaum vorkommt.

Unser Tipp: Kombinieren Sie Hülsenfrüchte mit Getreide, dann ergänzen sich beide Gerichte optimal. Alle Aminosäuren stehen dann zur Verfügung. Das wissen viele Völker: Japaner, Chinesen und Indonesier essen Reis zusammen mit Sojaprodukten, Südamerikaner verzehren Mais mit Bohnen und Nordafrikaner genießen Couscous mit Kichererbsen.

„Jedes Böhnchen macht ein Tönchen"

Sicherlich kennen auch Sie diesen Spruch. Schuld daran haben die in den Bohnen und Erbsen vorhandenen unverdaubaren Kohlenhydratanteile, die erst im Dickdarm durch die dort vorhandenen Dickdarmbakterien abgebaut werden. Dabei entstehen Kohlendioxid, Wasserstoff und Methan. Ferner werden aber auch Fettsäuren produziert, wie die Buttersäure, die nicht gerade nach Rosen riecht. Kurze Zeit nach dem Essen entweichen dann die unangenehm riechenden Gase. Es gilt hier: je kleiner die Hülsenfrucht, desto geringer die Blähungen. Übrigens: Je häufiger Sie Erbsen und Bohnen essen, desto weniger „Tönchen" werden gebildet. Gewürze wie Fenchel, Kümmel, Anis, Kardamon, Curcuma, Koriander, Salbei, Rosmarin, Majoran, Ysop oder Liebstöckel helfen außerdem, die „Winde" kleiner werden zu lassen. Bei diesem Problem schimpfen Sie bitte nicht nur auf die guten Hülsenfrüchte. Der liebgewonnene Käse, Zwiebeln, Pilze und Salat haben die dieselbe Nebenwirkung. Ab heute sollten Hülsenfrüchte so oft wie möglich auf Ihren Speiseplan.

Fit-in-die-Kiste-Tipp

Kleine Bohnenkunde

Die weiße Bohne: 22 Prozent Eiweiß, nur 1,6 Prozent Fett, 57 Prozent Kohlenhydrate. 100 Gramm decken etwa 50 Prozent des Tagesbedarfs an Kalium, Eisen, Phosphor und Magnesium, viel B-Vitamine; ß-Karotin, Kupfer, Mangan und Zink schützen die Zellen. Dazu Saponine und das Super-Schutz-Flavonoid Quercetin. Und trotzdem ein Drittel weniger Kalorien als Nudeln.

Die Kichererbse: 20 Prozent Eiweiß, 5 Prozent Fett, 60 Prozent Kohlenhydrate. Mit hohem Anteil an essentiellen Aminosäuren, viel Vitamin A und B, sowie Enzymen.

Die Linse: Die Intellektuellenspeise wegen dem hohen Vitamin B- und Lezithin-Gehalt. Minimaler Fettgehalt, viel Eisen und Vitamin E .

Keime, Sprossen, Gräser

Fit-in-die-Kiste-Detail

Was genau sind Keime, Sprossen, Gräser und Samen
Sprossen sind ein frisches „Gemüse" für Spätherbst und Winter. Pflanzensamen werden in alten Einmachgläsern oder eigens dafür gefertigten Gefäßen auf einer Fensterbank zum Keimen gebracht. Die Küche sollte hell sein. Die meisten Getreidearten, Hülsenfrüchte, Senf, Rettich, Buchweizen, Gartenkresse, Sonnenblumen, Sesam und Lein lassen sich keimen. Bereits nach wenigen Tagen ist Erntezeit. Während des Keimprozesses steigt der Gehalt der Vital- und Nährstoffe gegenüber den Samen beträchtlich an. Sprossen sind eine leckere ideale Nahrungsergänzung für alle, besonders aber für Kinder und ältere Menschen. Keimlinge übertreffen in punkto Vitalstoffe die meisten Frischgemüse. Sprossen passen aufs Brot, bereichern knackige Salate, in Olivenöl gedünstet für leckere Aufläufe, Pfannkuchen, Suppen, Dips, für Nudel-, Reis-, Gemüse-, Fisch- und Fleischgerichte.

Zahlreiche Überlieferungen berichten davon. „Verdorbene" gekeimte Körner in der Not verzehrt, entpuppten sich als Energiequelle für Schiffbrüchige oder andere Hungerleidende. Chinesen, Inkas, Azteken oder auch die Hunzas, das in 4.000 bis 6.000 Metern über dem Meer lebende himalayische Bergvolk, kannten die sättigende und heilende Wirkung von Keimen und Sprossen. Oder aber James Cook, der den gefürchteten Skorbut (Vitamin C-Mangelkrankheit) besiegte, indem er bestimmte getrocknete und zu Pulver gemahlene Sprossen und Sauerkraut auf seine Schiffsreisen mitnahm.

Reinste Vitalstoffbomben

Sprossen werden frisch geerntet und direkt verwertet. Roh passen sie zu Salaten oder schmecken ausgezeichnet auf Dinkel- oder Essener Brot sowie gedämpft zu Gemüse. Sprossen sind wertvollste vitaminreiche Lebensmittel. Sie liefern hochwertige essentielle Proteine, Mineralstoffe, Spurenelemente, Enzyme und wichtige Vitamine. Vor allem Vitamine der B-Gruppe werden in vielen Sprossen gebildet. Achtmal mehr Vitamin B2 sind nach fünf Tagen in der Mungobohne zu finden als im ungekeimten Samen. Im Weizen verdoppelt sich das Superantioxidansvitamin E innerhalb von drei Tagen. Auch Vitamin B12, welches wir sonst vorrangig aus tierischen Nahrungsmitteln bekommen, soll sich in vielen Keimen und Sprossen befinden. Das Schönste: Sie wissen genau, was Sie haben – unbehandelte, unbestrahlte, vital- und nährstoffreiche, lebendige Nahrung.

Einfach aber effektiv

Zu Hause haben wir Abtropfgestelle und Schalen für zwei oder drei Sprossengläser. Wir weichen die Saaten im Glas ein, spülen zweimal täglich mit Wasser, lassen das Wasser abtropfen und ernten die Sprossen nach wenigen Tagen.

Einmachglasmethode: Samen waschen und sortieren. Über Nacht in der zwei- bis dreifachen Menge lauwarmen Wassers vorquellen lassen. Am nächsten Morgen nicht gequollene Samen aussortieren. Alles gründlich spülen. Danach das Glas mit Gaze und Gummiring verschließen. Die Samen keimen am besten im Dunkeln. Sind die Keimlinge sichtbar, das Glas an die Fensterbank stellen. Am Tage das Glas mit der abgedeckten Öffnung nach unten schräg stellen. Das Wasser sollte ganz abtropfen, damit sich kein Schimmelpilz bildet. Dreimal täglich spülen. Schon nach drei Tagen sind die Keimlinge erntereif. Vor dem Essen noch einmal gut waschen.

Schalenmethode: Sie gilt für grüne Keimlinge wie Senf, Rettich und Gartenkresse. Samen waschen, sortieren und einweichen. Gequollene Samen auf einer Keramik- oder Terracottaschale verteilen. Ab und zu mit Wasser bespritzen. Bereits nach zwei Tagen können Sie die Keimlinge ernten.

Keimgefäße: Funktionieren wie oben erläutert. Einige bieten die Möglichkeit, auf mehreren Ebenen gleichzeitig zu ziehen.

Unser Tipp: Besorgen Sie sich Sprossengläser mit einem Schraubring und einem Edelstahlsieb plus Abtropfgestell. Diese Lösung kostet etwas mehr, dafür haben Sie es einfacher.

Brot und Getreide

Essen Sie jeden Tag fünf bis sieben Mal Getreideprodukte? Sicher nicht. Getreide ist ein kohlenhydratreiches Lebensmittel. Stärke ist das wichtigste Kohlenhydrat. Es wird von dem Enzym Ptyalin, das in der Mundhöhle in geringen Menge vorkommt, abgebaut. Aber nur wenn Sie sehr gut und extrem oft kauen. Das in der Bauchspeicheldrüse gebildete Enzym Amylase baut die Stärke weiter ab. Eine Ablagerung der unverdauten Stärke kann aber nicht vollständig verhindert werden. Das bringt Komplikationen mit sich. Im Volksmund spricht man bei verschiedenen Krankheitsbildern von Brotknie, -schnupfen, -asthma oder -steife.
Daneben produziert Getreide mit Ausnahme von Hirse und Dinkel viel Säure. Zur Neutralisation derselben wird der Mineralspeicher Knochen angegriffen mit allen daraus resultierenden Folgen bis hin zu Hüft- und Kniegelenksoperationen. Nach der Milch verursacht Weizen die meisten allergischen Reaktionen. Immer mehr Kinder leiden an Zöliakie. Hier schafft es der Organismus nicht, mit dem in Weizen, Gerste, Hafer und Dinkel vorkommenden Klebereiweiß Gluten fertig zu werden. Eine Schädigung der Darmwände ist die Folge. Aus diesen Gründen haben Getreideprodukte bei uns nicht den Stellenwert, den sie bei vielen noch heute einnehmen. Uns fällt im Alltag häufig auf, dass Getreidefans ein eher blasses ungesundes Aussehen haben. Nach unserer Meinung gehört die offizielle, schon in der Grundschule gelehrte Nahrungspyramide mit den ganz unten stehenden Getreideprodukten schon längst der Vergangenheit an und sollte aus den Schulplänen ganz schnell verschwinden.

Weniger ist mehr

Unser heute übliches Brot riecht zwar in der Regel wunderbar – kein Wunder bei den vielen chemischen Zusätzen. Hunderte verschiedene Backhilfsmittel finden heute in der Backwarenindustrie Anwendung. Furfurylmercaptan wird zum Beispiel zum Ködern von Kunden benutzt. Es imitiert den Geruch nach frischem Brot. Aber Brot sollte nicht das Grundnahrungsmittel Nummer eins sein und es ist schon gar nicht der Hauptenergielieferant. **Unser Tipp:** Essen Sie weniger Brot. Weniger ist in

diesem Fall mehr. Essen Sie statt dessen mehr Obst und Gemüse entsprechend unserer Basismethode.
„Wieso soll Brot nicht gut für mich sein?", werden Sie wahrscheinlich denken. Es sei denn, Sie gehören zu den zahlreichen Menschen mit einer Weizenallergie. Viele wissen davon übrigens gar nichts. Erst wenn allergische Symptome, die bereits seit längerer Zeit als ganz normal angesehen wurden, nach einem Verzicht auf Brot plötzlich verschwinden, wird man sich dieser Allergie bewusst.
Brot besteht vorrangig aus Stärke, vor allem wenn wir von Weißbrot sprechen. Wer schon einmal eine Sauce mit Mehl verdickt hat, kennt das Phänomen. Die Stärke des Mehls in Kombination mit Wasser ergibt eine Verkleisterung bei etwa 40 Grad Celsius. Das macht zwar die Soße schön dick, aber stellen sie sich diese Pampe einmal in ihrem Magen-Darm-Trakt vor. Es findet eine reinste Verklebung statt. Aus unseren eigenen Erfahrungen und Beobachtungen bedeutet dies eine Verschleimung. Verschleimungen in den Atemwegen wiederum sind nicht nur unangenehm, sondern sind auch potenzielle Infektionsherde. Ablagerungen an anderen Stellen führen zu den bereits erwähnten Phänomenen wie etwa dem Brotknie.

Wenn schon Brot, dann das richtige

Doch keine Angst: Sie brauchen künftig nicht völlig auf Brot zu verzichten. Achten Sie aber darauf, welches Brot Sie essen. Wir empfehlen Ihnen Dinkelbrot, Hirse- oder Amaranthbrot, Laktosebrot (hier sind die Körner enzymatisch aufgeschlossen)

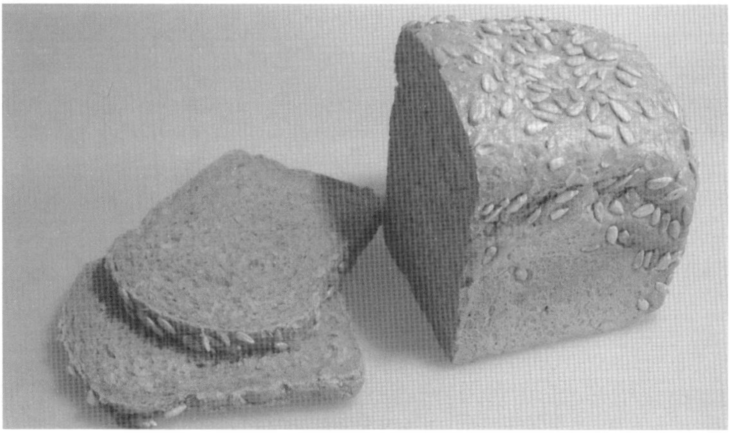

oder gekeimtes Bio-Brot. Die ganzen Getreidekörner aus ökologischem Getreide werden zwei bis drei Tage gekeimt, dann gemahlen und bei niedrigen Temperaturen gebacken. Gekeimtes Brot enthält statt Körnern viele Keimlinge. Bei der Keimung werden bereits im Korn vorhandene Vitamine um das Vielfache vermehrt. Daneben werden noch bioverfügbare Mineralstoffe und Spurenelemente, Ballaststoffe und andere vitaminähnliche Vitalstoffe gebildet. Außerdem wird die Phytinsäure, die im ungekeimten Korn die Vitamine und Mineralstoffe fest an sich bindet, während des Keimens umgewandelt in seltene und kostbare sekundäre Pflanzenstoffe. Es heißt auch „Essener Brot" und knüpft an die alte Tradition der Essener an, die bereits mit gekeimten Körnern gebacken haben. Vielleicht sehen Körneresser, die nur ungekeimtes Korn essen, deshalb oft so ungesund aus, weil das geliebte Korn schwer verdaulich im Magen liegt und die Vitalstoffe nur schwer zu verwerten sind.

Fit-in-die-Kiste-Tipp

Bessere Getreidearten

1. Dinkel – das Heilmittel der „Hildegard Medizin" – ist eine Kulturform des Saatweizens. Er eignet sich sehr gut zur Brotherstellung. Er ist eiweißreich, liefert viele essentielle Aminosäuren und hat viel mehr Vitamine und Mineralstoffe als Weizen. Unsere benachbarte Pizzeria hat schon seit Jahren auch Dinkelteigpizza im Angebot. Grünkern ist übrigens unreif geernteter Dinkel.
2. Hirse ist neben der Gerste die älteste Getreideart. Sie enthält viel Eiweiß, besitzt viel gesundes Fett und basische Mineralien. Der Gehalt an Kieselerde ist sehr hoch.
3. Hafer ist das eiweiß-, fett-, vitamin- und mineralstoffreichste Getreide. Es hat den höchsten Gehalt an essentiellen Aminosäuren, Linolsäure, Calcium, Eisen, und Vitamin B1 und E. Hafer hat einen tollen Nährwert und ist leicht verdaulich. Er kräftigt und macht gute Laune.
4. Reis ist sehr leicht verdaulich, entwässert den Körper, enthält kein Gluten. Reis enthält wenig Fett und viel wertvolles Eiweiß. Bei Voll-, Natur-, und braunem Reis bleiben Silberhäutchen, Aleuronschicht und Keimling unversehrt und sind somit vollwertiger.

Kein Wunder, dass Umsteiger von Weißbrot auf Vollkornbrot schnell wieder umfallen, wenn ihr Magen, der zumeist nichts mehr gewöhnt ist, hartnäckig rebelliert. Ganz neu auf dem Markt ist das Demeter-Essener-Fladenbrot mit Weizenkeimlingen, bei dessen Herstellung der Keimprozess genau gesteuert wird, um den richtigen Zeitpunkt für eine optimale Keimung zu erwischen. Also: Wenn schon Brot, dann ab heute zart gekeimtes Brot. Folgende gekeimte Brottypen gibt es: Weizen-, Roggen- und Dreikornbrot sowie das Vollkornbrot aus Weizen, Sonnenblumenkernen, Sesam und Leinsamen.

Die wertvollen Pseudogetreide

Botanisch gehören „Pseudogetreide“ nicht zur Familie der Gräser, sind also kein Getreide im eigentlichen Sinn.

Buchweizen, ein heimisches Knöterichgewächs, enthält ein sehr wertvolles Eiweiß mit hoher biologischer Wertigkeit, das die seltenere Aminosäure Lysin reichlich enthält. Es ist glutenfrei, die ganzen Körner garen schnell. Ein beliebtes Frühstücksgericht ist Buchweizengrütze, die Körner sind auch für eine Suppe verwendbar. Feinschmecker schätzen aus Buchweizenmehl hergestellte Pfannkuchen, Blinis genannt.

Amaranth ist eine alte Kulturpflanze aus Süd- und Mittelamerika. Bei den Azteken war Amaranth neben Bohnen und Mais ein bedeutsames Grundnahrungsmittel. Es war nach der spanischen Eroberung durch Hernando Cortez fast schon in Vergessenheit geraten. Amaranth zählt zu den ganz besonders wertvollen Pflanzen. Die kleinen Körnchen besitzen einen außerordentlichen Nährstoffreichtum. Mit 15 bis 18 Prozent hat es den höchsten Eiweißgehalt aller Getreidearten mit allen wichtigen Aminosäuren. So auch Lysin, das andere Getreidearten eher zu wenig haben. Es hat überwiegend die guten ungesättigten Fettsäuren und enthält viel Calcium (490 Milligramm pro 100 Gramm). Die winzigen kleinen Körner schmecken nussartig mild. Sie sind vielseitig einsetzbar. Das ganze Korn wird gekocht und als Beilage zu Gemüse verwendet. Aus dem Mehl lassen sich Tortillas, Fladenbrote und Pfannkuchen backen. Da es fast kein Gluten enthält, kann man allerdings kein reines Amaranth-Brot herstellen.

Quinoa ist kein Getreide, sondern ein Gänsefußgewächs. Quinoa war das Korn der Inkas. Sie nannten es Mutterkorn und verehrten es als heilig. Wie Amaranth wurde es nach der Zerschlagung des Inkareiches durch die Spanier fast bedeutungslos. Heute wird das getreideähnliche Korn wieder in der Andenregion kultiviert. Quinoa hat ein einzigartiges Nährstoffprofil.

Der Eiweißgehalt ist mit gut 16 Prozent sehr hoch, die biologische Wertigkeit übertrifft sogar die der Sojabohne. Es enthält im Vergleich zu anderen Getreidearten auch überdurchschnittlich viel Calcium, Phosphor und Eisen. Quinoa wird wie Reis oder Hirse als ganzes Korn gekocht, nachdem es vorher gründlich gewaschen wurde. Schon nach 15 Minuten ist es gar, Quinoa klebt nicht zusammen. Der Glutengehalt ist sehr gering. Deshalb kann Quinoa nur zum gesünderen Fladenbrot gebacken werden. Weitere Verwendungsarten: als Zutat im Müsli, in Süßspeisen, Suppen oder Aufläufen.

Fit-in-die-Kiste-Rezept

Das Brot der Hunza

Als langlebiges Volk wurde das nepalesische Bergvolk der Hunza weltbekannt. Eine eher knapp bemessene Ernährung und die naturnahe Zubereitungsform des verwendeten Getreides sowie das Wasser wurden als wichtige Faktoren identifiziert. Das Brot der Hunza erinnert ein wenig an das schon genannte Essener Brot, ist aber ein Fladen.

Weizenkörner legte man auf eine Matte aus geflochtener Weidenrute aus, befeuchtete sie und ließ sie zirka zehn Tage keimen. Den dadurch entstandenen fest verwachsenen Block legte man dann zum Trocknen in die Sonne. Die entstandenen festen Bruchstücke zerstieß man in einem Mörser zu Mehl.

Ein Teil Mehl und vier Teile frisch geschrotetes Weizenmehl und wenig warmes Wasser verarbeitete man zu einem Teig. Aus diesem formten die Hunzas Laibchen. Diese legte man in eine gefettete Backform und bestrich sie nach dem Backwerk mit Aprikosenkernöl.

Unser Tipp: Vorgekeimtes Getreide in biologischer Qualität gibt es schon fertig in Ihrem Bioladen – eine kleine Zeitersparnis.

Kohlenhydrate

Die Energiegewinnung unseres Körpers läuft über die Glukose, den Traubenzucker, ab. Der Glukoseabbau liefert das wichtige ATP, die Energiewährung unseres Körpers. Glukose selbst ist ein Kohlenhydrat. Genauer, ein Monosaccharid, ein Einzelbaustein, aus dem wiederum größere Kohlenhydrate aufgebaut werden können. Unsere Gehirn- und Nervenzellen gieren nach Glukose.

Die Straßenbahn, die Sie unbedingt erreichen müssen, steht abfahrbereit am Gleis. Sie sind voll beladen mit Unterlagen für das Meeting, das gleich stattfinden soll. Mit einem Schlusssprint retten Sie sich noch in die supervolle Bahn. Eine Höchstleistung für Gehirn- und Nervenzellen und in diesem Fall auch für Muskelzellen. Ohne die schnell in Energie umwandelbare Glukose wäre das nicht möglich. Die Muskelzellen haben aber auch die Möglichkeit, die Energie, die sie benötigen, aus dem Speicherfett des Körpers zu beziehen. Der Abbau des Fettes und die Gewinnung von ATP erfolgt aber langsamer. Wenn Sie in langsamem Tempo, bei maximal 70 Prozent Ihres Maximalpulses Joggen oder Radfahren, stellt Ihr Körper zunehmend auf Fettverbrennung um. Wenn dann tatsächlich alle direkt verfügbare Glukose aus dem Blut und aus dem Glukosespeicher Glykogen verbraucht ist, erfolgt die Energiegewinnung praktisch nur noch aus Protein und Fett.

Was üblicherweise als Zucker bezeichnet wird ist das Kohlenhydrat „Saccharose“, ein Disaccharid, das aus Glukose und Fruktose (Fruchtzucker) zusammengesetzt ist. Die Stärke aus Brot, Teigwaren oder Kartoffeln ist aus vielen hundert Glukosebausteinen aufgebaut.

Wenn Sie nun ein Stückchen Traubenzucker essen, dann steht dem Körper sofort ohne weiteren Ab- oder Umbau die Glukose zur Energiegewinnung zur Verfügung. Ebenso verhält es sich beim Haushaltszucker, der im Nu in Glukose und Fruktose gespalten wird. Andere Kohlenhydrate wie die Stärke werden nach und nach in Glukose gespalten.

Wo aber liegt das Problem?

Kohlenhydrate machen dick (und dann krank), wenn Sie nicht in Energie umgewandelt werden. Kohlenhydrate aus Zucker,

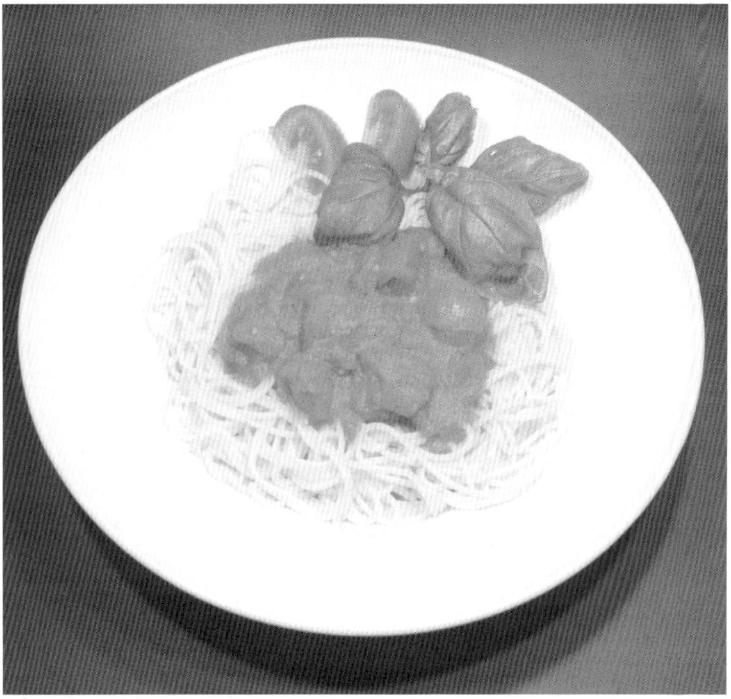

Brot, Nudeln, Kartoffeln können bis zu 500 Gramm als Glykogen in der Leber und im Muskel gespeichert werden, alles darüber hinaus gehende wird in Fett umgewandelt. Ein spätes Abendessen lässt das Hüftgold steigen, es sei denn, Sie spazieren anschließend um den Häuserblock und wandeln die verzehrten Kohlenhydrate in Energie um. Herr Prof. Pudel und die größte Krankenkasse sind immer noch der Meinung „nur Fett mache fett". Offensichtlich ein Irrtum.

Einfache und komplexe Kohlenhydrate

Einfach ausgedrückt sind einfache Kohlenhydrate dem Körper über die Glukose leicht zugänglich, während die komplexen über Umwege, also nach und nach, in Glukose umgewandelt werden. Ein Maß für die Verfügbarkeit ist der glykämische Index. Dieser sagt aus, wie viel Gramm Glukose „verzehrt" werden müssten, um denselben Blutglukosespiegel bei Aufnahme von 100 Gramm des betreffenden Nahrungsmittels zu erhalten. Dabei hat zum Beispiel Weißbrot einen glykämischen Index von 75. 100 Gramm Weißbrot erzeugen somit einen Blutglukosespiegel wie 75 Gramm reine Glukose, der Insulinspiegel fährt Achterbahn. Als optimal ist das natürlich nicht gerade zu bezeichnen. Vollkornbrot hat übrigens einen glykämischen Index von 50 und dazu noch eine ganze Menge an Vitalstoffen aufzuweisen.

Ein hoher glykämischer Index bedeutet also eine hohe Aufnahme an Glukose. Wird die nicht verbraucht (über die oben erwähnte Speicherung als Glykogen oder durch Umwandlung in Energie), erfolgt Umbau in Fett und dessen Ablagerung. Die Folge: Fettsucht, Bluthochdruck und Kreislaufstörungen.

Kohlenhydrate in optimaler Form

Und wieder einmal: Essen Sie lebendige Lebensmittel. Obst, Salate, Gemüse enthalten Kohlenhydrate in optimaler Form. Zudem sind sie reich am Glukosereglermineral Kalium, das hilft den Blutzuckerspiegel auf einem ausgeglichenen Niveau zu halten.

Meiden Sie Weißbrot, bevorzugen Sie gekeimtes Vollkornbrot. Die darin enthaltenen komplexen Kohlenhydrate werden in einem stundenlangen Prozess abgebaut. Die Glukose gelangt nach und nach in das Blut. So vermeiden Sie Blutglukosespitzen und den Glukose-Insulin-Teufelskreis. Zudem enthalten Vollkornprodukte viel mehr wichtige Vitalstoffe.

Tauschen Sie polierten Reis gegen Naturreis und normale Teigwaren gegen Vollkornprodukte.

Fit-in-die-Kiste-Tipp

Avocados haben einen ganz besonderen Effekt auf die Bauchspeicheldrüse. Sie enthalten ein Kohlenhydrat, das eine geringere Ausschüttung von Insulin zur Folge hat. Damit fällt der Blutglukosespiegel nicht so rasch ab und bleibt länger auf einem idealen Niveau.

Das Spurenelement Chrom ist wichtig für einen stabilen Blutzuckerspiegel. Es ist zum Beispiel enthalten in: Weizenkeimen, Pflaumen, Brokkoli, Nüssen und Käse. Falls bei Ihnen ein zu geringer Chromspiegel im Blut festgestellt wird, empfehlen wir Ihnen eine Nahrungsergänzung mit Bierhefe oder Chrom z.B. als Picolinat aus Ihrer ganzheitlichen Apotheke.

Eiweiß

Fit-in-die-Kiste-Detail

Was ist Eiweiß?
Eiweiß oder auch Proteine sind sogenannte Polypeptide. Riesenmoleküle, die zusammengesetzt sind aus bis zu mehreren Tausend Aminosäuren. Die besonderen Bindungskräfte innerhalb von Eiweißmolekülen und auch untereinander lassen ganz charakteristische dreidimensionale Strukturen entstehen.
Die unendlichen Verknüpfungsmöglichkeiten der verschiedenen Aminosäuren ergeben eine hohe Zahl verschiedener Eiweißkörper, die spezielle Aufgaben erfüllen können. Diese Eigenschaft macht es möglich, dass sie zum Beispiel als Enzyme funktionieren können. Aminosäuren sind kleinere Moleküle, die jeweils immer zwei charakteristische Gruppen enthalten, welche die Verknüpfung untereinander zu den Eiweißstrukturen ermöglichen.
Es gibt 20 Aminosäuren, die alle Eiweiße des Körpers aufbauen. Neun davon kann der Körper nicht selbst herstellen. Diese essentiellen Aminosäuren müssen durch die Nahrung zugeführt werden.

Das Eiweiß übernimmt zahlreiche Funktionen in unserem Körper:

- Es bildet die Enzyme.
- Strukturproteine erlauben zum Beispiel die Kontraktion aller Muskeln.
- Viele Hormone sind Proteine, etwa das Insulin.
- Als Stütz- oder Gerüsteiweiße ergeben sie beispielsweise die Struktur des Bindegewebes (Kollagen ist das mengenmäßig bedeutendste Protein).
- Sie befinden sich im Blut als Plasmaeiweiße und helfen mit, den pH-Wert des Blutes konstant zu halten.

- ☛ Sie transportieren viele wichtigen Substanzen im Blut, wie zum Beispiel das Hämoglobin den Sauerstoff.

- ☛ Als Antikörper sind sie unerlässlich für die Immunabwehr.

- ☛ Die meisten Blutgerinnungsfaktoren sind Proteine, ohne die wir selbst an einer Mikroverletzung verbluten würden.

- ☛ Wenn Kohlenhydrate und Fette nicht mehr zur Verfügung stehen, dienen die Proteine als Reserveenergie.

- ☛ Die Aminosäuren, aus denen das Eiweiß zusammengesetzt ist, sind Vorstufen wichtiger Botenstoffe, vor allem auch im Gehirn. Adrenalin, Noradrenalin, Serotonin oder Dopamin sind dabei immens wichtig für unsere geistige und körperliche Fitness.

Pflanzliches oder tierisches Eiweiß?

Fleisch, Milchprodukte und Fisch liefern tierisches Eiweiß. Hülsenfrüchte, Sprossen, Getreide aber auch Obst und Gemüse liefern pflanzliches. In jedem Fall wird Eiweiß sauer verstoffwechselt. Im Organismus fällt also Säure an, die zur Übersäuerung des Körpers beiträgt. Pflanzliches Eiweiß wird selbstverständlich auch sauer verstoffwechselt, doch bringt es in natürlicher Form genügend basische Begleitstoffe mit, so dass die Endbilanz basisch ist. Zusätzliche Begleitstoffe des tierischen Eiweißes wie Phosphor, Schwefelsäure und Purine ziehen es tief in saure Bereiche.

Was die Übersäuerung zur Folge hat, wissen Sie bereits aus dem Säure/Base-Kapitel. Nutzen Sie auch deshalb vorwiegend pflanzliche Produkte als Eiweißquelle. Hohe biologische Wertigkeiten können auch durch optimale Kombination pflanzlicher Kost erreicht werden. Ein bis zwei Mal Fleisch oder besser Fisch pro Woche ist aber auch okay. Öfter sollte es nicht sein. Kompletter Fleischverzicht beziehungsweise eine fleischarme Ernährung bringt nach unseren Erfahrungen eher Vorteile als Nachteile.

„In den Genen des Menschen steckt doch der Jäger", tönt es oft laut aus den Kehlen der exzessiven Fleischesser. Die Amerikaner tun sich dabei übrigens am meisten hervor. 70 Prozent des aufgenommenen Eiweiß ist dort tierisch. Bei den Chinesen sind es nur sieben Prozent. Glauben Sie, die Jäger der Urzeit hatten immer Jagdglück? Zudem hatten Sie lange Zeit kein Feuer für die Zubereitung des Fleisches. Fleisch war daher wohl nicht ihre Leibspeise. Der Urzeitmensch war nicht nur Jäger, sondern auch Sammler. Einen Großteil der Eiweißmenge hat er auch damals schon durch Pflanzenkost abgedeckt. Milchprodukte gab es damals ohnehin nicht.

Aminosäuren und biologische Wertigkeit

Jedes Eiweiß ist aus verschieden großen Anteilen der 20 Aminosäuren zusammengesetzt. Der Mensch selbst baut aus dem über die Nahrung zugeführten Eiweiß sein eigenes Körpereiweiß auf. Je ähnlicher die Aminosäurenzusammensetzung des zugeführten Eiweiß dem daraus aufgebauten Körpereiweiß ist, desto höher ist dessen biologische Wertigkeit. Die biologische Wertigkeit von einem Ei wurde willkürlich auf 100 festgelegt. Milch erreicht zum Beispiel eine biologische Wertigkeit von 72, ebenso Mais und Bohnen. Über Kombinationen von eiweißhaltigen Nahrungsmitteln können auch biologische Wertigkeiten von über 100 erreicht werden. Im Allgemeinen wird geraten, pflanzliches und tierisches Eiweiß zu kombinieren. Die Kombination von 36 Prozent Ei und 64 Prozent Kartoffeln liefert rechnerisch eine biologische Wertigkeit von 136. Das hört sich doch gut an, oder? Problem bei der ganzen Sache ist, dass durch den tierischen Eiweißanteil zwar die Wertigkeit steigt, aber dessen Begleitstoffe die negativen Effekte bei weitem überwiegen lassen. Wir empfehlen die Kombi von verschiedenen pflanzlichen Eiweißlieferanten. 42 Prozent Bohnen mit 48 Prozent Mais kombiniert liefert eine Wertigkeit von 99, absolut ausreichend. Ebenfalls gute Kombinationen sind Getreideprodukte mit Kartoffeln oder Gemüse; Hülsenfrüchte mit Gemüse oder Kartoffeln mit Hülsenfrüchten. Zusätzlich haben Sie dann in jedem Fall eine Extraportion Vitalstoffe. Wenn Sie gelegentlich mit tierischem Eiweiß kombinieren – beispielsweise mit einem fettarmen Geflügelstückchen – dann sollten Sie auch hier wieder auf ausgezeichnete Bioqualität achten.

Von vielen Fleischverehrern wird ins Feld geführt, dass nur das tierische Eiweiß die essentiellen Aminosäuren komplett liefern kann. Diese Vermutung können wir nicht bestätigen. Zum einen gelangt man über die Kombination von pflanzlichem Eiweiß zu allen essentiellen Aminosäuren, zum andern gehen Wissenschaftler davon aus, dass der Körper auf einen sogenannten „Aminosäurenpool" zurückgreifen kann, über den er dann zu den essentiellen Aminosäuren gelangt.

Koffein des Alters oder Powerstoff für alle

Dass Eiweiß und die Aminosäuren sehr wichtige Funktionen im Körper übernehmen, haben wir bereits erwähnt. Viele bezeichnen das Eiweiß auch als Koffein des Alters. Da der Körper mit zunehmendem Alter vermehrt Eiweiß abbaut, gleichzeitig aber die älteren Menschen im Schnitt weniger Eiweiß zu sich nehmen kommt es schnell zu einem Eiweißdefizit. Der Körper frisst sich selbst auf. Körperlicher und geistiger Verfall sind die Folge. Es kann also ab dem 50. Lebensjahr durchaus sinnvoll sein, sofern man es nicht schafft, seinen Eiweißbedarf über die Nahrungsmittel zu decken, zusätzlich ein Eiweißpulver einzunehmen. Sie sollten dann auf jeden Fall auf ein hauptsächlich pflanzliches Eiweißpulver zurückgreifen. Es gibt zum Beispiel auch reine Sojaeiweißpulver, Soja-Weizen-Eiweißmischungen oder Sojaeiweiß mit Buttermilcheiweiß mit Honigenzymen vorverdaut, die durchweg zu empfehlen sind. Wir gehen sogar einen Schritt weiter: Eiweiß

Fit-in-die-Kiste-Detail

Eiweißgehalt pro 100 g	
Spirulina	65 g
Sojamehl halbfett	43 g
Sojabohnen	37 g
Parmesan	36 g
Weizenkeime	32 g
Sonnenblumenkerne	27 g
Erdnüsse	26 g
Linsen/Erbsen	23 g
Weiße Bohnen	22 g
Rindfleisch	21 g
Hühnerfleisch	20,5 g
Lopino	20 g
Amaranth	16 g
Haferflocken	13,8 g
Haselnüsse	13 g
Tofu	7 g
Avocado	2,9 g
Himbeeren	2,0 g
Kirschen	1,7 g
Orangen	1,5 g

ist der Powerstoff für alle. Achten Sie darauf, dass Sie in „normalen" Zeiten etwa 1,0 Gramm Eiweiß pro Kilogramm Körpergewicht aufnehmen. Wiegen Sie zum Beispiel 80 Kilogramm, dann macht das 80 Gramm reines Eiweiß. Das ist gar nicht so einfach zu schaffen. Werfen Sie einmal einen Blick auf die Eiweißgehalt-Tabelle. Unser Tipp: Lopino oder Spirulina-Tabletten oder auch -Granulat mit einem Spitzeneiweißgehalt als zusätzliche Energiequelle. Besonders auch in „Krisenzeiten", wo der Eiweißbedarf erhöht ist. Etwa nach einer Krankheit, bei erhöhter körperlicher Anstrengung, während oder nach einer Fastenzeit oder nach einem Krankenhausaufenthalt.

Pflanzliche Eiweißbomben

1. Lopino: Lopino ist ein hochwertiges pflanzliches Lebensmittel, das aus dem Samen der in Deutschland heimischen Süßlupine gewonnen wird. Der Anbau ist zu 100 Prozent kontrolliert biologisch.
Ohne die Hilfe von Zusätzen wie Gerinnungsmitteln gewinnt man Lopino während eines kurzen Erhitzungsprozesses.
Lopino enthält alle essentiellen Aminosäuren, der Anteil ungesättigter Fettsäuren ist sehr hoch. Es enthält die für den Eiweißstoffwechsel wichtigen B-Vitamine und wichtige Mineralstoffe. Der Eiweißanteil beträgt 20 Prozent. Lopino ist purinfrei, glutenfrei, cholesterinfrei, milchzucker- und milcheiweißfrei sowie hefefrei. Sie können Lopino für allerlei Sachen verwenden: Es eignet sich als Fleischersatz zum Braten, zum Grillen, zum Überbacken oder auch für Brotaufstriche.

2. Spirulina: Spirulina ist ein Süßwasser-Mikroorganismus, der Millionen Jahre alt ist. Neben dem hohen Eiweißanteil von 55 bis 70 Prozent enthält es viele wichtigen Vitamine, Mineralstoffe und Spurenelemente. Es enthält zum Beispiel auch das Vitamin B12, was sonst vorrangig in Fleisch und Fisch zu finden ist. Ideal also auch als Ergänzung für Vegetarier. Als Presslinge zum Schlucken oder auch als Granulat als Zugabe zum Essen oder zu Getränken. Eine unglaubliche Powerbombe.

3. Hülsenfrüche: Darüber wissen Sie ja bereits aus dem entsprechenden Kapitel Bescheid.

Fette – Dickmacher oder Fitmacher?

Ein heißes Eisen, so wie es aussieht. Die Fettdetektive der Pfundskur liegen auf der Lauer, um alle Fette in unseren Nahrungsmitteln zu enttarnen. Kein verstecktes Fett soll in unsere Körper gelangen. „Fett macht fit", meinen die anderen Gurus und können gar nicht genug davon kriegen.

Einfache Lösung

Wie immer ist des Rätsels Lösung einfach. Die Natur zeigt uns genau wie es geht. Die Fette sind exakt dort zu finden, wo wir sie brauchen und genau in der Form, in der sie gut für uns sind: In Nüssen, Samen, Obst und Gemüse. Von diesen Fetten können Sie nicht zuviel bekommen. Erst recht werden Sie davon nicht fett.

Fette und Fleisch

Wer meint, ein Schwein sei doch ebenfalls natürlich und daher komme täglich wie gewohnt ein ordentliches Kotelett auf den Mittagstisch, dessen BMI-Index wird schnell explodieren. Die Natur hat den täglichen Fleischkonsum nicht für uns vorgesehen. Genetisch sind wir noch immer die typischen Jäger und Sammler. Und der hatte gewiss nicht jeden Tag Jagdglück. Kam ihm doch einmal ein Tier vor den Stock, dann erst nach mühevoller Jagd – mit Sicherheit aber kein hochgezüchtetes Schwein. Was er aber beinahe jeden Tag hatte, waren vor allem Samen und Nüsse, entweder frisch gesammelt oder als Vorrat. Gesunde Fette in natürlichen Lebensmitteln. Nehmen Sie sich unsere Vorfahren zum Vorbild. Einmal Fleisch in der Woche ist ausreichend. Fett- und Eiweißquellen gibt es bessere.

Fett macht satt

Fett hat zwar pro Gewichtseinheit doppelt soviele Kalorien wie die Kohlenhydrate, macht aber mehr als doppelt so satt. Die Problematik der Kohlenhydrate haben Sie bereits kennen gelernt. Fette bewirken rasch ein Sättigungsgefühl. Machen Sie den Test. Wie viele Scheiben Weißbrot können Sie verdrücken, ehe sich ein Gefühl von Sättigung einstellt? Und wie viele Scheiben brauchen Sie wohl, wenn diese mit einer frischen Avocado bestrichen sind? Rechnen Sie die Kalorienzahl aus,

Fit-in-die-Kiste-Tipp

Gute Öle

Wichtig bei allen Ölen ist der Zusatz „nativ". Das bedeutet eine schonende Herstellung, die die ursprüngliche Zusammensetzung des Öls erhält. Fragen Sie in Ihrem Naturkostladen danach.

Drei Öle für eine optimale Fettsäurenversorgung:

1. Leinsamenöl: Ideal für Salate, zu denen der leicht nussige Geschmack passt. Enthält viel Linolensäure (eine Omega-3-Fettsäure).
2. Weizenkeimöl: Eher neutraler Geschmack, für Salate. Reich an Vitamin E.
3. Olivenöl: Zum Kochen und Braten. Enthält viel Ölsäure, 95 Prozent Anteil an ungesättigten Fettsäuren und blutdrucksenkende Substanzen. (Achtung: nicht zu hoch erhitzen)

Bei längeren Garzeiten greifen Sie auf hitzebeständige Öle wie etwa das Erdnussöl, Bio-Bratöl oder Palmkern- beziehungsweise Kokosfett zurück.

Lagerung: Grundsätzlich kühl und dunkel. Haltbarkeitsdatum beachten.

die Sie zu sich genommen haben, ehe Sie satt waren. Wetten, dass Sie mit der fettreichen Avocado besser dastehen?

Fette sind Vitalstoffe

Die Verdauungssäfte unseres Magen-Darm-Traktes zerlegen Fette in Fettsäuren. Und viele Fettsäuren sind Vitalstoffe. Stoffe, die der Körper unbedingt braucht, damit sein Stoffwechsel optimal funktioniert. Fehlt ihm auch nur ein Vitalstoff, hat das früher oder später eine Erkrankung zur Folge. Immunschwäche, hoher Blutdruck, trockene Haut, vermindertes Wachstum – um nur einige zu nennen. Ein Mangel an essentiellen Fettsäuren ist übrigens nicht einmal selten.
Fettsäuren werden vermehrt zur Krankheitsprophylaxe eingesetzt: Omega-3-Fettsäuren in Kapselform schützen etwa vor Arteriosklerose und beugen so Herzinfarkt, Hirnschlag und peripheren arteriellen Verschlusskrankheiten vor. Sie senken zudem einen zu hohen Blutdruck, verringern das Krebsrisiko und kön-

nen Migränebeschwerden lindern. Die Gamma-Linolensäure in Form von Kapselöl kommt bei allen entzündlichen Erkrankungen wie rheumatischer Arthritis, Allergien, Haut- und Haarerkrankungen mit großem Erfolg zum Einsatz.

Gesättigt und ungesättigt

Tierische Fette bestehen aus gesättigten Fettsäuren, pflanzliche aus ungesättigten. Ausnahmen sind etwa das Kokos- und Palmöl. Sogenannte essentielle Fettsäuren, also solche, die der Körper unbedingt von außen zugeführt bekommen muss, sind nur die ungesättigten aus dem Pflanzenreich. Gesättigte Fette werden in erster Linie in Fettzellen gespeichert, dienen dort als mechanisches Fettpolster und als Energiereserve für Notfälle. Deshalb: Haupteinnahmequelle für Fette sollen Pflanzen sein: Obst, Gemüse, Samen und Nüsse.

Achtung: Fast alle verarbeiteten Nahrungsmittel enthalten sogenannte gehärtete Fette. Die Industrie hat aus ungesättigten Fettsäuren gesättigte gemacht. Praktischer für sie zum Verarbeiten, da sie im Gegensatz zu ungesättigten fest sind. Schlecht für uns, die künstlich gesättigten Fette gehen direkt auf die Hüfte.

Merke: Finger weg von verarbeiteten Lebensmitteln.

Fit-in-die-Kiste-Detail

Bedeutung der ungesättigten Fettsäuren

Linolsäure und Linolensäuren – beides mehrfach ungesättigte Fettsäuren – sind essentiell und müssen dem Körper zugeführt werden.

1. Sie sind Bestandteile der Zellmembranen und machen diese geschmeidig. Überwiegt die Aufnahme gesättigter Fettsäuren (aus Fleisch, Milch, Eiern oder industriell verarbeiteten Lebensmitteln) werden diese anstelle der ungesättigten Fettsäuren eingebaut. Zellmembranen werden starr und können ihre Funktion nicht mehr erfüllen.
2. Aus ihnen werden hormonähnliche Substanzen gebildet, die lebenswichtig sind für Zellwachstum und -regeneration, Blutfettwerte sowie die Verminderung von Entzündungen.
3. Aus ihnen können GLS (Gamma-Linolensäure) und Omega-3-Fettsäuren gebildet werden, die unter anderem Entzündungen hemmen und die Verklebung von Blutplättchen und damit die Gefäßverengung verhindern.

Fettsäuren heilen

Fettsäuren spielen bei der Entstehung von chronisch-entzündlichen Erkrankungen (Multiple Sklerose, Rheuma, Arthritis/Arthrosen, Morbus Crohn/Colitis Ulcerosa, Allergien) eine wichtige Rolle. Wesentliche Entzündungsreaktionen laufen über eine Fettsäure (die Arachidonsäure) ab. Vereinfacht bedeutet viel Arachidonsäure ein Mehr an Entzündungen. Ziel ist damit, die Arachidonsäurekonzentration zu senken.

1. Arachidonsäure ist in Fleisch enthalten. Weniger Fleisch = weniger Arachidonsäure
2. Omega-6-Fettsäuren (Linolsäure) werden in Arachidonsäure umgewandelt, vorrangig enthalten in Pflanzenfetten.
3. Omega-3-Fettsäuren konkurrieren mit der Arachidonsäure, erniedrigen damit scheinbar deren Konzentration.

Bei entzündlichen Erkrankungen empfehlen wir daher:

1. Wenig oder gar kein Fleisch essen
2. Wenig pflanzliches Fett (!)
3. Viel Meeresfisch und zusätzliches Omega-3-FS-Präparat
4. Vitamin E-Präparat (Unser Tipp: Omega-3-FS und Vitamin E-Kombipräparat. Durch das antioxidativ wirksame Vitamin E werden die Omega-3-Fettsäuren stabilisiert)
5. Gamma-Linolensäure-Präparat

Unsere Empfehlung für alle

☛ Maximal einmal pro Woche Fleisch, dann am besten fettarmes wie Pute oder Hähnchen oder aber Wild.

☛ Ein- bis zweimal pro Woche frischen Meeresfisch, am besten in Bioqualität. Wer keinen Fisch mag, sollte vermehrt Leinsamen-, Raps-, Hanf- oder Sojaöl zu sich nehmen.

☛ In Abhängigkeit von Ihrem Fischkonsum ein bis drei Gramm Fischöl-Kapseln pro Tag plus eventuell Vitamin E.

☛ Gebrauchen Sie Weizenkeimöl, Leinsamenöl und Olivenöl standardmäßig in Ihrer Küche.

☛ Ansonsten gilt unsere Basismethode: viel Obst, Gemüse, Nüsse, Samen, Hülsenfrüchte, Keime und Sprossen.

Butter oder Margarine?

Verwenden Sie Margarine oder Butter? Viele Ärzte empfehlen immer noch Margarine statt Butter – dies sagen uns jedenfalls viele Kunden. In der Herzklinik in Bad Krozingen empfehlen die dortigen Professoren sogar höchstpersönlich eine bestimmte cholesterinsenkende Margarine-Sorte. Unsere Meinung: Die Margarineindustrie schafft es mit sehr geschickter Werbung, ihre Produkte als sehr gesund zu verkaufen. Damit Sie aber fit in die Kiste springen können, Finger weg von Margarine, auch wenn neuere Sorten weniger schädliche Fette enthalten. Bestreichen Sie Ihr Brötchen lieber mit natürlicheren Produkten wie Butter oder Olivenöl, und das immer in Maßen. Der durch die erste erfolgreiche Herztransplantation zu Weltruhm gekommene Professor Banard, der Herzspezialist schlechthin, nahm auch lieber Butter statt Margarine – er wusste warum.

Industrieprodukt Margarine

Margarine besteht zu mindestens 80 Prozent aus pflanzlichen Ölen und Fetten. Das Problem bei den pflanzlichen Fetten, im Gegensatz zu den tierischen wie in der Butter, ist, dass sie flüssig vorliegen und damit nicht streichfähig sind. Der hohe Anteil an einfach beziehungsweise mehrfach ungesättigten Fettsäuren ist der Grund dafür. Um Streichfähigkeit zu erreichen werden die Pflanzenöle gehärtet. Einfach und mehrfach ungesättigte Fettsäuren werden in gesättigte umgewandelt. Die sogenannte Hydrierung erfolgt katalytisch mit Nickel. Das Schwermetall Nickel wird nicht mehr vollständig aus dem Endprodukt Margarine entfernt. Ein weiterer Schritt zur schleichenden Vergiftung. Besonders in Verbindung mit Kohlenmonoxid (Autoabgase!) wirkt Nickel als so genanntes Nickel-Carbonyl krebserregend. Zudem entstehen bei der Härtung Trans-Fettsäuren. Die kommen zwar auch als Zwischenprodukt im menschlichen Stoffwechsel vor, aber nur in geringen Mengen. Eine Aufnahme von mehr als 10 Gramm pro Tag bedeutet ein gesundheitliches Risiko. Außer in gehärteten Fetten kommen sie auch noch in tierischen Fetten vor. Sie wirken sich negativ auf den Cholesterinspiegel aus und erhöhen den Bedarf an essentiellen Fettsäuren.

Lassen Sie die Finger von gehärteten und teilgehärteten Pflanzenfetten, greifen Sie lieber zur Butter (selbstverständlich zur Biobutter), die nicht nur geschmackvoller, sondern auch ein unbedenkliches Fett ist. Alternativ können Sie auch auf eine Margarine aus Ihrem Bioladen zurück greifen. Deren Fettsäuren werden nicht chemisch verändert. Die Streichfähigkeit wird erreicht, indem feste Fette wie Kokosfett oder Palmkernfett zugesetzt werden. Es gilt die goldene Regel: Je stärker verarbeitet, je „veredelter", je raffinierter die Nahrung ist, je mehr der Mensch und seine Maschinen in die so perfekt gemachte Natur eingreifen, desto größer ist die Rache der Natur, desto schlimmer wirkt sich dies auf unsere Gesundheit aus.

Übrigens

Verzichten Sie doch zumindest ab und an ganz auf Butter. Testen Sie sich durch die Welt der Biobrotaufstriche. Ihr Bioladen um die Ecke bietet Ihnen eine kostbare Auswahl an leckeren Sorten: Reich an Kräutern und aus verschiedensten Grundlagen hergestellt. Zum Beispiel aus Tomaten, Erbsen, Bärlauch oder Paprika. Problemlos lässt man sich so die Butter vom Brot nehmen – und die Margarine sowieso.

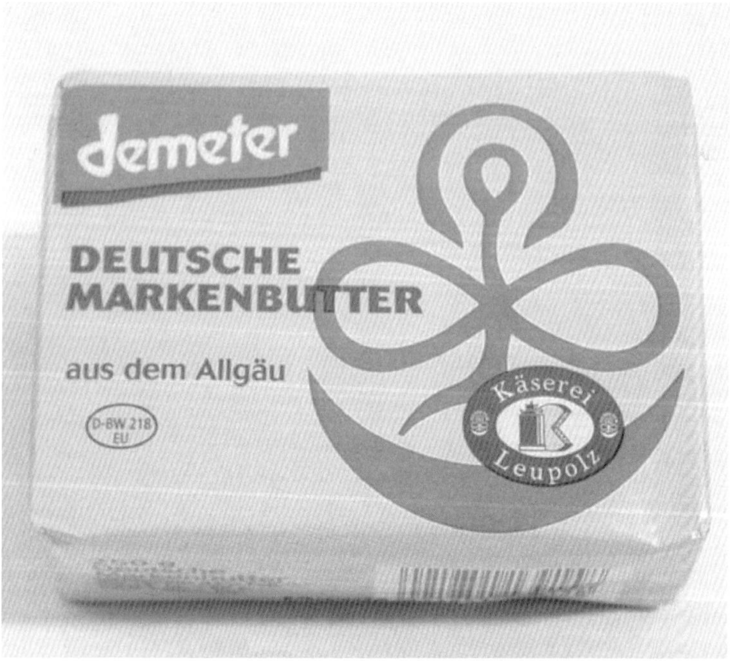

Fit-in-die-Kiste-Detail

Das 1x1 von Butter und Magarine

1. Butter: wird durch Schlagen, Kneten und Auspressen des Milchfettes hergestellt. Sie besteht zu mindestens 82 Prozent aus Milchfett und zu höchstens 16 Prozent aus Wasser. Erlaubt ist die Zugabe von Kochsalz und Carotin (Farbstoff).

2. Halbfettbutter: aus Markenbutter oder Sahne, enthält nur 40 Prozent Fett. Der Rest ist im wesentlichen Wasser. Um das Wasser zu „bändigen" sind weitere Zusatzstoffe notwendig: etwa Gelatine, Emulgatoren, Säuerungsmittel und Konservierungsstoffe.

3. Margarine: besteht zu mindestens 80 Prozent aus pflanzlichen Ölen und Fetten, eventuell mit einem Anteil an tierischen Fetten. Außerdem enthalten sind 19 Prozent Wasser und weitere Zusatzstoffe: Emulgatoren, entrahmte Milch oder Molke, Geschmackstoffe, Stärkesirup, Genussstoffe, Konservierungsstoffe.

4. Halbfett-/Diäthalbfettmargarine: enthält etwa 40 Prozent Fett. Das fehlende Fett wird durch Wasser ersetzt. Das macht, ähnlich wie bei der Halbfettbutter, weitere Zusatzstoffe erforderlich: etwa Gelatine, Emulgatoren, Säuerungsmittel und Konservierungsstoffe.

5. Diätmargarine mit blutfettsenkender Wirkung: Sie ist rein pflanzlich, ungehärtet und streng natriumarm. Wird mit blutfettsenkender Wirkung geworben, muss der Anteil an mehrfach ungesättigten Fettsäuren mindestens 50 Prozent betragen. Bei Werbung für eine cholesterinsenkende Wirkung ist der Anteil an sogenannten Pflanzensterinen wichtig. Diese konkurrieren mit Cholesterin um die Aufnahme in den Blutkreislauf und senken somit den Cholesterinspiegel. **Unser Tipp:** Sparen Sie sich das Geld für die teuren Diätmargarinen. Zum einen ist die Cholesterinsenkung nicht immer gut. Zum andern haben Sie durch unsere Basismethode schon die optimale Ernährung: Mehrfach ungesättigte Fettsäuren haben Sie reichlich durch die Verwendung der optimalen Öle und den Verzehr von Nüssen; Pflanzensterine sind ebenfalls in den Naturprodukten Nüsse, Sonnenblumenkerne und anderen ölhaltigen Pflanzen enthalten.

Fazit: Die Natur liefert uns alles in perfekter und wunderbarer Weise.

Die Milch macht's?

Ob die Milch tatsächlich das Gute hält, was uns immer wieder versprochen wird, oder ob sie vielleicht doch nicht das Wahre ist, wird immer noch kontrovers diskutiert. Viele sehen in Milch den Eiweiß-, Calcium- und Vitamin-Lieferanten schlechthin. Doch werden immer mehr Stimmen laut, die dem „flüssigen Fleisch" eher calciumstehlende Eigenschaften zusprechen und in ihr einen bedeutenden Mitverursacher der Osteoporose sehen.
Die Wissenschaftler sind sich noch immer uneinig, ob das Calcium der Milch nun tatsächlich überhaupt aufgenommen werden kann. Liegt es doch haupsächlich am Milcheiweiß Casein gebunden vor oder auch als Calciumphosphat, was beides eher schlecht aus dem Magen-Darm-Trakt in das Blut aufgenommen wird.
Dass das Eiweiß der Milch allerdings tierisches Eiweiß ist, weiß jeder. Und was ein Überschuss an tierischem Eiweiß bewirkt, haben Sie bereits im Eiweiß-Kapitel erfahren. Überschüssiges tierisches Eiweiß wird sauer verstoffwechselt. Zur Neutralisation der entstehenden Säuren werden wiederum Mineralstoffe wie zum Beispiel das Calcium des Knochens benötigt. Das kann wiederum die Entstehung von Osteoporose begünstigen. In Ländern, wo traditionell keine Milchprodukte konsumiert werden, ist die Osteoporose nahezu unbekannt. Ob und wie allerdings Milchkonsum und Osteoporose zusammenhängen, ist noch nicht eindeutig geklärt. Dass aber Milch- und Weizenprodukte in Europa die häufigsten Allergieauslöser sind, ist eine Tatsache.

Gemästet wie Kälber

Ein gesäugtes Kalb verdoppelt aufgrund der zugeführten Kuhmilch sein Gewicht in 47 Tagen. Ein Menschenkind benötigt dafür stolze 180 Tage. Statistiken zeigen, dass Kinder und Jugendliche in der Tat viel schneller wachsen und auch insgesamt viel größer werden als es früher der Fall war. Mitverantwortlich könnte hier die Milch sein. Eine gute Sache, denken Sie?
Eine kürzlich veröffentlichte Studie vom Altersforscher Richard Milller kam zu dem Ergebnis, dass das erreichte Alter eines Menschen direkt von seiner Körpergröße in der Jugend ab-

hängt. Kleinere sollen demnach länger leben als Größere. Ganz abgesehen von vermehrt auftretenden Haltungsschäden und Rückenproblemen, mit denen zu schnell wachsende Jugendliche zu kämpfen haben.

Fit-in-die-Kiste-Tipp

Der Geschmack von Sojamilch unterscheidet sich definitiv von dem der Kuhmilch. Sojamilch schmeckt etwas „wässriger" und weniger kräftig. Mit Bourbon-Vanille versetzt oder auch als Bananen-Shake schmeckt Sojamilch aber vorzüglich. Mittlerweile sind in Bioläden zum Beispiel bereits fertige Vanille- oder Kakao-Sojadrinks erhältlich.

Sojamilch – die pflanzliche Alternative

In jedem Fall gibt es zur Kuhmilch bessere Alternativen, beispielsweise die Sojamilch. Mit ihrem hohen Eiweißgehalt sowie essentiellen Aminosäuren, Eisen, Phosphor und B-Vitaminen ähnelt sie in ihrer Nährstoff-Zusammensetzung der Kuhmilch. Die Deckung des Calciumbedarfs ist bei der von uns beschriebenen vollwertigen Ernährung ohnehin gegeben. Ausgezeich-

Fit-in-die-Kiste-Rezept

Soja-Milch

Zutaten: Zwei Tassen Sojabohnen

Zubereitung: Sojabohnen 20 Stunden in 600 Milliliter Quellwasser einweichen, Wasser zweimal wechseln. Die eingeweichten Sojabohnen aufkochen lassen (muss sprudeln), Hitze kleiner stellen und fünf Minuten weiterkochen lassen. Wasser abgießen. Die Bohnen mit kaltem Wasser abschrecken. Eine Tasse Bohnen mit drei Tassen Wasser, etwas Himalaya-Salz und Vanille fein mixen und durch ein (Gaze-)Tuch pressen. Die Flüssigkeit ergibt die leckere Sojamilch mit feinem Vanillearoma. Auch der Trester kann verarbeitet werden, zum Beispiel zu Braten oder Frikadellen.

Die gekochten Bohnen können auch tassenweise eingefroren werden und nach dem Auftauen wie oben beschrieben weiter verarbeitet werden.

Fit-in-die-Kiste-Detail

H-Milch
Milch ist eine echte O/W-Emulsion. Das bedeutet, dass eine flüssige ölige Phase (Fetttröpfchen) in einer flüssigen wässrigen Phase zerteilt ist, die allerdings so nicht miteinander mischbar sind. Eine solche Emulsion bricht im Allgemeinen nach einer bestimmten Zeit. Das heißt, dass sich die wässrige und die ölige Phase vollständig trennen. Die ölige Phase schwimmt dann obenauf. Dies ist beispielsweise bei unbehandelter Kuhmilch zu beobachten. Fetttröpfchen schwimmen dann auf der Milch.
Um dies zu verhindern wird die Milch homogenisiert. Die Fettkügelchen werden unter hohem Druck zerkleinert, das soll ein späteres Aufrahmen der Milch verhindern. Allerdings wird dadurch auch die Eiweißstruktur verändert und kann vor allem bei Kleinkindern und Säuglingen eventuell zu Unverträglichkeiten führen.

nete Calcium-Lieferanten sind Grünkohl, Brokkoli, Fenchel, Lauch, Schwarze Johannisbeeren, Apfelsinen, Brombeeren und Kiwi sowie Tofu, Amaranth, Sesamsamen, Haselnüsse und Mohn.

Wenn´s denn sein muss

Wenn Sie allerdings seit frühester Kindheit an Milch gewöhnt sind, so ist ein Gläschen Kuhmilch ab und an bestimmt kein Untergang. Dann allerdings sollte zumindest die Qualität stimmen. Denn Milch ist nicht gleich Milch. Die Bekömmlichkeit von Kuhmilch hängt stark von der Haltung und Fütterung der Kühe, der Hygiene und schließlich von der Verarbeitung ab.
Probieren Sie einmal ein Gläschen Biomilch. Nicht die maximale Milchleistung steht bei Biobauern im Vordergrund, sondern nachhaltiges Wirtschaften und artgerechte Tierhaltung. Das reichhaltige Angebot an Kuh- oder Sojamilch wird in Bioläden durch Sauermilcherzeugnisse wie Schweden- und Buttermilch oder aber durch mit Agavensirup gesüßte Kakaomilch ergänzt. Beachten Sie: Kuhmilcherzeugnisse enthalten immer tierisches Eiweiß. Das der Sojamilch dagegen ist rein pflanzlich. Ebenso verhält es sich mit Reis- und Hafermilch.

Zucker und Süßstoffe

Der Industriezucker wird vorrangig aus Zuckerrohr oder aus der Zuckerrübe gewonnen. Der Saft der Halme wird ausgepresst und zu Sirup eingedickt. Während beim Vollrohrzucker der Sirup getrocknet, zu Blöcken geschnitten und pulverisiert wird, werden beim Rohrohrzucker Kristallisationskeime zum Sirup gegeben, der dann kristallin ausfällt. Beide Zuckerarten enthalten Vitamine, Mineralien, Spurenelemente und Ballaststoffe, die zur optimalen Verwertung des Zuckers in unserem Verdauungstrakt nötig sind. Aber – dreimal dürfen Sie raten – genau diese „Zusatzstoffe" werden beim raffinierten Zucker – dem handelsüblichen weißen Zucker – abgetrennt. Raffiniert, nicht? Zurück bleibt die reine Saccharose. Ein leerer Kalorienträger ohne Lebenspower.

Fit-in-die-Kiste-Detail

Kleine Zuckerkunde

Wenn der Volksmund von Zucker spricht, meint er im Allgemeinen den Haushaltszucker. Der Chemiker verwendet den Begriff Zucker als Synonym für Kohlenhydrate. Der Haushaltszucker ist ein Zucker beziehungsweise Kohlenhydrat unter vielen. Er ist ein sogenanntes „Disaccharid", ein Zweifachzucker, das aus zwei Einfachzuckern (Monosaccharid) besteht – Glukose (Traubenzucker) und Fruktose (Fruchtzucker), die chemisch zu der Saccharose verknüpft sind. Weitere Zweifachzucker sind etwa Maltose (Malzzucker) oder Laktose (Milchzucker). Die Stärke ist ein Mehrfachzucker (Polysaccharid), die aus mehreren Tausend miteinander verknüpften Glukoseeinheiten besteht. Ebenso die Cellulose und das Glykogen.

Zucker rein, Insulin hoch

Nehmen wir Zucker zu uns, wird dieser blitzschnell zu Glukose und Fruktose gespalten. In Windeseile wird die Glukose aktiv in die Blutbahn aufgenommen. Der Körper will sich schließlich alle Glukose sichern, die er kriegen kann. Wer weiß, wann er wieder etwas bekommt? Der hohe Blutglukosespiegel lässt den Insulinspiegel ansteigen. Die Glukose muss ja schließlich verwertet werden. Schnell wird die Glukose in die Zellen aufgenommen und verarbeitet. Im Nu sinkt der Blutglukosespiegel wieder ab. Und zwar unter die Werte, die

vor der Zuckerbombe vorlagen. Folge: Scheinbarer Glukosemangel. Konsequenz: Heißhunger. Und das wiederum vorrangig auf Süßes. Kommt Ihnen das bekannt vor? Treibt man dieses Spielchen mit Schokolade, so setzt sich lediglich aufgrund des hohen Fettgehalts mit der Zeit ein Sättigungsgefühl ein. Oder aber Übelkeit setzt dem Ganzen ein Ende. Übrigens läuft dieser Vorgang bei allen kohlenhydratreichen Nahrungen ab, die einen hohen glykämischen Index besitzen.
Die beschriebene ständige Insulinausschüttung bei Zuckerzufuhr desensibilisiert die Insulin-Andockstellen. Das heißt, diese reagieren mit der Zeit gar nicht mehr auf das Insulin. Fachleute sprechen von einer Insulin-Resistenz, einhergehend mit Diabetes mellitus Typ II, besser bekannt als „Zuckerkrankheit".

Zucker – der Vitaminräuber

Wie kann der Zucker dem Körper Vitamine entziehen? Die Erklärung ist so simpel wie logisch. Bei Zucker handelt es sich um leere Kalorien. Das bedeutet, er liefert nur Energie aber keine Vitalstoffe, Ballaststoffe oder ähnliches. Der Körper muss jetzt den raffinierten Zucker, also die Saccharose, in Glukose und Fruktose spalten. Die beiden Substanzen werden dann

- zu Glykogen, dem Speicherkohlenhydrat der Leber, aufgebaut

- umgebaut zu Fett und zum Teil auch zu Proteinen

- abgebaut im Zuge der Energielieferung.

Alle Prozesse sind physiologische Stoffwechselhöchstleistungen des Körpers, zu denen er Enzyme benötigt. Für diese wiederum werden Vitamine gebraucht. Und genau die werden bei dem Vorgang „verbraucht". Der Zucker verbraucht also für die Stoffwechselleistung, die er einfordert, zahlreiche Vitamine (vor allem die des B-Komplexes), liefert selbst aber keine mit. Was bleibt ist ein Minus an Vitaminen.
Wir wollen uns an dieser Stelle kurz fassen. Raffinierter Zucker wird für vieles mitverantwortlich gemacht:

- Er macht süchtig. Am eindruckvollsten zu sehen bei Kleinkindern, die zum ersten Mal etwas „Süßes" bekommen. Die Gier danach setzt ab diesem Moment ein.

- Er soll die Infektanfälligkeit fördern.
- Er soll die Entstehung allergischer Erkrankungen fördern.
- Er verursacht Völlegefühl, Blähungen und Sodbrennen bis hin zu Magen- und Zwölffingerdarmgeschwüren.
- Er soll mitverantwortlich für die Zivilisationskrankheiten Osteoporose und Diabetes sein. Ferner begünstigt der Zuckerkonsum das Auftreten von Krampfadern, Herzinfakt und Fettsucht.
- Nicht zuletzt verursacht er Karies. Damit ist klar, was denn die sinnvollste Kariesprophylaxe ist. Mit Sicherheit nicht die zusätzliche Fluoridzufuhr!

„Den Teufel mit dem Belzebub austreiben"

„Ich verwende doch gar keinen Zucker, sondern ausschließlich Süßstoff und sonst sowieso nur Light-Produkte", sagen uns viele Kunden – meist dennoch stark übergewichtig und mit einem Rezept über Blutdrucksenker bewaffnet.
Außerdem: Wie kommt es, dass in den USA praktisch nur noch kalorienarme Süßstoffe verwendet werden und die Zahl der Fettleibigen und Karieskranken dennoch ständig steigt? Die Sache ist ganz einfach. Denn so leicht lässt sich unser Körper nicht austricksen.
Der Süßstoff gelangt auf die Zungenrezeptoren, was eine Meldung an das Gehirn zur Folge hat: Etwas Süßes, das bedeutet für den Körper „Glukose ist im Anmarsch". Also liebe Bauchspeicheldrüse, auf geht's zur Insulinproduktion. Und damit nimmt die Sache ihren Lauf. Insulin hoch, Blutglukosespiegel runter. Zu allem Überfluss handelt es sich gar nicht um Glukose, das heißt, der Spiegel sinkt noch extremer ab. Die Folge: Heißhunger. Und dies so lange, bis die Kalorien, die durch den ersetzten Zucker eingespart wurden, mehr als nur wieder drin sind.
Dass Süßstoffe auch kariogen wirken ist ohnehin schon bekannt. Viel schlimmer ist es allerdings, dass Süßstoffe wie Natriumcyclamat im Verdacht stehen, krebserregend zu sein. Fazit: Zucker ist getreu der „Fit-in-die-Kiste-Regel" besser als Süß-

stoff, weil natürlicher. Noch besser sind natürliche Alternativen wie Vollrohrzucker, Honig, Agavensirup, Birnendicksaft, Melasse oder unser Geheimtipp: Stevia. Das „Honigblatt" ist 30 Mal süßer als Haushaltszucker, hat keine Kalorien und beeinflusst den Blutzuckerspiegel nicht. In Japan, Südamerika, Australien, den USA und in der Schweiz hat es daher schon längst den Markt erobert. In Deutschland ist Stevia für den Menschen allerdings leider noch nicht zugelassen. Am allerbesten ist es, keinen zusätzlichen Zucker zu sich zu nehmen. Obst ist von Natur aus süß genug und enthält vorrangig den natürlichen Fruchtzucker. Und obendrauf noch Vitalstoffe und Lichtenergie in Form von Biophotonen pur.

Selbst erlebt

Im wahrsten Sinne des Wortes eine Sucht

Im Zuge meiner Allergien und meines Asthmas kam ich schnell darauf, mich versuchsweise komplett vom Zucker loszulösen. Softdrinks kamen ohnehin nicht in meinen Einkaufskorb. Tee, Müsli oder ähnliches ohne Zucker war obligatorisch. Allerdings verging beinahe kein Tag, ohne dass ich nicht eine Tüte Gummibärchen oder einen Schokoriegel verdrückte. Besonders in Stresssituationen war mein Bedarf erhöht. Die ersten Tage ohne Zucker (auch kein Rohrzucker, Honig oder ähnliches) kamen einem regelrechten Entzug gleich. Starkes Verlangen und Niedergeschlagenheit waren die Folge. Kurzum: klassische Entzugs-Symptome. Nach einer Woche war es überstanden, das Verlangen nach Zucker war weg. Noch besser: Meine Verdauungstätigkeit verbesserte sich zusehends und die Geschmacksnerven sensibilisierten sich wieder für andere Speisen. Mir ging es in der Tat rundum besser.

Nach vielen Monaten ohne Zucker naschte ich wieder einmal einen Schokoriegel. Das Unfassbare geschah: Ab dieser Sekunde war die alte Zuckersucht wieder da. Mittlerweile wechseln sich bei mir komplett zuckerfreie Phasen mit kurzen Phasen des geregelten Zuckerkonsums ab. Wie Sie es selbst handhaben wollen, ist Ihnen überlassen. Für viele gibt es allerdings nur das eine oder andere Extrem: Entweder gar kein Zucker oder zügelloser Zuckerkonsum. Andere wiederum können problemlos Maß halten. Probieren Sie es aus.

Kaffee

Kaffee ist nach Erdöl das zweitwichtigste Handelsgut. Zehn Prozent des weltweiten Kaffeeangebots von sechs Millionen Tonnen pro Jahr landen in Deutschland, nur die Amerikaner trinken noch mehr Tassen.

Fitmacher oder Gift?

Zwar soll Kaffee vor Alzheimer schützen, doch ein jeder kennt die durch Kaffeekonsum ausgelöste Reizbarkeit und Schlaflosigkeit. Weitere zentral vom Gehirn und Rückenmark ausgehende Effekte sind Herzklopfen und Muskelkrämpfe. Dazu steigen die Stresshormone und der Blutdruck. Dass Kaffee ein starkes, abhängig machendes Gift ist, merkt jeder sofort am nächsten Morgen, wenn sich durch Mangelerscheinungen Kopfschmerzen bemerkbar machen. Denn leider tritt beim regelmäßigen Kaffee-Genuss schnell eine gewisse Gewöhnung ein. Außerdem ist der „Muntermacher Nummer eins" nach acht Stunden noch zu einem Viertel im Blut nachweisbar. Ein tiefer, gesunder Schlaf ist dann kaum möglich. Gerade im stressigen Alltag trinkt man schnell zwei oder drei Tassen. Wir kennen etliche Leute, die sogar acht, neun ja zehn Tassen täglich konsumieren.
Warum entzieht Kaffee dem Körper Flüssigkeit? Das enthaltene Koffein regt die Nierentätigkeit und damit die Urinausscheidung an. Dies hat zur Folge, dass der Körper mehr Flüssigkeit verliert als etwa nach dem Genuss von Wasser. Kaffee enthält – wie schwarzer Tee – Koffein. Es zerstört langsam und unmerklich das Nervensystem und fördert Arteriosklerose und Gicht.

Espresso – die kleinere Sünde

Er ist der Klassiker unter den italienischen Kaffee-Spezialitäten. In der Espresso-Maschine zubereitet ist er in dreißig Sekunden fertig. Das Wasser saust mit einer Temperatur von 90 Grad und hohem Druck durch das Espressopulver. Es entsteht ein aromatischer starker Kaffee. Filterkaffee schmeckt nicht nur anders, Espresso ist auch koffeinärmer, magenfreundlicher und weist weniger Propionsäuren, Chlorogensäuren und andere Reizstoffe auf. Espresso gibt es übrigens auch in Bioqualität.

Bewegung – Darum geht's

Zweifelt überhaupt jemand an der Tatsache, dass Bewegung ein Grundbedürfnis des Menschen ist? Jedem, dem wir in der Apotheke zu mehr und vor allen Dingen regelmäßiger Bewegung raten, reagiert mit einem: „Ja, ja ich weiß schon, aber . . ."
Lagen Sie schon einmal für mehrere Tage ans Bett gefesselt im Krankenhaus? Jeder, der das schon mitgemacht hat, hat seine tägliche Dosis Heparin bekommen; ein Mittel, das die Blutgerinnung hemmt. Durch die fehlende Bewegung verändern sich die Fließeigenschaften des Blutes. Es drohen Thrombosen, Schlaganfall oder Herzinfarkt. So wichtig ist Bewegung. Bei einer über Jahre hinweg mangelnden Bewegung treten genau diese Krankheiten gehäuft auf. Dazu gesellen sich in wunderschönem Einklang Fettleibigkeit, Bluthochdruck, Arteriosklerose, Diabetes, periphere arterielle Verschlusskrankheit und so weiter und so weiter. Sie sehen: Mangelnde Bewegung macht krank. Bewegung aber

- ☛ trainiert Atmung und Herz
- ☛ putzt die Gefäße durch
- ☛ stärkt Muskeln, Gelenke, Bänder, Sehnen und Knochen
- ☛ schützt vor Osteoporose

Mehr als gesund durch Bewegung

Die körperliche Gesundheit ist dabei noch nicht einmal das Einzige. Geistige Fitness, seelische Ausgeglichenheit, die Harmonie von Körper, Seele und Geist. Denn Bewegung

- ☛ sorgt für geistige Fitness
- ☛ macht glücklich
- ☛ baut Stress ab.

Wir wollen Sie motivieren, etwas gutes für sich zu tun. Lassen Sie sich anstecken. Es gibt viele Möglichkeiten, sich in Bewegung zu halten. Wir stellen Ihnen die wichtigsten vor. Mit Sicherheit ist auch etwas für Sie dabei. Wenn Sie „Bewegungsanfänger“ sind, dann behalten Sie immer im Hinterkopf, wofür Sie das Ganze tun. Um in Ihrem Beruf so weit zu kommen, mussten Sie ja auch etwas investieren. Sollten Sie das nicht umso mehr für Ihre Gesundheit tun? Das Schöne aber ist, dass Sie sich bald nicht mehr dazu „zwingen“ müssen, Ihr Körper giert förmlich danach. Eine positive Abhängigkeit entsteht. Und die ist tausend Mal besser als von Bluthochdruck-, Lipidsenker-, Herz-, Schmerz-, Asthma- oder sonstigen Pillen, Pulvern oder Sprays abhängig zu sein. Nur so bleiben Sie fit bis 100.

Bewegen Sie sich richtig

Ein Mal die Woche auf den Tennisplatz. Mit den Kickerkollegen am Samstag bolzen. Alle zwei Wochen Gewichte stemmen. Ist das das Richtige? Nostradamus, der berühmteste Prophet aller Zeiten, empfahl seinen Patienten und Studenten, die Muskeln und Gelenke in Bewegung zu halten, ohne sich zu überanstrengen. Spielerisch leicht sollte die Bewegung ablaufen.
Wir zeigen Ihnen, wie Sie sich richtig bewegen, wie regelmäßig Sie trainieren sollten, welche Sportarten in Frage kommen und was Sie besser lassen sollten. Wir geben Tipps für Anfänger und Fortgeschrittene, stellen Trainingspläne auf und geben Hilfestellungen. Mit uns sind Sie noch mit 100 Jahren und mehr auf den Beinen.

Laufen, Radfahren und Co.

Wir werden Ihnen ausführlicher das Laufen und Radfahren vorstellen. Zum einen, weil es die beliebtesten Ausdauersportarten sind, zum anderen weil wir sie selbst mit viel Freude und Begeisterung betreiben. Natürlich bevorzugen andere wiederum Schwimmen, Langlaufen, Inline-Skaten oder Nordic-Walking. Das Grundprinzip, das wir Ihnen vermitteln wollen, bleibt aber überall gleich. Bewusste, bedachte Bewegung mit einem positiven Gefühl und mit maximalem Effekt für Ihre Gesundheit.

So weit die Füße tragen

Fit-in-die-Kiste-Zitat

„Ich laufe, damit ich essen und trinken kann."

Volker Schlöndorff, Regisseur

Die wichtigsten Gründe, noch ab heute regelmäßig zu laufen:

1. Laufen und gesunde Ernährung halten Ihr Gewicht in Schach
2. Laufen stärkt das Herz-Kreislauf-System
3. Laufen stärkt den Muskelapparat und die Knochen
4. Laufen stärkt das Immunsystem
5. Laufen ist kinderleicht und einfach und man benötigt nur ein Minimum an Ausrüstung
6. Laufen sorgt für einen gesunden und erholsamen Schlaf
7. Laufen stärkt das Selbstbewusstsein, das allgemeine Wohlbefinden und das Körpergefühl
8. Laufen können Sie immer und überall
9. Laufen können Sie in jedem Alter
10. Laufen ist eine gute Methode zum Stressabbau
11. Laufen fördert die Kreativität und verhilft zu geistigen Höchstleistungen
12. Laufen hält Sie jung und damit kommen Sie garantiert fit in die Kiste – Läufer leben länger

Sucht ohne Nebenwirkung

Am Anfang, vor allem in den ersten zwei, drei Wochen, fällt es Ihnen sicherlich schwer, doch danach läuft es sich ganz leicht. Dann wollen Sie laufen, dann müssen Sie laufen. Die positive Sucht hat auch Sie gefangen.

Der ganze Körper, der gesamte Stoffwechsel verändert sich rasend schnell. Schon nach zwei bis drei Monaten sind Sie ein neuer Mensch. Denn durch das fast tägliche Laufen wird sich Ihre Psyche positiv und Ihr Essverhalten grundlegend verändern. Plötzlich will Ihr Körper Lebensmittel und kaum noch Nahrungsmittel. Er verlangt viele Vitalstoffe, vor allem Obst und Gemüse. Diese sollten aus dem eigenen Garten oder dem benachbarten Bioladen stammen. Raucher haben auf einmal keine Lust mehr auf Zigaretten – immerhin sind 80 Prozent der Marathonläufer Ex-Raucher. Fast Food wird zu Slow Food.

Easy walk – weniger ist mehr

Zirka 80 Prozent des gesamten Trainingspensums sollte im absoluten Sauerstoffüberschuss, also im aeroben Bereich bestritten werden. Das heißt, Sie laufen langsam mit einem Puls, der 60 bis 75 Prozent der maximalen Herzfrequenz entspricht – ohne Atemnot und Schwitzen. Zwischendurch können Sie sogar einige hundert Meter gehen, um dann wieder langsam weiterzulaufen. So macht das Laufen Lust, ist maximale Regeneration und Erholung. Ganz nebenbei werden dabei Alltagsprobleme kreativ gelöst und ein stressiger Arbeitstag verschwindet. In diesem Pulsbereich finden die längeren Laufeinheiten statt, der Fettstoffwechsel wird hier optimal trainiert.
Bei Wettkampf-Läufern finden in diesem Tempo die Regenerationsläufe statt, im Winter schaffen Sie sich mit diesen langsamen Laufeinheiten das Fundament für die kommende Saison.

Fit-in-die-Kiste-Detail

Joggen mache kontaktfreudiger und psychisch stabiler, behauptet Ulrich Bartmann in seinem Buch „Laufen und Joggen für die Psyche". Anhand von Eysencks Persönlichkeitsmodell der Extraversion erläutert er, wie die Läuferpersönlichkeit gemessen werden kann. Die positiven Veränderungen, die Menschen durch Joggen erleben, erklärt Bartmann mit verhaltenstherapeutischen Wirkmechanismen: Wer läuft, nimmt seinen Körper besser wahr (Biofeedback), empfindet Stolz auf die eigene Leistung (intrinsische Verstärkung) und verliert mit zunehmendem Laufpensum die Angst zu versagen (systematische Desensibilisierung).
In unserer Apotheke würde eine Pille mit diesen „Wirkstoffen" Unsummen kosten, doch diese gibt es gratis, Sie brauchen keinen einzigen Cent dafür zu bezahlen. Nur anfangen müssen Sie.

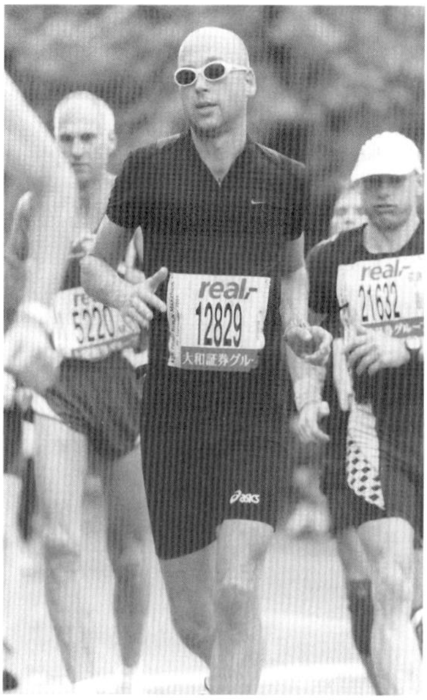

Auch wird man durch langsames Laufen schneller. Dies bemerkte selbst der Spitzenläufer Dieter Baumann, der einmal meinte, erst durch das langsame Laufen sei er richtig schnell geworden.

Wer jedoch nur im langsamen Tempo durch die Gegend läuft, tut nichts für seine Spritzigkeit und wird diese auch verlieren. Der Körper gewöhnt sich an das immer gleiche Tempo. Noch stärker ist die Gewöhnung, wenn die Laufstrecke und die Distanz immer die gleiche ist. Sie sind fit, aber sie könnten noch fitter sein. Und wenn Sie Pech haben – so ist es uns nach einem Jahr (fast) nur langsamen Laufens ergangen – werden Sie um die Hüfte herum sogar wieder fülliger.

Reize setzen

Die Lösung: Neue Reize setzen und schnellere Lauftempoeinheiten einstreuen. Gegen einen schnelleren Lauf in der Woche ist nichts einzuwenden. Viele Einsteiger und Untrainierte dagegen laufen zu oft oder fast immer in den höheren Intensitätsstufen mit 75 bis 80 Prozent der maximalen Herzfrequenz. In diesem Bereich regeneriert man aber nicht, der Körper wird auf lange Sicht eher müde und schlapp, die Fettverbrennung ist schlechter. Der anfangs sich einstellende positive Effekt verschwindet. Frust setzt ein und viele hören dann mit dem Laufen wieder auf.

In der Gruppe läuft es sich einfacher

Damit Sie nicht auch dazu gehören, organisieren Sie sich einen Begleiter oder Laufcoach, der Ihnen bei den ersten Läufen beisteht. Golfeinsteiger gehen ja auch nicht beim ersten Mal alleine auf den Platz, Tennisspieler machen ihre ersten Versuche meist mit einem Trainer. Überall – da Laufen gerade in Deutschland „in" ist – existieren Lauftreffs, die Einsteigern

meist kostenlos Hilfe bei den ersten Schritten anbieten.
Laufen erfordert eine spezifisch ausgebildete Muskulatur, ebenso wie das Radfahren, Schwimmen und andere Sportarten. Wichtig ist, dass sich die Gelenke langsam an die höhere Belastung gewöhnen. Ist dies geschafft, dann läuft man ganz leicht und locker. Mehr lächelnd als verbissen, denn Laufen macht dann Spaß und wird zur positiven Sucht.

Ziele setzen

Wichtig ist, dass Sie sich relativ bald Ziele setzen. Vielleicht melden Sie sich einfach mal zu einem Wettkampf über 10 Kilometer, zu einem Halbmarathon oder gar zu einem Marathon an. Dadurch fällt es leichter, vier- oder fünfmal die Woche zu laufen. Schlechtes Wetter gilt dann nicht mehr als Ausrede und wird zum Fremdwort.
Bei Wettkämpfen über fünf oder zehn Kilometer oder in ganz seltenen Trainingseinheiten über kürzere Strecken von 500, 1000, 1500 oder 3000 Meter können Sie dann ruhig mal volle Pulle laufen. Dies bedeutet, dass Sie mit einer maximalen Herzfrequenz von zirka 90 bis 95 Prozent laufen. Sie befinden sich dann im anaeroben Bereich, also „ohne Sauerstoff". Jetzt werden die Glykogenspeicher zur Energiegewinnung angeknabbert. Die Muskelfasern werden gezwungen ihr Sauerstoff-Aufnahmevermögen zu ökonomisieren, der ganze Organismus ist maximal gefordert. Die anschließende Erholungszeit sollte dann allerdings – angepasst an den Wettkampfstress – entsprechend lang ausfallen.

Herzschlag, Herzfrequenz, Puls

Ein Gefühl für den eigenen Puls zu bekommen ist für jeden Läufer extrem wichtig. Nur so kann er sich mit seinem eigenen Belastungsmaßstab auseinandersetzen und bewußter zwischen den unterschiedlichen Trainingsformen unterscheiden. Ja sogar der Erfolg des Trainings ist erkennbar durch eine Senkung sowohl des Ruhepulses als auch des Trainingspulses bei gleichem Tempo und gleicher Strecke.
Wenn es darum geht, den individuell optimalen Trainingsbereich zu finden, spielt der Puls die Hauptrolle. Der Herzschlag ist so einmalig, wie der Mensch selbst. Der Puls ist nicht gleichbleibend, er schwankt von Tag zu Tag, von Stunde zu Stunde.

Er ist abhängig von der Psyche, von der Witterung, von den Geländeeigenschaften, vom Fitnessgrad und den Trainingsintensitäten. Drohen Grippe und Erkältungskrankheiten, dann steigt er schnell. An solchen Tagen lassen Sie die Laufschuhe am besten im Schrank. Zwar gibt es noch genauere Bestimmungsmethoden, um die Belastung des Körpers festzustellen (zum Beispiel Pulsmessung in Kombination mit Laktatmessung), aber im Alltag ist der Puls die beste Messgröße. Am besten kaufen Sie sich eine einfache, leicht zu bedienende Puls-

Fit-in-die-Kiste-Tipp

Maximalpulsbestimmung

Kennen Sie Ihren ungefähren Trainingspulsbereich? Dann bestimmen Sie Ihren Maximalpuls, um den optimalen Puls beim Laufen zu finden. Und so wird das gemacht: Nachdem Sie sich zehn Minuten eingelaufen haben, steigern Sie das Tempo kontinuierlich für zwei bis drei Minuten bis zum Höchsttempo. Ein leichter Anstieg auf Ihrer Messstrecke erleichtert das Finden des Maximalpulses. Eventuell wiederholen Sie nach einer Pause von fünf Minuten diesen Steigerungslauf bis zum Höchsttempo. Unmittelbar am Ende messen Sie ihren Puls mit dem Pulsmesser. Tipp: Geben Sie am Ende eines fünf oder zehn Kilometer langen Laufes noch einmal richtig Gas und schauen Sie dann auf ihre Pulsuhr. Oft ist der Maximalpuls plötzlich um einige Einheiten höher. Anhand des Maximalpulses können dann die oben beschriebenen Intensitätsbereiche definiert werden.

uhr mit Stoppuhrfunktion. Die Obergrenze des Trainingspulses liegt bei 180 minus Lebensalter (+/-10 Schläge). Sind Sie beispielsweise 40 Jahre alt, dann sollten Sie mit einem Puls zwischen 130 bis 150 laufen. Anfänger sollten sich eher am unteren Wert orientieren. Mit dieser Methode finden Sie den ungefähren persönlichen Puls.

Laufkilometer vorsichtig steigern

Es ist nicht ganz einfach zu bestimmen, wieviel Trainingskilometer der Mensch verträgt. Wer den Punkt nicht kennt, riskiert ein sogenanntes „Übertraining“. Die Symptome sind chronische Müdigkeit, hoher Ruhepuls oder Verletzungen. So können Sie das Übertraining verhindern:

- Legen Sie einen oder mehrere Ruhetage ein, wenn Sie sich schlapp oder müde fühlen.

- Erweitern Sie den Kilometerumfang im Training nur langsam, wöchentliche Steigerung 10 bis 15 Prozent.

- Lassen Sie einmal nach einem Training in Ihrer Apotheke den Laktatwert bestimmen. Ist dieser über 4 mmol/L, dann war der Trainingslauf eindeutig zu anstrengend.

Guter Laufstil macht es einfacher

- Die Schritte sind flüssig und nicht zu groß.

- Das Kinn nach oben nehmen und geradeaus schauen. Tipp: Fixieren Sie einen Punkt in 20 Meter Entfernung.

- Die Schultern sind entspannt und ruhig, ohne zu pendeln.

- Oberkörper aufrecht halten und leicht nach vorne neigen

- Die Arme schwingen mit, nicht der Oberkörper; die Ellenbogen nahe am Körper im rechten Winkel halten.

- Die Hände bleiben locker ohne eine Faust zu bilden.

Besuchen Sie einen Laufladen

In einem speziellen Laufladen werden Sie bestens beraten, was den Kauf von Schuhen, Pulsuhren, Hosen und anderen Laufutensilien angeht. Die Berater sind oft selbst exzellente Läufer und fertigen auch mal einen persönlichen Trainingsplan für den ersten Marathon an, informieren über Volksläufe in Ihrer Nähe und unterstützen Ihre sonstigen Laufambitionen.

So läuft man richtig

- Zum Ausgleich und zur Kräftigung regelmäßig die Rumpfmuskulatur trainieren, also Bauch- und Rückenübungen machen.

☛ Mit guten Schuhen können Sie auch auf Asphaltböden laufen, dennoch sind Waldläufe ein erholsames Naturerlebnis.

☛ Ist Ihr Kreislauf nach dem Aufstehen stabil, dann können Sie auch morgens, statt am Nachmittag oder Abend laufen.

☛ Vor dem Training nicht viel essen, die letzte Hauptmahlzeit sollte drei Stunden zurück liegen.

☛ Kurz vor dem Laufen noch ein oder zwei Gläser Wasser beziehungsweise Saftschorle trinken.

Trainingsplan für Anfänger

Unter Anfängern verstehen wir blutige Anfänger, die gerade mal zwei Minuten am Stück laufen können. Wenn Sie diesen Trainingsplan konsequent durchführen, schaffen Sie es bereits nach zwei Monaten fünf Kilometer am Stück mit viel Spaß zu laufen.

1. Woche: Drei Einheiten mit jeweils einem Tag Pause. Zunächst vier Minuten Gehen, dann eine Minute Laufen. Insgesamt fünf Wiederholungen, dies entspricht 25 Minuten.

2. Woche: Drei Einheiten mit jeweils einem Tag Pause. Zunächst vier Minuten Gehen, dann zwei Minuten Laufen. Insgesamt fünf Wiederholungen, dies entspricht 30 Minuten.

3. Woche: Drei Einheiten mit jeweils einem Tag Pause. Zunächst vier Minuten Gehen, dann drei Minuten Laufen. Insgesamt fünf Wiederholungen, dies entspricht 35 Minuten.

4. Woche: Drei Einheiten mit jeweils einem Tag Pause. Zunächst drei Minuten Gehen, dann drei Minuten Laufen. Insgesamt fünf Wiederholungen, dies entspricht 30 Minuten.

5. Woche: Drei Einheiten mit jeweils einem Tag Pause. Zunächst drei Minuten Gehen, dann vier Minuten Laufen. Insgesamt fünf Wiederholungen, dies entspricht 35 Minuten.

- Laufen Sie länger als eine Stunde, dann nehmen Sie sich eine Flasche Wasser mit,

- Seitenstechen ist vermeidbar, wenn man nicht zu schnell läuft und vor dem Laufen nicht zu viel isst und trinkt.

Der Laufsport gehört nicht umsonst zu den klassischen Ausdauersportarten, bei denen die Fortschritte im wahrsten Sinn des Wortes „ausdauernd" erworben werden müssen. Mäßig aber regelmäßig lautet die Devise.

6. Woche: Drei Einheiten mit jeweils einem Tag Pause. Zunächst drei Minuten Gehen, dann fünf Minuten Laufen. Insgesamt fünf Wiederholungen, dies entspricht 40 Minuten.

7. Woche: Drei Einheiten mit jeweils einem Tag Pause. Zunächst zwei Minuten Gehen, dann sieben Minute Laufen. Insgesamt fünf Wiederholungen, dies entspricht 45 Minuten.

8. Woche: Drei Einheiten mit jeweils einem Tag Pause. Zunächst sieben Minuten Laufen, dann eine Minute Gehen. Anschließend acht Minuten Laufen, dann zwei Minuten Gehen. Dann neun Minuten Laufen und drei Minuten Gehen. Anschließend zehn Minuten Laufen, dann drei Minuten Gehen und noch einmal zwölf Minuten Laufen. Diese Einheit entspricht 55 Minuten.

Bei den nächsten Laufeinheiten sollten Sie den Rhythmus „Drei Mal pro Woche" beibehalten. Wenn es die Zeit zulässt, können Sie auf vier Mal pro Woche erhöhen. Die Laufeinheiten sollten zwischen 45 und 60 Minuten lang sein. Wenn Sie noch Gehpausen benötigen, dann gönnen Sie sich diese auch. Nach den ersten drei Monaten kennen Sie Ihren Körper dann so gut, dass Sie wissen, was sie ihm zumuten können. Vergessen Sie den Pulsmesser nicht und orientieren Sie sich daran.

Ab aufs Rad

Mit Sicherheit fahren Sie selbst oft mit dem Fahrrad. Oder Sie haben es zumindest als Kind oder in Ihrer Jugend getan. Von vielen wird das Rad zumeist nur als Fortbewegungsmittel benutzt. Als schnellere Alternative zum Fußmarsch. Aber jeder, der schon einmal mit dem Rad auf einer Tour unterwegs war, kennt auch das befreiende Gefühl an einem sonnigen Tag durch die Natur zu radeln. Das berauschende Gefühl der Geschwindigkeit. Die frische Luft, die einem um die Nase weht. Die Kombination dieser Sinnesreize gepaart mit der Möglichkeit der sportlichen Aktivität macht unter anderem das Radfahren als Fitnesssport so interessant und lässt es sehr schnell zu Sucht werden. Eine Sucht mit durchweg positiven Nebenwirkungen

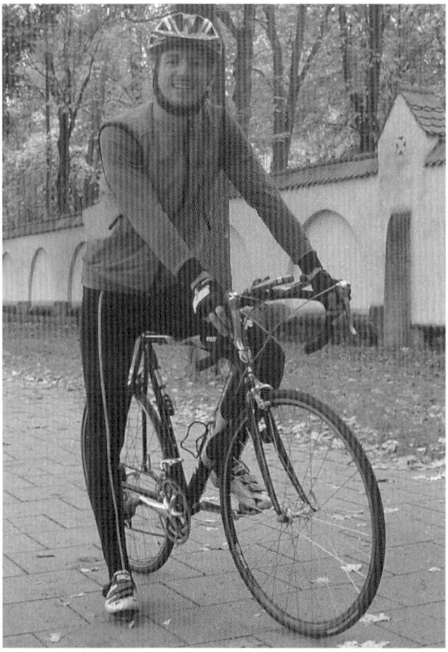

Schonend fit werden – die Vorzüge des Radfahrens

Viele sind mittlerweile vom Radvirus befallen. Betrachtet man das Radfahren einmal von der physiologisch-anatomischen Seite, so werden die Vorteile im Vergleich zum Laufen schnell erkennbar. Das gesamte Körpergewicht ruht beim Radfahren auf dem Sattel beziehungsweise auf der Radmaschine. Es muss also nicht von den eigenen Gelenken und Knochen getragen werden. Die Gelenkschonung ist optimal und macht das Radfahren bis ins hohe Alter möglich. Selbst dann, wenn das Laufen schon etwas schwerer fällt.

Herz-Kreislauf, Lunge und Muskulatur werden trainiert, ohne dass Gelenke und Knochen abgenützt werden. Nicht umsonst

ist auch das Radfahren für viele Profisportler der unterschiedlichsten Sparten, die sich in der Rehabilitation befinden, der erste Schritt, ihre Ausdauerleistung und Muskelkraft wieder herzustellen. Übrigens: Durch die fehlende Stoßbelastung hat man nach dem Radfahren selbst nach längeren Touren praktisch nie einen Muskelkater. Und trotzdem ist das Gefühl von Erschöpfung, Zufriedenheit und Glückseligkeit nach einer 3-stündigen Ausfahrt wohl so nur beim Radfahren zu erleben.
Der Nachteil zum Laufen ist auf jeden Fall der höhere finanzielle Aufwand, der zunächst einmalig aufzubringen ist. Und der sich über die Jahre hinweg summiert. Ein Einsteiger muss zu Beginn mit etwa 1000 Euro rechnen. Dann ist er aber erst einmal komplett ausgestattet mit akzeptablem Material. Wenn Sie dann aber das Radfahren exzessiv betreiben, dann rechnen sich diese zunächst einmal hoch erscheinenden Kosten recht schnell. Vergleichen Sie doch einmal, was ein Monatsbeitrag im Fitnessstudio kostet und berechnen Sie dann die Kosten pro Stunde.

Mountain-Bike, Rennrad oder etwas dazwischen?

Die Gretchenfrage, an der sich die Gemüter scheiden. Der Mountain-Biker kann nicht mehr auf seine Querfeldein-Touren verzichten. Der Rennradler liebt seine kilometerweiten Ausfahrten auf endlosen Landstraßen mit dem Gefühl, König derselben zu sein. Viele ambitionierte Radfans sieht man im Sommer auf den Straßen und im Winter im Gelände. Wie Sie es nun handhaben, ist prinzipiell egal. Der Fitnessfaktor ist gleichwohl erfüllt. Falls Sie noch keine Entscheidung getroffen und keine Vorliebe entwickelt haben, lassen Sie es darauf ankommen und probieren Sie beides aus. Oftmals kann natürlich auch die regionale Lage die Entscheidung fällen. In dicht besiedelten Regionen ist Rennradfahren auf Grund stark befahrener Straßen oft schwierig. Ein Wald hingegen oder Parks, Landwirtschaftswege und ähnliches stehen für ein Mountain-Bike eigentlich immer zur Verfügung. Das Motto bleibt in jedem Fall: Ab aufs Rad und dann mit Sicherheit fit in die Kiste.

Komponenten

Wer sich schon etwas mit der Materie beschäftigt hat, kennt sich ohnehin aus. Und ein begeisterter Radsportler wird sich früher oder später sowieso mit technischen Aspekten seines Sports beschäftigen. Für Neueinsteiger sollen nur kurz die wichtigsten Dinge genannt werden. Dies sind der Rahmen und das Schaltwerk.

Rahmen: Wichtig ist hier die passende Geometrie, eine absolute Stabilität sowie das Gewicht. Ihr kompetenter Fahrradfachhändler wird Ihre komplette Körpergeometrie vermessen und ermöglicht Ihnen auch Testfahrten mit Rädern, die zu Ihrer Geometrie passen. Nehmen Sie sich Zeit, das passende Rad zu finden.

Schaltwerk: Der Markt wird beherrscht vom japanischen Hersteller „Shimano" und vom italienischen „Campagnolo". Und diese beiden zeugen auch tatsächlich von Qualität. Der Rennradeinsteiger kann eigentlich für den Anfang ab einer „Campa Xenon" und einer „Shimano 105er" nicht viel falsch machen. Und wenn die Leistungsfähigkeit und damit der Anspruch steigt, ist ein Neukauf nach etwa drei Jahren mit besseren Komponenten kein Problem. Der Wiederverkaufswert eines guten Rades ist nicht so schlecht. Welches Rad den Zuschlag erhält, entscheidet der Geldbeutel, die Leistungskategorie und nicht zuletzt das eigene Gefühl. Lassen Sie sich vom kompetenten Fachhändler beraten.

Die perfekte Grundausstattung

☛ **Helm:** Ohne Helm geht nichts. Wer von Beginn an mit Helm fährt wird sich ohne ihn nicht mehr sicher fühlen. Und das zurecht. Kostenpunkt: ab 50 Euro. **Tipp:** Der optimale Helm muss beim Aufsetzen ohne Helmschnalle fest sitzen und darf beim Kopfschütteln nicht wackeln. Trotzdem darf er auf keinen Fall drücken. Am besten mit verstellbarem Gurtsystem.

☛ **Radtrikot:** Funktionalität hat oberste Priorität. Das heißt Polyestermaterialien, die den Schweiß nach außen leiten und schnell trocknen. Das ist beim Radfahren noch wichtiger als beim Laufen, da die gefühlte Temperatur durch den Fahrtwind bei nassem Schweiß auf dem Körper sehr niedrig sein kann. Ebenso wichtig: enganliegende Passform. Wichtig auch: Rückentaschen zum Transport diverser Utensilien. Kostenpunkt: ab 25 Euro

☛ **Kurze Radhose mit synthetischem Ledereinsatz:** Radhosen werden ohne Unterhose getragen, da deren Nähte drücken oder scheuern würden. Die aktuellen Synthetik-Einsätze sind – im Unterschied zu echtem Leder – problemlos waschbar. Kostenpunkt: ab 30 Euro

☛ **Funktionsunterhemd:** Funktionsunterhemden leiten den Schweiß von der Haut weg und verhindern so Erkältungen. Nur an absoluten Hitzetagen kann man darauf verzichten. Kostenpunkt: ab 15 Euro

☛ **Winddichte Mikrofaserjacke:** Wirklich wasserdicht sind solche Jacken nicht. Aber dafür lassen sie so viel Dampf nach außen durch, wie bei normalem Trainingstempo entsteht und halten den auskühlenden Wind draußen. Zusammengefaltet passen sie in eine Trikottasche.

☛ **Radbrille:** Sie schützen weniger vor der Sonne als vor Fremdkörpern. Gute Radbrillen lassen viel weniger Zugluft durch als normale Sonnenbrillen, sie sind leichter und sitzen fester. Eine schwache Tönung reicht.

☛ **Radhandschuhe:** Sie schützen vor Blasen, vor Taubheitsgefühl in den Fingern, das durch das Abdrücken des Nervs im Handballen kommt, verhindern das Abrutschen vom Lenker bei schweißnassen Händen und verhindern schmerzhafte Abschürfungen bei Stürzen.

☛ **Windweste mit Netzrücken:** Vorne winddicht, hinten maximal belüftet – Windwesten sind ganzjährig dabei, wenn sich unterwegs die Temperatur ändern könnte oder längere Abfahrten warten.

☛ **Rennschuhe für Klickpedale:** Wichtig: Die Schuhe müssen zum Pedal passen! Die benötigten Bohrungen für die Pedalplatte sind je nach Pedaltyp verschieden – der kundige Fachhändler hilft weiter.

Für die kälteren Tage (Übergangszeit und Winter)

☛ **Knie- oder Beinstulpen:** Die Textilschläuche machen aus einer kurzen eine dünne lange Hose und aus einem Sommertrikot eines für etwas kühlere Temperaturen.

☛ **Thermojacke:** Für besonders kalte Tage, wenn das langärmelige Trikot nicht mehr ausreicht.

☛ **Handschuhe:** An kalten Tagen geht man nur einmal ohne Handschuhe auf Tour. Beim nächsten Mal wird man sie bestimmt nicht mehr vergessen.

☛ **Lange Radhose gepolstert oder Überhose:** Obwohl die Beine beim Radfahren immer in Bewegung sind, ist an kalten Tagen eine lange Hose unersetzlich.

☛ **Schuhüberzieher:** Sie werden tatsächlich über die Radschuhe gezogen. Ohne kann es an kalten Tagen empfindlich kalt an den Füßen werden und Erfrierungen sind keine Seltenheit.

Vor der Tour

1. Luftdruck: Dicke Reifen (19 oder 25 Millimeter) sollte man mit mindestens acht Bar belüften.
2. Werkzeug: Das minimale Bordwerkzeug (Set Innensechskantschlüssel, einen passenden Ersatzschlauch, Mini-Pumpe, Pneu-Demontage-Hebel, Inbusschlüssel).
3. Inspektion: Nach ein paar hundert gefahrenen Kilometern lohnt es sich gerade bei neuen Rädern eine Erstinspektion durch den Händler zu machen.
4. Sicherheit 1 : Kontrollieren Sie vor der Ausfahrt die Befestigung der Laufräder, das sind die sogenannten „Schnellspannverschlüsse".
5. Sicherheit 2: Kontrollieren Sie unbedingt die Bremsen vor der Ausfahrt oder zu Beginn bei geringer Geschwindigkeit.

Das optimale Einsteigertraining

Wie beim Laufen sollten Sie sich auch fürs Radfahren eine Pulsuhr zulegen. Bestimmen Sie von Zeit zu Zeit Ihren Maximalpuls. Folgende Methode hat sich bewährt. Nach einer intensiven Aufwärmphase von mindesten 30 Minuten, steigern Sie über fünf Kilometer kontinuierlich das Tempo. Die letzten 500

Meter geben Sie alles. Der höchste Pulswert, der Ihnen das Gerät anzeigt, sollte Ihr Maximalpuls sein. An diesem orientieren sich die Trainingsbereiche.

Regeneration:	< 60 Prozent der max. Herzfrequenz
Grundlagenausdauer 1:	60 bis 75 Prozent
Grundlagenausdauer 2:	75 bis 90 Prozent
Kraftausdauer:	80 bis 95 Prozent
Wettkampfausdauer:	> 90 Prozent

Als Neueinsteiger bleiben Sie für mindestens acht bis zwölf Wochen im Bereich „Grundlagenausdauer 1“. Die Pulswertbereiche sind beim Radfahren sehr genau einhaltbar. Während man beim Laufen den Pulswert nur über die Laufgeschwindigkeit regulieren kann, ist beim Radfahren eine Regulation über die Trittfrequenz möglich, die wiederum über den eigenen Kraftaufwand und die Wahl des Ganges reguliert wird.
Fahren Sie mindestens drei Mal pro Woche jeweils eine Stunde lang. Wenn möglich können Sie auch eine vierte Ausfahrt im Regenerationstempo absolvieren. Nach drei Monaten können Sie die Dauer Ihrer Touren sukzessive erhöhen. Einmal pro Woche können Sie dann auch im Bereich „Grundlagenausdauer 2“ fahren.
Nach den ersten vier Monaten können Sie dann entscheiden, wohin die weitere Reise geht. Je nach Ambition können Sie auf einen Radmarathon hin trainieren. Oder Sie trainieren auf Tempo. Oder Sie fahren ganz ohne Trainingsplan, einfach nach Lust und Laune. Hauptsache regelmäßig und Ihrer Leistung angemessen. Dann haben Sie den optimalen Nutzen.

Fit-in-die-Kiste-Tipp

Fahren Sie zu zweit oder noch besser in einer größeren Gruppe. Beim Radfahren können auch Sportler unterschiedlicher Leistungsstärke zusammen auf Tour gehen. Der Stärkere wird einfach häufiger vorausfahren und so den Schwächeren mitziehen. In Gruppen ist durch wechselnde Führungsarbeit ein höheres Durchschnittstempo möglich, größere Strecken können zurückgelegt werden und der Unterhaltungswert steigt ebenfalls.

Thera-Band

Das Thera-Band ist das ideale und vielseitige Trainingsgerät für unterwegs. Treffend ist der Spitzname des Bandes: „Fitness-Studio im Taschenformat". Es beansprucht fast keinen Platz und erlaubt durch die verschiedenen Stärken ein individuelles Training. Sowohl Kinder als auch Erwachsene können damit überall trainieren. Es stabilisiert die Wirbelsäule, kräftigt die gesamte Muskulatur und zaubert fast alle Problemzonen weg.
Der kleine und preiswerte Latexexpander ist ideal als Ergänzung zum Ausdauersport. Die dort beanspruchten Muskelgruppen werden perfekt gekräftigt und geschmeidig gehalten. Gleichzeitig werden die Muskelpartien die sonst zu kurz kommen (im wahrsten Sinne des Worte) gleichfalls mittrainiert.
Empfehlenswert ist die Verwendung von zwei verschieden starken Bändern. Die Beine können Sie mit dem stärkeren Band trainieren, die Arme und den Ganzkörper-Muskelapparat mit dem leichteren Band. Egal wann und wo, für ein paar Übungen findet sich immer und überall etwas Zeit. So schwört beispielsweise auch die Schauspielerin Christine Neubauer auf das kleine Band. In Ihrem Buch „Das Vollweibtraining" zeigt sie tolle und einfache Übungen speziell für die typischen Problemzonen. So ganz nebenbei wachsen dabei auch die Muskeln und der Stress verflüchtigt sich.

Fit-in-die-Kiste-Detail

Die Erfolgsstory – 25 Jahre Thera-Band
Unglaublich aber wahr. Die Entdeckung des Thera-Bandes als Fitnessgerät war reiner Zufall. Therapeuten nahmen Ende der 70er Jahre an einer Betriebsbesichtigung einer Firma für Hygiene-Artikel in Ohio teil. Es wurde Ihnen dabei ein Band vorgestellt, das Zahnärzte nutzen, um einen Zahn „trocken zu legen". Bei Inspektion des Bandes durch die Therapeuten entdeckten diese eine wichtige und einzigartige Eigenschaft: Der Kraftaufbau des Latexbandes bei Dehnung erfolgt linear. Die Therapeuten übernahmen das Band für die physikalische Therapie, wo es durch seine Eigenschaften Gelenke optimal schont und es zu keinen Verletzungen kommen kann. Das Thera-Band war geboren.

Stretching und Cool down

Stretching hält elastisch und geschmeidig. Wir stretchen uns vor und nach einer Bewegungseinheit. Machen Sie sich das Stretchen zur festen Gewohnheit, zum Ritual. Sonst vergessen Sie es.

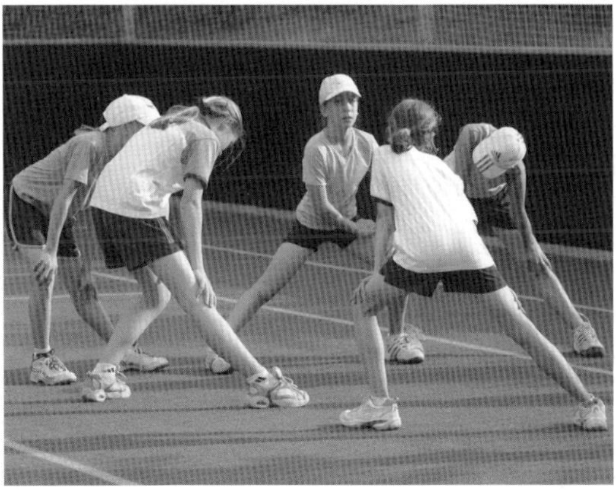

Sobald die Muskeln warm sind, also nach lockerem 10- bis 15-minütigem Einlaufen oder Einradeln, können Sie loslegen mit den wichtigsten Dehnübungen. Der Muskelkater wird ausgetrickst und angespannte Bänder können wieder in die Normallänge zurückgeführt werden. Bei langen, langsamen Läufen stretchen wir uns zwischendurch sehr gerne, einfach nur um entspannter wieder weiterzulaufen. Bei jedem Dehnen sollte eine Dehnung spürbar sein, niemals aber ein Schmerz. Die Position für etwa 20 bis 30 Sekunden halten – nicht Nachfedern – dabei ruhig und tief weiteratmen. Gut ist es, jede Übung ein bis zwei Mal nach 15 Sekunden Entspannung zu wiederholen.

Genauso wichtig wie das Stretchen vor dem Training, um Verletzungen zu vermeiden und volle Leistungsfähigkeit zu erhalten, ist das Dehnen danach. Durch die ständigen Muskelkontraktionen während der Bewegung hat der Muskel die Tendenz sich zu verkürzen. Dadurch büßen Sie auf Dauer an Beweglichkeit ein. Das Dehnen danach verhindert das. Zudem bedeutet ein längerer Muskel auch eine größere Schrittlänge. Sie legen damit pro Schritt eine größere Distanz zurück. Sozusagen mit Sieben-Meilen-Stiefeln ins Ziel.

Unser Tipp: Stretchen Sie sich auch einfach einmal so im Alltag. Im Büro nach langem Sitzen oder wenn Sie während der Arbeit lange Strecken zurückgelegt haben. Das wird Sie entspannen und Ihnen wieder neue Energie geben.

Übungen

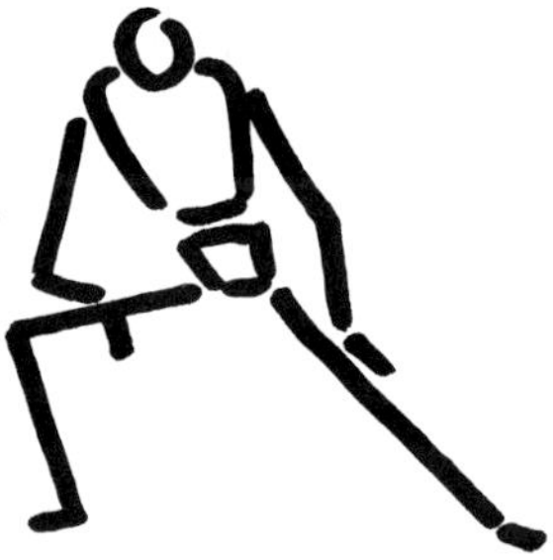

Innenseite der Oberschenkel
Die Beine werden aus dem Stand gespreizt. Füße parallel stellen und dabei das Gewicht auf ein Bein verlagern. Der Fußrand des gestreckten Beins bleibt auf dem Boden.

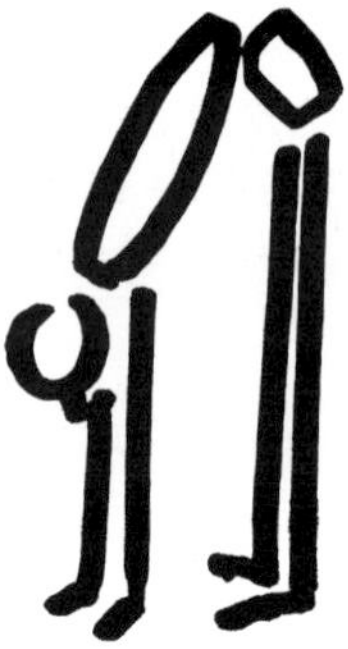

Hintere Oberschenkel
Bringen Sie – bei gestreckten Beinen und geradem Rücken – den Oberkörper zu den Beinen.

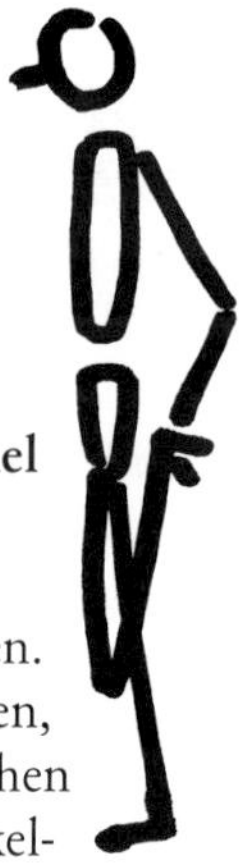

Vordere Oberschenkel
Ziehen Sie aus einer aufrechten Position einen Fuß in Richtung Gesäß. Knie zusammen bringen. Die Position halten, bis Sie ein leichtes Ziehen in der vorderen Oberschenkelmuskulatur spüren.

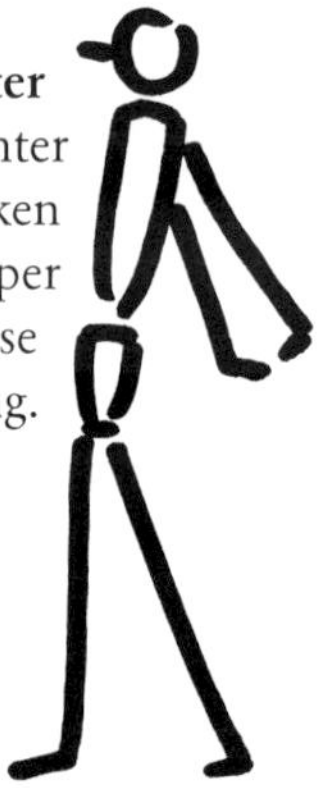

Brust und Schulter
Greifen Sie Ihre Hände hinter dem Rücken. Nun strecken Sie die Arme vom Körper weg und halten diese Stellung.

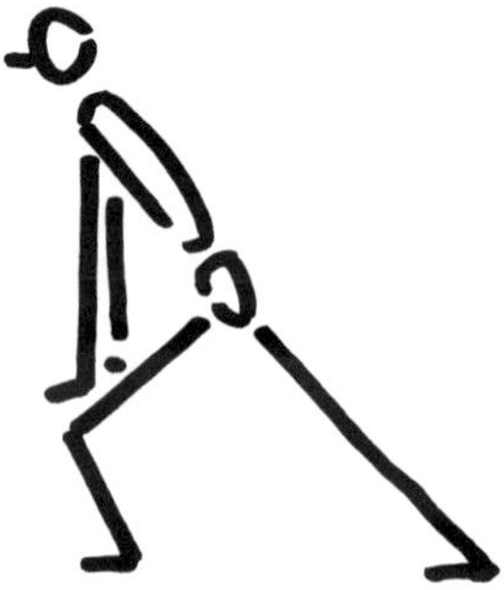

Äußere Wadenmuskulatur
Machen Sie einen großen Schritt nach vorne und beugen das vordere Bein. Verlagern Sie Ihr Gewicht darauf und drücken Sie das hintere Bein mit der Verse gegen den Boden.

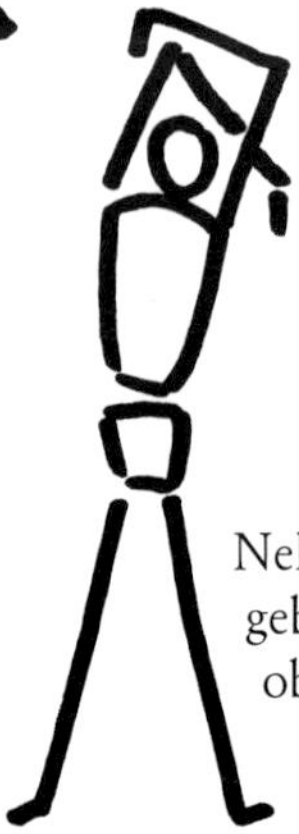

Seiten
Nehmen Sie einen Arm, der gebeugt wird, nach hinten oben. Mit der anderen Hand ziehen Sie den Arm nach hinten unten.

Verletzungen und Infekte

Und man bleibt doch nicht immer verschont. Trotz knallharter Ausdauer, einem soliden Aufwärmprogramm und elfengleicher Motorik. Ein Stein, ein Schlagloch, ein zu langer Schritt, ein Sturz. Vor Verletzungen ist keiner gefeit. Selbstverständlich ist die Vorbeugung von Verletzungen immer noch am besten. Die Möglichkeiten dazu sind vorhanden und sollten auch genutzt werden.

Fit-in-die-Kiste-Tipp

So beugen Sie effektiv Verletzungen vor

1. Nach einem langsamen Aufwärmen (langsames Einlaufen, lockeres hochfrequentes Radeln oder ähnliches) sollte ein kurzes Stretchingprogramm durchgeführt werden. Auch möglich direkt auf dem Rad, wichtig hier Oberschenkel und Waden.

2. Immer angemessene Kleidung tragen.

3. Der Leistung angepasstes Training mit ausreichend Pausen. Hören Sie auf Ihre innere Stimme.

Wenn es dann aber doch einmal passiert ist, ist zumeist Eile geboten. Dann heißt es, schnell zu handeln. Die Erste Hilfe bei Sportverletzungen besteht dabei aus vier ganz wesentlichen Punkten:

1. Ruhigstellung

Bei einem plötzlichen Ziehen, in der Wade beispielsweise, und dem eventuellen Verdacht einer Zerrung, sportliche Betätigung sofort beenden. Ein Weitermachen könnte nur zu einer schlimmeren Verletzung führen.

2. Hochlagerung

Das betroffene Körperteil sollte so bald wie möglich hochgelagert werden. Damit ersparen Sie sich oft eine schmerzhafte Schwellung und verkürzen zugleich die Verletzungspause.

3. Druckverband
Damit können Sie auch Schwellungen effizient eindämmen. Aber Achtung! Ein falsch angelegter Druckverband ist oft schlimmer als gar keiner. Deshalb den Druckverband entweder vom Profi anlegen lassen oder schon im Voraus üben.

4. Kühlung
Last but not least. Der Standardsatz der Sportsfreunde bei einer Verletzung: „Schnell Kühlen". Und das ist in der Tat auch absolut richtig. Durch die Kälte ziehen sich die Gefäße zusammen. Einer Schwellung oder einer etwaigen Blutung wird dadurch effizient Einhalt geboten. Studien haben gezeigt, dass je schneller nach der ereilten Verletzung und je länger gekühlt wird, die Verletzungsdauer annährend proportional abnimmt. Das hört sich doch gut an. Also setzen Sie es im Ernstfall in die Tat um. Noch einmal: Kühlen verkürzt die Verletzungsdauer.

Fit-in-die-Kiste-Tipp

So kühlt man richtig

- ☛ Am besten kühlt man mit Eis oder noch besser mit Eiswasser, dies sollte immer im Erste-Hilfe-Köfferchen verfügbar sein
- ☛ Eis nie direkt auf die Haut bringen, Erfrierungen drohen. Immer etwas dazwischenlegen zum Beispiel ein Geschirrtuch oder ein dünnes Handtuch
- ☛ Sollte kein Eis beziehungsweise Eiswasser zur Verfügung stehen dann muss man sich mit kaltem Leitungswasser begnügen. Auf ein Handtuch oder ähnliches geben. Dieses am besten lose um die verletzte Stelle wickeln und mit einer Binde fixieren
- ☛ Nach 30 Minuten dauerhafter Kühlung sollte man der Haut etwa 45 Minuten Zeit lassen, sich wieder zu erwärmen
- ☛ In diesem Wechsel: 30 Minuten Kühlung, 45 Minuten Pause sollte man mindestens drei Stunden fortfahren – besser noch länger

In den folgenden Tagen und Wochen ist eine intensive Pflege und Betreuung der Verletzung nötig. Die Natur selber hat uns dazu die wichtigsten Werkzeuge an die Hand gegeben. Gezielte Anregung der Selbstheilungskräfte, die in jedem von uns stecken, heilen am ursächlichsten, damit am vollständigsten und letztlich auch am schnellsten. Unsere Erfahrungen am eigenen Körper und aus zahlreichen Gesprächen mit Kunden zeigen, dass Vitalstoff- und Enzymtherapie, Homöopathie und Phytotherapie den Heilungsprozess der meisten Verletzungen immens beschleunigen können. Fragen Sie Ihren ganzheitlichen Apotheker oder Arzt.

Muskelkater

Unser Freund der Muskelkater. Jeder wurde von ihm schon einmal heimgesucht. Besonders nach längerer Trainingsabstinenz, nach besonders intensivem Training oder nach Betätigungen in ungeübten Sportarten (zum Beispiel Joggen statt Walken) tritt er auf. Zumeist stellen sich erste Beschwerden nach 8 bis 24 Stunden ein, in besonderen Ausnahmefällen erst nach zwei Tagen. Am effektivsten beugt man ihm durch einen guten Trainingszustand und einem der Fitness angemessenen Training vor. Welch weiser Ratschlag, werden Sie denken. Doch braucht sich derjenige, der nach einer längeren Trainingspause direkt mit einem 10-Kilometer Berglauf wieder einsteigt, nicht über die sich bald meldenden heftigen Muskelschmerzen beklagen. Wer sich so bewegt wie in unserer Basismethode empfohlen, wird nur selten unter einem Muskelkater leiden.
Sollte er dennoch auftreten, helfen leichte, vorsichtig durchgeführte Dehnübungen sowie leichte Bewegung, um die Durchblutung zu fördern. So werden Entzündungsmediatoren, die unter anderem den Schmerz vermitteln, effektiv abtransportiert. Warme Bäder und Massagen lockern Verkrampfungen. Arnica-Salben äußerlich angewendet lindern ebenso Beschwerden wie die Calendula-Salbe. Diese kann auch vor dem Sport aufgetragen vorbeugend wirksam sein. Gute Erfahrungen haben wir auch mit homöopathischen Komplexsalben gemacht.

Zerrungen

Eine Zerrung der Muskeln ist nichts anderes als eine Überdehnung in Längsrichtung der Muskelfasern. Das erklärt dann auch die Ursachen, die zu diesen Verletzungen führen. Meist ist es ein zu langer Schritt, oder eine plötzliche ruckartige Bewegung, die dann direkt von Schmerz begleitet sind. Je nach Schwere kann eine Bewegungseinschränkung auftreten, die bis zu sechs Tagen anhält. Gehen die Beschwerden nach vier bis sechs Tagen zurück, können warme Bäder und Massagen (Arnica, Calendula) den Heilungsprozess weiter beschleunigen. Dauern die Beschwerden allerdings länger an, ist Vorsicht geboten: Es könnte sich auch um einen Muskelriss handeln.

Prellungen

Mit die häufigsten Sportverletzungen. Bei Ballsportarten durch Schlag, Stoß oder Tritt eines übermütigen Mitstreiters. Durch einen Sturz oder auch eine falsche Bewegung. Muskeln, Bänder, Knochenhaut, Knochen beziehungsweise das Fettgewebe der Haut werden verletzt. Es platzen Blutgefäße, es folgt der Bluterguss und dann schließlich beim Einfließen ins Gewebe der blaue Fleck.
Bei einer Prellung sind die oben angegebenen Sofort-Maßnahmen besonders wichtig. Das Eindämmen der Schwellung hat oberste Priorität.

Muskelkrämpfe

Sie treten vor allen Dingen bei Überanstrengung auf. Meist ist der Verlust von Mineralien durch verstärktes Schwitzen verantwortlich. Kalium, Natrium und Magnesium sind dabei an erster Stelle zu nennen. Allesamt spielen sie eine wichtige Rolle bei der Muskelkontraktion und der Reizweiterleitung. Wichtig ist daher die optimale Versorgung des Körpers mit diesen Mineralien. In der Trainingsphase und während des Trainings muss also auf eine optimale Zufuhr geachtet werden. Weiterhin wichtig: ausreichend warme Kleidung, gutes Aufwärmen und angepasstes Training. Bei Auftreten eines Krampfes hilft „Gegendrücken" – auch wenn es schmerzhaft ist. Im Anschluss an die sportliche Belastung empfiehlt sich auch ein durchblutungsförderndes Bad.

Regeneration nach Training oder Wettkampf

☛ Nehmen Sie viel Obst und Gemüse zu sich, vor allem in konzentrierter Form als Säfte.

- ☛ Nehmen Sie zusätzlich Enzympräparate ein.
- ☛ Nehmen Sie zusätzlich pflanzliche Eiweißdrinks kombiniert mit frisch gepressten Säften ein. Aus Eiweiß und Vitalstoffen baut sich der Körper seine eigenen Enzyme.
- ☛ Probieren Sie es mal mit einem Gelee Royal-Trunk.
- ☛ Nehmen Sie basische Bäder zur schnelleren Entsäuerung.
- ☛ Nutzen Sie die Magnetfeldresonanztherapie (auch in Fitness-Studios zu finden) zum schnelleren Wiederaufbau.
- ☛ Machen Sie Regenerationsläufe an der frischen Luft.
- ☛ Stretchen Sie sich vermehrt.
- ☛ Gönnen Sie sich ausgiebigen Schlaf.
- ☛ Nutzen Sie die Homöopathie und Naturprodukte.

Infekte

Das beste Mittel, Infekte zu bekämpfen, ist sie erst gar nicht zu bekommen. Ein intaktes Immunsystem ist dabei am wichtigsten. Für Sportler beginnt genau an dieser Stelle der Eiertanz. Recht gut ist untersucht, dass Hochleistungssportler nach einer starken Belastung ein geschwächtes Immunsystem haben. Für Infekte werden Sie dadurch anfälliger. Man spricht vom „open window-Phänomen".

Andererseits ist aber auch erwiesen, dass moderate körperliche Betätigung die Immunabwehr steigert und damit die Infektanfälligkeit senkt. Die Marschroute dürfte damit klar sein. Unsere „Fit-in-die-Kiste-Ernährungsempfehlungen" tun ihr übriges. Wer dennoch Höchstleistungen erbringen will, zum Beispiel einen Marathon läuft, bei einem Radmarathon mitfährt oder gar einen Ironman absolviert, sollte sein Immunsystem gezielt pushen.

Wenn trotzdem das Immunsystem einmal schlapp macht, muss in die Trickkiste gegriffen werden. Besuchen Sie Ihre Hausapotheke und erkundigen Sie sich nach „natürlichen Antibiotika".

Fit-in-die-Kiste-Detail

Die kleine homöopathische Sportapotheke hilft Verletzungsdauer und -intensitäten zu verkürzen.

Präparat	**Anwendung**
Arnica D6	Muskelkater (verbessert zusätzlich die Durchblutung), Zerrungen, Prellungen (begrenzt die Schwellung und die Bildung eines blauen Flecks); Muskelkrämpfe (während oder nach dem Sport, genauso auch vor dem Wettkampf)
Bryonia D6	Muskelkater (bei stechenden Schmerzen, die bei Bewegung schlimmer werden und sich in Ruhe bessern)
Calcium carbonicum D6	Zerrungen (zur Nachbehandlung bei Schwächegefühl im Muskel)
Cuprum aceticum D6	Wadenkrampf
Hypericum D6	Prellungen (an nervenreichem Gewebe wie Händen und am Steißbein)
Magnesium phosphoricum D12	Muskelkrämpfe (allgemein krampflindernd, etwa auch bei Magenkrämpfen)
Rhus toxicodendron D6	Muskelkater (bei Steifigkeit und Anfangsschmerzen nach Ruhe, was sich dann allerdings nach Bewegung bessert), Zerrungen, Prellungen
Zincum valerianicum D3	Krampf in den Gliedmaßen, vor allem nachts
Schüßler-Salz Nr. 7: *Magnesium phosphoricum D6*	Muskelkrämpfe: akut oder auch zur Prophylaxe. Muskelkater: im Wechsel mit Nr. 3: Ferrum phosphoricum D12; bei Überanstrengung: alle halbe Stunde eine Tablette im Wechsel bis zur Besserung, dann drei Mal eine Tablette
Schüßler-Salz Nr. 5: *Kalium phosphoricum D6*	bei Krämpfen nach Überanstrengung
Schüßler-Salz Nr. 2: *Calcium phosphoricum D6*	bei Krämpfen, die nicht auf Magnesium reagieren

Allgemeine Einnahmehinweise: In der akuten Phase alle 10 Minuten fünf Globuli oder eine Tablette, nach Abklingen der Beschwerden nachsorglich drei mal fünf Globuli oder entsprechend drei mal eine Tablette pro Tag.

Exkurs: „Natürliche Antibiotika"

Schon der einleitende Fall des kleinen Niklas hat es gezeigt: Antibiotika werden schnell und gerne verschrieben. In unserer Apotheke werden täglich mehrere Antibiotikapräparate abgegeben. Auf Nachfrage schildern uns junge Mütter oft erschreckendes. „Das ist jetzt das dritte Antibiotikum in den vergangenen drei Monaten. Ich hoffe, dieses hier wirkt endlich." Was ist das Problem bei zu schnell und zu oft verordneten Antibiotika?

1. Die sogenannte Resistenzbildung

Wird ein bestimmter Bakterienstamm resistent gegen ein Antibiotikum, dann wirkt dieses schlicht und ergreifend nicht mehr. Die breit eingesetzten Antibiotika (etwa bei der Viehhaltung oder in der Fischzucht) fördern die Ausbildung von Resistenzen.

Fit-in-die-Kiste-Detail

Resistenzbildung

Eine Bakteriensiedlung, die den Menschen befällt, besteht aus vielen Milliarden Bakterienzellen. Keime wie zum Beispiel der Darmkeim „Escherichia coli" teilt sich zirka alle 20 Minuten. Die Keimzahl verdoppelt sich also in dieser Zeitspanne. Bei der Zellteilung kommt es zu sogenannten Replikationsfehlern. Es besteht also die Möglichkeit, dass solch ein Replikationsfehler zu einem Bakterium führt, welches eine erhöhte Stabilität gegenüber einem Antibiotikum hat. Es handelt sich hier um eine Evolution, die um ein Vielfaches schneller abläuft als beim Menschen.

Ist dieses Antibiotikum im Einsatz, dann werden alle Bakterien, die diese Stabilität nicht aufweisen, getötet. Die stabilen können sich dagegen ungehemmt vermehren. Wird dieses Antibiotikum häufig und vor allem bei nicht erforderlicher Notwendigkeit eingesetzt, ist irgendwann die ehemals sensible Bakterienart komplett „ausgerottet". Die „neue" stabile Bakterienart bleibt übrig. Das Antibiotikum hat also selbst eine neue Bakterienart geschaffen, die es nicht mehr bekämpfen kann.

2. Der Pingpong-Effekt

Der Hauptteil der Antibiotika wird geschluckt, und muss damit anschließend durch den Darm. Dass dieser eine riesige Zahl an Keimen beheimatet, ist bekannt. Wussten Sie aber, dass der Mensch zehnmal so viele Bakterien hat wie er selbst Zellen besitzt? Diese Keime leben fast alle in einer Art Symbiose mit dem Menschen. Wir brauchen sie und sie brauchen uns. Wir bieten ihnen eine Lebensbasis. Sie wiederum nehmen eine Platzhalterfunktion ein, um uns vor krankmachenden Keimen zu schützen. Sie helfen außerdem beim Verdauen unserer Nahrung und produzieren zum Teil äußerst wichtige Vitamine. Die Antibiotika töten jetzt aber genauso diese für uns so wichtigen Keime ab. Das sensible Gleichgewicht gerät durcheinander. Der Haken dabei: 80 Prozent unserer Immunabwehr steckt im Darm. Die Folge: Unsere Immunabwehr geht in die Knie. Früher oder später ereilt uns ein neuer Infekt. Und das ganze Spielchen beginnt von vorne.

> ## *Fit-in-die-Kiste-Tipp*
>
> **Wenn schon ein Antibiotikum, dann richtig**
>
> 1. Therapie nie eigenmächtig abbrechen
> 2. Antibiotika zeitgenau einnehmen und nicht nach der ersten Besserung beenden. Einnahme immer solange, wie von Ihrem Arzt oder Apotheker erklärt wurde
> 3. Während und bis vier Wochen nach der Antibiotikatherapie: Einnahme von Okoubaka D2 – ein homöopathisches Mittel, welches die Antibiotikaentgiftung und den Wiederaufbau der Darmflora fördert
> 4. Präparat mit „Sacharomyces boulardii" einnehmen – einer Pilzkultur, die nachweislich dem häufig mit einer Antibiotikatherapie einhergehenden Durchfall vorbeugt und die Wiederherstellung der natürlichen Darmflora fördert. Oder auch begleitend Einnahme eines Bierhefepräparates
> 5. Nach der Antibiotikatherapie: Aktiver Wiederaufbau der natürlichen Darmflora zur Vermeidung des Pingpong-Effekts. Einnahme von Präparaten mit Bakterienkulturen
> 6. Eventuell bei längerfristigen Problemen: Antibiotikaausleitung
>
> Sprechen Sie mit Ihrem ganzheitlichen Apotheker.

Übrigens: Das Hauptargument der Befürworter von Antibiotika ist der starke Rückgang von Todesfällen durch Infektionskrankheiten. Tatsache ist jedoch, dass der Grund dafür die verbesserten hygienischen Standards waren. Antibiotika kamen erst ins Spiel, als das Problem schon gelöst war.

Topfit mit einem starken Immunsystem

Optimal ist es natürlich, Ihr Immunsystem soweit zu stärken, dass Keime gar keine Chance gegen Sie haben. Unsere gesamte Basismethode trägt optimal dazu bei: vitalstoffreiche Ernährung, Bewegung, Sauerstoff tanken, regenerieren. Wer zusätzlich noch den Turbo einschalten will, kann folgendes tun:

6-wöchige Kur

Optimal zum Beispiel vor den kritischen Jahreszeiten.

1. Zusätzliche Vitalstoffzufuhr mit einem optimal dosierten Vitalstoffpräparat mit ausreichend Zink und Vitamin C.
2. Mikrobiologische Präparate (zur Stärkung des darmassoziierten Immunsystems).
3. Aufbauende pflanzliche Präparate (etwa Echinacea oder Pelargoniumextrakt).

Viele führen vor dieser Kur zusätzlich noch eine Darmreinigung und -sanierung durch. Fragen Sie auch Ihren ganzheitlichen Apotheker oder Therapeuten.

Einige Kunden fragen uns, wie denn eine so verhältnismäßig kurze Kur helfen kann. Oder ob nach der Kur nicht wieder die selben Probleme auftauchen. Unsere Antwort: Kurzfristige Kuren helfen leere Speicher schnell wieder aufzufüllen. Ein Turbo eben, um frühere Defizite wieder auszugleichen. Gleichzeitig muss aber die Basismethode weiter umgesetzt werden, um den neuen Zustand zu erhalten.

Intensiv-Kur

Bei Patienten, die trotz Antibiotika ständig einen Infekt mit sich herumtragen empfehlen wir außerdem – besonders auch bei Kindern, die von einem Infekt in den nächsten rennen und ständig neue Antibiotika ausprobieren müssen:

1. Heilfasten, das ja schon die Darmreinigung mit einschließt. Kann bei Kindern im allgemeinen entfallen.

2. Darauf folgend: Darmsanierung.
3. Anschließend Entgiftung: Vor allem dann, wenn zuvor viele Medikamente geschluckt werden mussten.
4. Parallel zur Entgiftung ein optimal dosiertes Vitalstoffpräparat. Das ganze über mindestens drei Monate.
5. Danach kann das Vitalstoffpräparat entweder weitergenommen werden oder es wird ersetzt durch Spirulina.

Und auch hier gilt es wieder, zugleich die Basis-Methode umzusetzen.

Machen Sie den Immun-Check

Beantworten Sie folgende Fragen und schätzen Sie ab, wie leistungsfähig ihr Immunsystem wirklich ist.

Wie alt sind Sie?	
bis 30 Jahre	2 Punkte
31 bis 60 Jahre	1 Punkt
über 60 Jahre	0 Punkte

Wie oft leiden Sie unter einer Erkältung oder anderen Infektionen (zum Beispiel Harnwegsinfekte)?	
mehr als 4 x pro Jahr	0 Punkte
2 bis 4 x pro Jahr	1 Punkt
weniger als 2 x pro Jahr	2 Punkte

Haben Sie des öfteren Entzündungen im Mundraum (Aphten)?	
nie	2 Punkte
selten	1 Punkt
häufig	0 Punkte

Sind Sie ein hellhäutiger Typ?	
Ja	0 Punkte
Nein	1 Punkt

Rauchen Sie?	
Ja	0 Punkte
Nein	4 Punkte

Sind Sie in Ihrem Alltag erhöhtem Stress ausgesetzt?	
sehr viel Stress	0 Punkte
nur in Ausnahmefällen	1 Punkt
fast nie	2 Punkte

Nehmen Sie regelmäßig cortisonhaltige oder andere immunsuppressive Medikamente ein?	
regelmäßig	0 Punkte
nie	4 Punkte

Frieren Sie häufig oder leichter als Ihre Mitmenschen?	
eigentlich nicht	2 Punkte
auf jeden Fall	0 Punkte

Leiden Sie unter Allergien, Asthma, entzündlichen Darmerkrankungen, Rheuma oder an anderen entzündlichen Erkrankungen?	
Nein	3 Punkte
Ja	0 Punkte

Haben Sie Probleme beim Einschlafen oder Durchschlafen?	
sehr häufig	0 Punkte
ab und zu	1 Punkt
fast nie	2 Punkte

Ernähren Sie sich bereits vitalstoffreich?	
mit Ausnahmen schon	4 Punkte
eher nicht	0 Punkte

Wie häufig treiben Sie in der Woche Ausdauersport?	
nie	0 Punkte
etwa 2 x pro Woche	1 Punkt
4 bis 5 x pro Woche	2 Punkte

Auswertung

24 bis 30 Punkte:
Ihr Immunsystem scheint recht fit zu sein.

16 bis 23 Punkte:
Unter normalen Bedingungen arbeitet ihr Immunsystem recht effektiv. Bei erhöhten Anforderungen von außen – kalte Jahreszeit, Stress, erhöhte körperliche Leistung, Schlafdefizite oder Ähnlichem – ist es jedoch anfällig. Eine 6-wöchige Kur vor solchen absehbaren Belastungen wird helfen.

Weniger als 16 Punkte:
Ihr Immunsystem scheint nicht optimal zu arbeiten. Zu unserem Basisprogramm sollte unbedingt eine erhöhte Vitalstoffzufuhr hinzukommen, um die Speicher wieder aufzufüllen.

Der Joker gegen den Infekt

Was aber wenn Sie doch einmal ein Infekt treffen sollte? Gehen Sie zuerst einmal in Ihre ganzheitliche Hausapotheke und holen Sie sich ein „natürliches Antibiotikum".

1. Pelargonienwurzelextrakt (Tropfen): Die erfolgreichste Medizin seit Jahren in unserer Apotheke. Nach eigenen positiven Erfahrungen haben wir es aktiv weiter empfohlen. Durch Mundpropaganda sprach sich der Nutzen dieses Medikaments schnell herum und etablierte sich zur Standardarznei bei allen Erkältungskrankheiten.

2. Kapuziner-Kresse und Meerrettich-Extrakt (Tabletten): Das Präparat kann neben HNO-Infekten auch bei Harnwegsinfekten eingesetzt werden. Enthält im Gegensatz zum Pelargo-

Fit-in-die-Kiste-Detail

Der Pelargoniumextrakt ist der Wurzelextrakt einer lediglich in Südafrika vorkommenden Geranienart, der sogenannten „Kapland-Pelargonie". Dieser seit Jahrhunderten in der afrikanischen Volksmedizin gegen Atemwegserkrankungen eingesetzte Pflanzenextrakt gelangte zunächst eher zufällig als Tuberkulose-Medikament nach Europa. Der Engländer Charles Henry Stevens war vor über hundert Jahren in Südafrika mit der geheimnisvollen Wurzel von einer schweren Tuberkulose geheilt worden. Er nahm die Wurzel mit und gab ihr den Namen „Umckaloabo", so wie er es von den Afrikanern gehört hatte. Erst später stellte sich heraus, dass dies eigentlich „schwerer Husten" heißt. Viel später, nachdem man in den 80er Jahren die genaue botanische Herkunft des Wurzelpulvers geklärt hatte, wurde die heute verwendete Pelargonienwurzel-Lösung entwickelt.
Die wichtigsten Wirkstoffe der Pelargonien-Wurzel sind Cumarine und Phenole. Sie enthält aber auch viel Calcium und Kieselerde. Im Gegensatz zu Antibiotika wirkt Umckaloabo nicht nur gegen Bakterien, sondern auch gegen Viren. Als Zugabe löst es den Schleim. Damit ergibt sich ein breiter Einsatzbereich bei allen HNO-Erkrankungen. Mittlerweile sind in zahlreichen klinischen Untersuchungen die positiven Wirkungen erwiesen.

nienwurzelextrakt keinen Alkohol. Eventuell bei Alkoholkranken zu bevorzugen.

3. **Bärentraubenblätter:** Wirken antibiotisch und desinfizierend und finden Verwendung als Tee und als fertiges Arzneimittel bei Harnwegsinfekten. Wichtig hierbei: Ein stark basischer Harn ist Voraussetzung für die Wirksamkeit. Daher am besten ein Basenpräparat mit einnehmen.

4. **Preiselbeersaft:** Hilft Harnwegsinfekten vorzubeugen. Die Wirkung setzt etwa zwei Stunden nach dem Trinken ein und hält für etwa zehn Stunden an. Speziell bei Frauen, die häufiger an Harnwegsinfekten leiden, hat es sich bewährt, jeweils morgens und abends ein Glas zu trinken.

5. **Knoblauch:** Das Liliengewächs galt lange Zeit als Mittel der Wahl gegen Infektionen der Atemwege und des Magen-Darmtraktes. Wirkt zudem blutdrucksenkend.

6. **Thymian:** Nannte man früher das „Antibiotikum der armen Leute“. Auf Lunge und Bronchien, Magen und Darm wirkt es stark desinfizierend und krampflösend. Hat sich in der Praxis bei Keuchhusten und Blasenentzündungen bewährt.

7. **Oregano:** Schon kleinste Mengen wirken antibakteriell, so eine US-Studie. Die äußerliche Anwendung mit ätherischem Öl bekämpft Hautpilz und Virusinfekte sowie Herpes.

8. **Propolis:** Den antibiotischen Effekt machen sich einige Zahnpasten zunutze.

9. **Teebaumöl:** Allgemein keimtötende Wirkung, etwa gegen Läuse zur Prophylaxe in Shampoos eingesetzt oder als natürliche Alternative gegen Fußpilz. Kommt ebenso bei starker Akne, bei der auch Bakterien beteiligt sind, zur Anwendung.

10. **Lavendel:** Allgemein desinfizierende Wirkung. Zudem beruhigend und entspannend. Mittlerweile ist der Einsatz in der Aromatherapie allgemein verbreiteter.

Positiv Denken!

Fit-in-die-Kiste-Zitat

„Unser Leben ist das,
wozu unsere Gedanken es machen."

Marc Aurel

„Gedanken sind so schwer wie Steine,
der Gedanke ist bereits der erste Schritt in die Tat."

Janosch

Studien zeigen, dass das Immunsystem auf Freude, Glück und schöne Erlebnisse positiv reagiert. Stress, Traurigkeit, Aussichtslosigkeit dagegen schwächen es. Gelenktes Denken kann positive Grundstimmung erzeugen und direkt Heilungsprozesse des Körpers beeinflussen. Fälle, wo bereits abgeschriebene Krebskranke durch ihr positives, bejahendes Lebensgefühl den Krebs besiegt haben, sind nicht selten.
Dass Psyche und Physis eng miteinander verbunden sind, beweisen auch Experimente mit einem Hypnotiseur. Durch Suggestion einer Verbrennung können gute Hypnotiseure es schaffen, den Versuchspersonen Brandblasen zuzufügen. Techniken wie die Imagination erzeugen über die Vorstellung der Gesundheit tatsächlich Gesundheit.
Positiv Denken ist oft gar nicht so einfach. Stress im Beruf, Ärger zu Hause, Hektik im Straßenverkehr – alles Faktoren, die eine positive Grundeinstellung nicht gerade vereinfachen. Der erste Gedanke an einem neuen Tag ist häufig der, dass dieser doch bitte so schnell wie möglich wieder vorbei sei. Aber genau hier nimmt ein negativer roter Faden seinen Anfang, der sich dann unwillkürlich durch den ganzen Tag zieht. Das Leben ist das, wozu es unsere Gedanken machen.
Der erste Gedanke nach dem Aufwachen kann zunächst nicht gesteuert werden. Aber zumindest der zweite Gedanke kann ge-

steuert werden: „Ein neuer, wunderschöner Tag beginnt. Was hat er wohl heute Tolles für mich zu bieten.“ Oder: „Meine Energie ist unbegrenzt. Mir gehört die ganze Welt.“ Spätestens dieser zweite Gedanke muss ein guter Gedanke sein. Machen Sie es sich zur Angewohnheit. Kleben Sie sich vielleicht gut sichtbar einen Zettel ans Bett. Machen Sie sich positive Gedanken. Es wird nicht lange dauern, bis auch der erste Gedanke ein positiver ist. Noch ein Tipp: Wälzen Sie am Abend im Bett keine Probleme. Schließen Sie den Tag mit dem Gedanken an ein schönes Ereignis ab. Setzt sich einmal die positive Grundstimmung durch, wird nicht nur das Leben spannender, sondern die Zeit vergeht wieder bewusster. Der Tag ist nicht nur ein Warten auf sein Ende. Er wird aktiv genossen.
Die Welt ist nicht das, was sie objektiv ist, sondern das, wozu wir sie in unseren Gedanken machen. Und genau das ist für uns die Wahrheit. Wenn Sie denken, Frau Müller sei dumm, dann ist Frau Müller dumm. Auch wenn Frau Schmitt uns sagt, Frau Müller sei schlau. Solange Sie denken, sie sei dumm, ist sie dumm. Egal wie klug sie in Wirklichkeit ist. Ein weiteres Beispiel: Ein rotes Blatt Papier ist nach physikalischer Definition rot, wenn es ganz bestimmte Wellenlängen des Lichts absorbiert. Wenn Ihnen aber in frühester Kindheit jemand gesagt hat, dieses Blatt sei gelb, dann ist dieses Blatt fortan für sie gelb. Nicht das, was wirklich ist, ist die eigentliche Wahrheit, sondern das, was wir für die Wahrheit halten. Ziehen Sie daraus den Umkehrschluss. Denken Sie nur das Schönste, Beste und Wunderbarste. Dann ist es auch genau das.

Aus Problemen werden Vorteile

Die Fähigkeit, selbst aus Problemen noch Vorteile zu ziehen, unterscheidet erfolgreiche Menschen von solchen, die weniger Erfolg haben. Alle großen Köpfe, egal in welchem Metier, hatten und haben diese Gabe. Machen Sie es ihnen nach. Es nützt nichts, vor Schwierigkeiten zu kapitulieren. Stecken Sie nicht den Kopf in den Sand. Konzentrieren Sie sich auf neue Aufgaben. Oder noch besser: Suchen Sie den Vorteil, der sich aus dem vermeintlichen Nachteil ergibt. Nichts geschieht zufällig. Vielmehr zeigt es uns den richtigen, den besseren Weg. Und diesen gilt es zu finden. Oder richtiger: Der Weg findet uns. Sie müssen es nur zulassen.

In der Gegenwart leben

Erinnern Sie sich einmal zurück an Ihre Kindheit. Kamen Ihnen da die Sommerferien nicht endlos lange vor? Oder die Zeit vom Morgen des Heiligabends bis zum Geschenke auspacken? Oder ein Tag beim Schlittenfahren im Schnee? Wie sieht dies heute aus? Was sind schon sechs Wochen, geschweige denn ein Tag. Das Wochenende ist im Nu vorbei, die Wochen und Monate gehen ins Land. Man freut sich auf den nächsten Urlaub, doch so schnell er da ist, so schnell ist er auch wieder vorbei. Wo aber sind die ganzen Jahre geblieben? Eben war ich doch noch jung, jetzt sind die Kinder selbst schon erwachsen. So oder so ähnlich hören sich viele Gespräche an, bei denen nach der verbliebenen Zeit gesucht wird. Geht es Ihnen genauso?

Verlangsamen Sie die Uhr

Warum rast die Zeit so schnell vorbei? Eine Stunde hat doch immer 60 Minuten. Das war in der Kindheit so, in der Jugend und heute ist es noch genauso. Was aber war damals anders?
Die Antwort ist relativ einfach: Alles war neu, alles musste erst entdeckt werden. Die Gehirnforscher würden sagen, dass neue Erinnerungsbahnen angelegt wurden. Werden diese heute abgefahren, geht es rasend schnell. Die gleiche Zeit kommt uns dann viel kürzer vor als bei ihrer Neuanlegung.
Wie können Sie folglich die Zeit verlangsamen? Klar: Neue Erinnerungsbahnen müssen her. Der erste Schritt dazu ist, alles wieder bewusster zu erleben. Auf Dinge achten, auf die man noch nie geachtet hat. Dinge tun, die man noch nie getan hat. Genauer hinschauen, genauer zuhören, selbst aktiv werden, auf Menschen zugehen. Oder sich Zeit für sich selbst nehmen. Anders ausgedrückt: Nutzen Sie den Tag. Leben Sie in der Gegenwart – im Hier und Jetzt.

Jetzt oder nie

Wenn man sich während der Arbeit ständig nach deren Ende sehnt, wird einem im Rückblick nicht viel bleiben. Während eines Freizeit-Tennisspiels freut man sich schon wieder auf die Abend-Soap. Läuft diese, freut man sich schon aufs Bett. Hoffentlich kommt bald der nächste Urlaub. Und so weiter.
Und wann hat man gelebt? Nie. Die Zukunft gibt es nicht.

Wenn Sie in ihr angekommen sind, ist sie bereits Gegenwart und kurze Zeit später Vergangenheit. Wer in der Zukunft lebt, lebt gar nicht.

Lernen Sie bewusst zu leben

Auch hier ist Konditionierung alles. Der Mensch ist ein Gewohnheitstier, auch was seine Gedanken betrifft. Machen Sie sich dies zu Nutze. Wenn Sie sich wieder einmal in der gedanklichen Zukunft erwischen, rütteln Sie sich wach. Atmen Sie tief durch, fühlen Sie, wie Ihre Lungen mit Sauerstoff gefüllt werden. Nehmen Sie alles ganz bewusst wahr. Werden Sie zuerst sich selbst bewusst. Dann werden Sie sich Ihrer Umwelt bewusst. Schauen Sie sich um. Seien Sie achtsam. Saugen Sie auf. Genießen Sie. Sie leben.

Ängste und Sorgen

Tag für Tag bestimmen Ängste und Sorgen unser Leben. Schaffe ich die Prüfung nächste Woche? Wird mein Vortrag ein Erfolg? Ist mein Beruf zukunftssicher? Trifft auch mich die schlechte konjunkturelle Lage? Bleiben meine Kinder gesund? Ist meine Rente sicher? Bleibt die weltpolitische Lage stabil? Und so weiter, und so weiter.

Drehen sich Ihre Gedanken ständig um solche oder ähnliche Dinge? Aber warum? Was für Vorteile bringt es einem, sich darum zu sorgen? Ob sie sich erfüllen, wissen Sie nicht. Vielleicht läuft alles wie geschmiert. Schade um die belastende Zeit, in der man sich gesorgt hat. Und wenn es eintritt? Dann lässt sich meist ohnehin nichts daran ändern. Sorgen machen kann man sich auch dann noch. Besser noch: Dann kann man direkt die Probleme in eigene Vorteile ummünzen.

Ängste halten nur davon ab, die Gegenwart zu genießen. Sie spielen sich alle in der Zukunft ab. Und die ist ohnehin ungewiss. Oder macht es Sinn, sich drei Monate lang Sorgen darum zu machen, ob irgendwas eintritt oder nicht? Und hinterher stellt sich heraus, die Ängste waren vollkommen unberechtigt. Verschenkte Monate.

Verstehen Sie das nicht als Aufforderung, nur in den Tag hineinzuleben und sich um nichts mehr zu kümmern. Wer bewusst jeden Tag lebt, wird automatisch das Richtige tun. Für seine Zukunft sorgt er ganz automatisch. Hinzu kommt noch

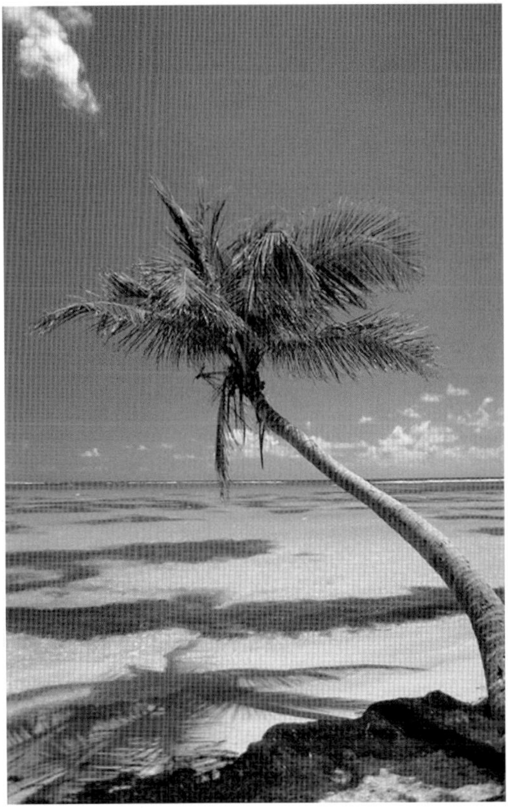

ein weiterer Aspekt. Ängste und Sorgen erzeugen negative Schwingungen. Nach dem Prinzip „actio = reacio“ kommen diese irgendwann wieder zurück. Letztlich können sich Ängste und Sorgen dadurch erfüllen, das man sie überhaupt erst hatte. Die Psychologie kennt solche Phänomene. „Self-fullfilling Prophecy“ nennt man sie dort – sich selbst erfüllende Prophezeiungen. Sie kennen doch bestimmt diese Geschichten. Einem jungen Mann wird prophezeit, dass er eine bestimmte Frau in absehbarer Zeit heiraten wird. Für ihn kam so etwas bisher eigentlich nicht in Frage, er verschwendete keinen Gedanken daran. Jetzt plötzlich setzt sich jedoch bei ihm dieser Gedanke fest. Und er steuert unbewusst genau daraufhin zu. Am Ende erfüllt er selbst die Prophezeiung.

Machen Sie es sich bewusst: Ängste und Sorgen lohnen sich nicht. Sie sind reine Energieverschwendung und genau diese Energie kann aus den Ängsten Wirklichkeit werden lassen. Rufen Sie sich das immer wieder in Erinnerung, wenn Sie sich dabei erwischen, dass Sie sich wieder einmal Sorgen machen. Schalten Sie um. Nutzen Sie statt dessen den Tag und leben Sie bewusst.

Ziele setzen und erreichen

Erfolgreiche Menschen wissen genau, was sie wollen. Weniger erfolgreiche wissen nur, was sie nicht wollen. Nur wenn Sie sich Ziele setzen, haben Sie die Möglichkeit, diese zu erreichen. Ohne Ziele treibt man dahin wie ein steuerloses Schiff im großen Ozean – planlos hin und her getrieben. Ein gestecktes Ziel kann zwar die Wellen des Schicksals nicht beseitigen. Es kann aber helfen, das Steuer wieder selbst in die Hand zu nehmen. Kennen Sie nicht einen Bekannten, der seit kurzem in Rente ist und seither körperlich und geistig rapide abbaut? Menschen, die Zeit ihres Lebens gearbeitet haben, denen es aber gesundheitlich ausgezeichnet ging. Plötzlich ohne Arbeit, ohne Ziel, werden Sie schwerfällig und zunehmend kranker.
Doch es gibt auch positive Beispiele: Rentner, die ihre freie Zeit für Reisen, sportliche Aktivitäten oder neue Geschäftsideen nutzen. Topfit und kerngesund. Johannes Heesters wurde oft nach dem Geheimnis seines Alters gefragt. Als Antwort nannte er seine Arbeit auf den Bühnen dieser Welt.

Erfolg, Glück und Frieden

Welche Art von Zielen Sie sich setzen, bleibt Ihnen selbst überlassen. Grundbedingungen sind:

☛ Es muss ein Positivziel sein. „Ich will in zwölf Monaten nicht mehr dick sein und nicht mehr so negativ denken“, ist der falsche Ansatz. Richtig lautet er: „Ich will in zwölf Monaten sechs Kilogramm abgenommen haben und meine Lebenseinstellung wird positiv sein.“

☛ Das Ziel darf hoch gesteckt, muss aber erreichbar sein. Ansonsten macht sich schnell Resignation breit.

Erfolge im Beruf sind ebenso schöne Ziele wie charakterliche Weiterentwicklungen.

Werden Sie sich Ihrer Ist-Situation bewusst

Um sich ein Ziel zu setzen, muss man zuerst genau wissen, wo man steht. Das ist oft leichter gesagt als getan. Gefangen in Routineabläufen erkennt man seinen Ist-Zustand gar nicht so leicht. Bewährt hat es sich, einen Stift in die Hand zu nehmen und aufzuschreiben, wie und wo man sich sieht.

Atmen – unterschätzte Fitnessquelle

Jede Minute tätigen Sie 16 bis 18 Atemzüge, dabei durchströmen acht bis zehn Liter Luft die beiden Lungenflügel – im Ruhezustand. Bei körperlichen Anstrengungen oder Stress erhöhen sich diese Werte natürlich. Im Schlaf dagegen sind es viel weniger.
Im Laufe Ihres Lebens werden Sie etwa 400 Millionen Liter Luft einatmen. Es gibt speziell trainierte Menschen, die Apnoetaucher, die bis zu acht Minuten ohne Sauerstoff auskommen können. Berufsmäßige Perlentaucher findet man noch in Japan und im Südpazifik. Die japanischen Amas sind Frauen, die bis zu 60 Mal in der Stunde im Wechsel 30 Sekunden lang tauchen und dann 30 Sekunden lang Luft holen. Ein Normalsterblicher kann maximal neun Minuten ohne Sauerstoff auskommen. Dann treten irreversible Hirnschäden ein. Der Sauerstoff ist also wichtigster Quell des Lebens. Umgekehrt stirbt man aber auch, wenn das CO_2 nicht abgeatmet wird. Der Körper übersäuert. Es kommt zur tödlichen Azidose.

Sauerstoff und Luft

O_2 ist der Bestandteil der Luft, den wir zum Leben benötigen. Wir atmen aber nicht Sauerstoff, sondern die Luft, die noch viele weitere Bestandteile enthält. Stickstoff nimmt dabei den Bärenanteil ein (etwa 70 Prozent), der Sauerstoff macht etwa 20 Prozent aus. Das ist auch gut so. Würden wir längere Zeit reinen Sauerstoff einatmen, hätte das den sicheren Tod zu Folge. Über die Luft wird nicht nur Sauerstoff in die Lungen transportiert, sondern auch alle anderen Bestandteile werden inhaliert. Das bringt uns direkt zur Luftverschmutzung und damit bringt jeder sofort Abgase in Verbindung. Seien es industrielle Abgase, Autoabgase oder diejenigen des heimischen Ofens. Bestandteile der normalen „Stadtluft“ sind zahlreiche Ruß- und Schmutzpartikel – mikroskopisch klein. Auf sie können sich kleinste Pollen von Blüten, Gräsern oder Früchten aufsetzen. Auf diesen Schmutzpartikeln „reiten“ die Pollen dann in unsere Lungen. Zu klein um von unserem Immunsystem erkannt zu werden, sensibilisieren sie uns dort. Folge: Allergien. In Japan etwa verdoppelte sich die Zedernpollenallergie innerhalb von zehn Jahren parallel zur Zunahme des Straßenverkehrs.

In der Nähe von Metallindustrien wurden auch schon Spuren von elementaren Metallen in der Luft entdeckt. Bei Einatmung erfolgt eine rasend schnelle Aufnahme ins Blut. Von dort erfolgt eine Ablagerung im Gewebe. Hochtoxische Metalle können so ihr Unwesen treiben. **Unsere Empfehlung:** Wählen Sie sich ihren Wohnort gut aus. Auch die nähere Peripherie ist wichtig. Wenn der Wohnort nicht optimal ist, so oft wie möglich in den Wald, in die Berge oder an Seen gehen und reine Luft atmen.

Bauchatmer oder Brustatmer

Machen Sie einmal den Test. Stellen Sie sich aufrecht hin und atmen Sie so tief wie möglich ein. Beobachten Sie sich dabei selbst oder lassen Sie sich beobachten. Wölbt sich der Brustkorb und heben sich die Schultern an? Dann sind Sie einer der vielen Brustatmer. Das muss geändert werden. Die Brustatmung ist flach und nutzt maximal 2/3 des Lungenvolumens. Ohnehin werden bei jedem Atemzug nur etwa 1/20 der Lungenbläschen belüftet. Bei einer flachen Bauchatmung werden dauerhaft die Lungenbläschen im unteren und seitlichen Lungenteil vernachlässigt. Luft steht dort regelrecht ab. Aktivieren Sie alle Lungenbläschen. Mit unseren einfachen Übungen erzielen Sie maximale Effekte.

Selbst erlebt

Frau E. aus Stetten – eine bekannte professionelle Sängerin – ist glücklicherweise Stammkundin in unserer Apotheke. Als sie sich ein Asthmaspray bei uns holte, kamen wir auf ihr und auf mein Asthmaleiden zu sprechen. Sie selbst bekam ihr Asthma auch schon in frühester Jugend diagnostiziert. Faszinierenderweise hat sie es durch den Gesang in den Griff bekommen. Die Atemübungen, die richtiges Atmen, die Atemstütze und so weiter beinhalten, haben ihr Atemsystem optimal gestärkt. Das Spray hat sie nur noch als psychologische Stütze in ihrer Tasche. Seitdem übe ich mich vor dem heimischen Computer wieder vermehrt beim Karaoke-Singen. Es therapiert nicht nur mein Asthma, sondern macht auch glücklich und losgelöst. Doping für Lunge und Seele.

Steigern Sie Ihre Energie

Kennen Sie das? Ein guter Witz, eine lustige Situation, und Sie lachen inbrünstig. Oder auf der Fahrt nach Hause kommt ihr Lieblingslied. Sie drehen laut auf und singen leidenschaftlich mit? Oder Sie wachen am Morgen schlaftrunken auf. Sie recken und strecken sich ausgiebig, verbunden mit einem herzhaften Gähnen? Oder Sie haben sich wieder einmal geärgert. Und lassen jetzt lauthals brüllend so richtig den Dampf ab?
Wie fühlen Sie sich nach solchen Momenten? Losgelöst, locker, aufgeweckt? In jedem Fall fitter als zuvor. Alle Vorgänge sind ein Weg, sich Luft zu verschaffen. Richtig auf- und durchzuatmen. Danach geht es Ihnen besser, Sie sind voller Energie. Warum machen Sie sich das nicht zunutze? Die optimale Tiefenatmung macht nämlich genau das. Innere Ruhe und Gelassenheit, Zufriedenheit und Ausgeglichenheit erzeugen ein Gefühl von Wohlbefinden.

Bauen Sie Stress ab

Beobachten Sie sich oder andere einmal in Stresssituationen. Legen Sie das Hauptaugenmerk auf die Atmung. Sie ist flach und schnell und gleicht einem Hecheln. Verantwortlich dafür ist das vegetative Nervensystem. Es unterliegt nicht dem eigenen Willen. Ursprünglich hatte diese „Reflexreaktion" einen Sinn. Der Steinzeitmensch wurde angegriffen, die automatischen Reaktionen seines Körpers machten ihn bereit zum „fly or fight" – kämpfen oder flüchten. Ziehen Sie daraus den Umkehrschluss. Stress löst das charakteristische Hecheln aus. Umgekehrt wird auch ein Schuh daraus. Stellen Sie bewusst das Hecheln ab, löst sich der Stress auf.
Bei einer tiefen Bauchatmung macht das Zwerchfell, das den Bauch- vom Brustraum trennt, den Lungen Platz. Beim Ausatmen zieht es sich dann wieder zusammen, massiert dabei die inneren Organe und einen wichtigen Nervenknotenpunkt im Bauch, das Sonnengeflecht. Das entspannt sofort, der Körper gibt Entwarnung: Kein Grund für Stressreaktionen.

Entgiften Sie sich durch richtiges Atmen

Die Lunge ist ein nicht zu verachtendes Entgiftungsorgan. Über die Lungen kann eine Vergiftung erfolgen, ebenso aber auch eine Entsäuerung. Tiefenatmung ermöglicht das Abatmen von Schadstoffen. Eine Art Fastenkur der Lunge. Lüften Sie Ihre Lungen wieder einmal richtig durch. Dies funktioniert aber nur bei einer intensiven Tiefenatmung. Richtiges Atmen ist auch eine Gratismassage für den Magen-Darm-Trakt. Von innen quasi. Viele Verdauungsprobleme können durch wieder erlernte Tiefenatmung gelöst werden.

Entspannt in zwei Minuten

Werden Sie sich Stress oder auch nur negativen Gedanken bewusst, sagen Sie laut oder auch in Gedanken ein klares „Stopp" oder „Nein". Atmen Sie bewusst langsam ein. Atmen Sie langsam aus. Lassen Sie dabei Ihre Schultern fallen und achten Sie darauf, dass sich muskuläre Verspannungen lösen. Richten Sie Ihr Augenmerk dabei auch auf Ihre Hände. Sie sollen keine Faust bilden, sondern ganz entspannt sein. Atmen Sie noch einmal tief ein. Atmen Sie langsam vollständig aus und achten Sie darauf, dass Ihre Zähne locker aufeinander liegen und nicht zusammengepresst sind. Atmen Sie noch einige Male bewusst ein und aus.

Sauerstoff essen

Essen Sie doch einfach Ihren Sauerstoff. Zwar kann das die Atmung nicht ersetzen, aber die Versorgung der einzelnen Zellen optimieren. Denn mit dem Einatmen von Sauerstoff allein ist es nicht getan. Er muss zu den Organen transportiert werden, die ihn dringend benötigen. Der rote Blutfarbstoff, das Hämoglobin, übernimmt diese Aufgabe. Er ist in großer Zahl in den roten Blutkörperchen, den Erythrozyten, vorhanden.

Das Hämoglobin erscheint übrigens nur rot, wenn Sauerstoff daran gebunden ist. Ohne ihn ergibt sich die bläulich-violette Farbe der Venen. Ein Mangel an Hämoglobin verhindert die Versorgung der Zellen mit Sauerstoff, obwohl durch die Atmung das O_2-Angebot ausreichend wäre. Ursache können ein Eisen-, Protein- oder Vitaminmangel sein. Hier hat sich auch eine Therapie bewährt mit Chlorophyll, dem grünen Pflanzenfarbstoff.

Das „Blut der Pflanzen" unterscheidet sich strukturell kaum vom Hämoglobin. Untersuchungen zeigen, dass chlorophyllhaltige Nahrung den Sauerstofftransport verbessert. Den Effekt machen sich auch Sportler zunutze, um ihre Leistungsfähigkeit natürlich zu verbessern. Tun Sie es Ihnen gleich. Jede grüne Pflanze enthält Chlorophyll. Wahre Chlorophyllbomben sind Weizengras-, Gerstengrassaft und Algen.

Die Top 7-Atemübungen

1. Ausdauersport als beste Atemübung: Laufen, Radfahren und alle anderen Ausdauersportarten sind ideal, um richtiges Atmen zu erlernen. Sie stärken die gesamte Lungenfunktion. Und wer seine Leistungen verbessern will oder seinen Sport optimal betreiben will, kommt automatisch zurück zu einer Tiefenatmung. Konzentrieren Sie sich zum Beispiel beim Laufen auf Ihre Atmung. Atmen Sie in den Bauch ein. Zum Vergleich atmen Sie in die Brust ein. Sie werden sofort den Unterschied bemerken. Die Bauchatmung stellt ein viel größeres Volumen zur Verfügung.

2. Tiefenatmung: Legen Sie sich flach auf den Rücken. Holen Sie durch die Nase langsam und tief Luft, ohne dass sich der Brustkorb hebt. Wenn Sie spüren, dass die Lungen voll sind atmen Sie mit einem langen Seufzer vollständig aus. Warten Sie etwa zehn Sekunden, bis Sie erneut durch die Nase langsam und tief einatmen. Wiederholen Sie dies 15 Mal.

3. Flankenübung: Auch die Flankenatmung, die Atmung in die Körperseiten, kommt häufig zu kurz. Bei dieser Übung werden die Lungenbläschen in den Lungenseiten aktiviert. Setzen Sie sich aufrecht auf einen Stuhl, Hocker oder Gymnastik-Ball. Legen Sie dann ein Handtuch hinten um den Rücken und ziehen Sie es unter den Achseln nach vorne. Überkreuzen Sie dort die Enden und halten Sie mit der rechten Hand das linke Handtuchende und mit der linken Hand das rechte Handtuchende fest. Ziehen Sie dann das Handtuch zusammen und atmen Sie ganz aus. Dann lassen Sie den Atem langsam durch die Nase einströmen, indem Sie gegen das strammsitzende Handtuch in beide Körperseiten hinein einatmen. Spüren Sie dabei, wie die Körperwände sich weiten. Danach wieder langsam durch den Mund ausatmen und das Handtuch fester ziehen. Wiederholen Sie diese Übung drei bis vier Mal. Machen Sie dann eine Pause, in der Sie nachspüren und sich auf die Rumpfwände konzentrieren. Wie fühlen sich diese jetzt an?

Können Sie immer noch eine Atembewegung darin erspüren? Danach wiederholen Sie die Übung noch einmal.

4. Schnuppern: In mehreren kurzen Zügen durch die Nase ein- und durch den Mund ausatmen. Durch das Schnuppern vertieft sich das Einatmen. Ein Duftöl verstärkt die entspannende Wirkung. Lavendel etwa beruhigt, Zitrone belebt.

5. Nasenübung: Dieser Übung schreibt man im Yoga eine besonders verjüngende und geistig erfrischende Wirkung zu. Außerdem regt sie die Zwerchfelltätigkeit an und verlängert den Ausatemstrom. Im Liegen oder Sitzen: Halten Sie mit dem rechten Daumen das rechte Nasenloch zu und atmen Sie langsam durch das linke aus. Halten Sie dann mit dem rechten Zeigefinger das linke Nasenloch zu und atmen durch das rechte ein. Wiederholen Sie dies drei bis vier Mal. Danach spüren Sie ganz entspannt nach. Sicher können Sie dabei feststellen, dass auch die Atemwege freier geworden sind. Wiederholen Sie dann die Übung gegengleich.

6. Gähnen: Gähnen Sie doch wieder einmal ganz herzhaft, beispielsweise gleich nach dem Aufstehen, das bringt die Zellen schon früh morgens richtig in Schwung. Setzen Sie sich dazu auf die Bettkante. Strecken Sie die Arme nach oben, öffnen den Mund ganz weit (als ob Sie eine große Orange verschlucken wollten) und schon stellt sich der natürliche Gähnreiz ein. Lassen Sie diesen zu und senken Sie beim Ausatmen gelöst die Arme. Nach der extremen Dehnung entspannt sich der Körper mit seinen inneren Organen besonders stark und angenehm. Spüren Sie der Übung nach und lassen Sie die Entspannung durch alle Glieder hindurchgehen.

7. Bronchien: Nehmen Sie entweder einen kleinen Noppenball oder einen Tennisball in eine Hand. Setzen Sie den Ball auf den Brustkorb und rollen Sie die ganze Fläche langsam aus. Diese Übung sorgt dafür, dass sich die Bronchien entspannen und die Durchblutung angeregt wird. Lassen Sie während der Übung den Atem gelöst ein- und ausströmen. Tipp: Eine erstklassige Übung für alle, die Atemprobleme beziehungsweise verkrampfte Bronchien haben.

Schlaf

Schlaf ist der Jungbrunnen für Körper, Geist und Seele. Schlafen tut gut, auch wenn Edison dies für eine Zeitverschwendung hielt und so auf die Idee der Glühbirne kam. Auf diese würden diejenigen gerne verzichten, die unter Schlafstörungen leiden. Und das sind nicht wenige. 20 bis 30 Prozent aller Erwachsenen in Deutschland schlafen schlecht. Sogar etwa 50 Prozent sind mehrere Wochen im Jahr davon betroffen. Einschlaf- und Durchschlafstörungen sowie krankhafte Schläfrigkeit am Tage treten auf. Wenn der Mensch nicht schläft, stirbt er.

Alle lebenswichtigen Rhythmen wie der Herzschlag, die hormonellen Vorgänge, die Atmung werden durch regelmäßigen Schlaf wechselseitig aufeinander abgestimmt. Wieviel Schlaf jeder Mensch braucht ist sehr verschieden. Der Neugeborene schläft noch 16 Stunden, während der alte Mensch flacher, kürzer und mit Unterbrechungen schläft. Erwachsene im mittleren Alter haben ein Schlafbedürfnis von sechseinhalb bis neun oder zehn Stunden. Zuviel Schlaf ist aber genauso ungesund wie zu wenig Schlaf. Finden Sie Ihren eigenen Schlafbedarf heraus. Versuchen Sie dabei immer zur gleichen Zeit ins Bett zu gehen.

Kurz- oder Langschläfer?

Der Schlafbedarf ist individuell, wurde uns vererbt und schwankt je nach momentaner Konstitution und Jahreszeit. Wichtig ist nicht die Schlafdauer, sondern, ob Sie sich frisch, fit und entspannt fühlen. Die einen brauchen mehr, die anderen weniger Schlaf. Prominente Kurzschläfer waren Napoleon oder Winston Churchill. Sie kamen mit drei Stunden Schlaf aus. Im

Fit-in-die-Kiste-Detail

Belastung für gesunden Schlaf

Die Mehrzahl der Untersuchungen hat ergeben, dass moderate Trainingsbelastung (fünf bis acht Laufkilometer) sowohl das Einschlafen als auch den Tiefschlaf begünstigt. Die günstigste Trainingszeit liegt am späten Nachmittag, denn zu spätes Training am Abend kann bei einigen Läufern erhebliche Einschlafstörungen verursachen.

Gegensatz dazu waren Goethe und Einstein prominente Langschläfer: Sie brauchten zehn und mehr Stunden Schlaf, um richtig kreativ zu sein.

Schlafen wie ein Murmeltier

Schlafen und Wachen stehen im Gleichgewicht zueinander. Wer den Tag aktiv verbringt, der kann auch nachts gut schlafen. Körperliche Betätigung am Tage fördert ebenso den Schlaf wie richtiges Abschalten am Abend, indem man von der Arbeit los lässt, ein gutes Buch liest, mit Kindern spielt, spazieren geht oder sich selbst verwöhnt mit einem Bad oder mit spezieller Musik zum Entspannen. Schauen Sie auf den abgelaufenen Tag mit Freude zurück und schließen Sie in Frieden mit ihm ab.
Falls Sie Schichtdienst haben oder oft Fernreisen machen, kommt der natürliche Schlafrhythmus sehr schnell durcheinander. In diesen Fällen ist die regelmäßige Schlafvorbereitung ganz wichtig. Sehr wichtig für einen erholsamen Schlaf ist aber auch die Schlafumgebung. Geräusche, ob von Autos, Leuten in benachbarten Kneipen und Gaststätten, Musik von Nachbarwohnungen ausgehend, Flugzeuglärm und anderes können sehr stören, genauso aber auch das Licht von Laternen.

Der Schlafplatz entscheidet

Das Schlafzimmer sollte „einladend“ sein. Verwenden Sie beim Bett Materialien, die mit dem menschlichen Organismus harmonieren. Dagegen bergen beispielsweise Kunststoffe Nachteile für den gesunden Schlaf. Sie behindern die natürliche Entschlackung von Körpergiften in der Nacht. Die Matratze – das Kernstück des Bettes – sollte möglichst unterlüftet, nicht älter als zehn Jahre, nicht zu hart und nicht zu weich sein. Die eingesetzten Materialien sollten schadstoffkontrolliert und umweltverträglich sein. Kautschuk- und Naturmatratzen sind besonders haltbar, rückengerecht und allergikerfreundlich. Die Bettdecke muss morgens Zeit haben, zu trocknen und abzukühlen. Sehr angenehm ist es auch mit einem frischen aus natürlichem Material bestehenden Bettbezug zu schlafen. Synthetiks begünstigen stärkeres Schwitzen, Geruchsbildung, und den milbenfördernden Feuchtigkeitsstau. Bis zu einem halben Liter Flüssigkeit gibt Ihr Körper nachts über die Haut ab. Nur ein trockenes Bett kann Sie richtig wärmen. Decken Sie sich

Selbst erlebt

Vor kurzem übernachtete ich im 33. Stock eines großen Frankfurter City-Hotels. Die Fenster waren alle verschlossen, nicht einen Spalt zu öffnen. Ferner merkte ich jetzt erst, dass ich in einem Raucherzimmer gelandet war. Ich vermisste die von zu Hause gewohnte nächtliche Frischluft. Am nächsten Morgen wachte ich mit Kopfschmerzen auf. Seitdem erkundige ich mich immer nach einem Nichtraucherzimmer und nach dem Stockwerk des Zimmers. Entgiften Sie lieber nachts, anstatt sich zu vergiften.

auch gut zu: Bleiben kühle Stellen, ist die Gefahr des Aufwachens stark erhöht. Es soll Fälle geben, wo ein Schaffell im Bett, Schlaflosigkeit beseitigt hat. Schlafen Sie immer, wenn möglich – je nach Außentemperatur machbar – mit offenem Fenster. Gifte, die Sie nachts ausatmen – wie beispielsweise Kohlendioxid – atmen Sie bei offenem Fenster nicht gleich wieder ein. Es ist immer wieder schön festzustellen, wie die frische Luft den Körper nachts regeneriert.

Dass auch die Schlafumgebung entscheidend ist, zeigte uns eindrucksvoll folgendes Beispiel einer Kundin: Sie berichtete, dass ihre Tochter früher körperlich immer hinter den Klassenkolleginnen zurück geblieben war. Alle Versuche, dies zu ändern, fruchteten nicht. Über verschlungene Wege kam ein Radioästhesist („Rutengänger") in ihr Haus. Tatsächlich stellte sich heraus, dass gerade der Schlafplatz des kleinen Mädchens erhöhte Aktivität zeigte. Das Bett wurde daraufhin in eine energetisch einwandfreie Position gebracht. In kürzester Zeit hatte das Mädchen ihre körperlichen Defizite aufgeholt.

Mühelos einschlafen

Die beste Methode nicht einzuschlafen ist, den Schlaf herbeizusehnen. Gerade, wenn Sie am nächsten Tag früh und ausgeruht aufstehen wollen, kommt der Schlaf nicht so, wie man es will. Dem einen hilft das Beten, dem anderen Zahlenspiele oder das Schäflein zählen. Das soll laut Studien eher schlafverzögernd sein. Visualisierungen, wie das Rauschen eines Baches oder anflutende Wellen am Meer verkürzen die Einschlafzeit. Wer Mühe hat , den Schlaf zu finden, sollte selbstverständlich auf anregende Getränke, wie Cola, Kaffee, Kakao und schwarzen Tee am späten Nachmittag oder gar am Abend verzichten. Fragen Sie Ihren Apotheker nach natürlichen Schlafhilfen. Chemische Schlafmittel sorgen zwar für einen schnelleren Schlaf, verhindern aber das Träumen, stören oft den inneren Rhythmus und man wacht oft wie neben der Kappe stehend auf. Ältere Menschen fallen in diesem dämmerungsartigen Zustand auch mal schneller hin und fügen sich dann oft komplizierte Brüche zu, die nur schwer wieder heilen. Auch viele Autounfälle sind darauf zurückzuführen.

Fit-in-die-Kiste-Detail

Die chinesische Organuhr

Die chinesische Heilkunde richtet sich an den zwölf Meridianen aus. In 24 Stunden werden für je zwei Stunden bestimmte Organ- und Kreislaufsysteme besonders intensiv von Lebensenergie durchströmt. Die Aufwachzeit könnte auf eine Störung des jeweils aktiven Organ- beziehungsweise Kreislaufsystems hinweisen.

6 bis 8 Uhr	Dickdarm-Meridian
8 bis 10 Uhr	Magen-Meridian
10 bis 12 Uhr	Milz-Pankreas-Meridian
14 bis 16 Uhr	Dünndarm-Meridian
16 bis 18 Uhr	Blasen-Meridian
18 bis 20 Uhr	Nieren- Meridian
20 bis 22 Uhr	Kreislauf-Meridian
22 bis 24 Uhr	Erwärmer-Meridian
0 bis 2 Uhr	Gallenblasen-Meridian
2 bis 4 Uhr	Leber-Meridian
4 bis 6 Uhr	Lungen-Meridian

Wenn alles versagt

Ist der Schlaf regelmäßig gestört oder sind Sie am Tag regelmäßig müde und schlapp, dann empfehlen wir Ihnen einen Arzt aufzusuchen. Manchmal ist eine Schlafstörung ein Hinweis auf eine beginnende Organstörung.

Erwachen Sie immer gegen 4 Uhr morgens, in der Zeit, in der sich die Leber vom Substanzaufbau zum -abbau umstellt, dann könnte ein homöopathisches Leberpräparat Ihnen gute Dienste leisten. Der Schlaf wäre dann wieder besser. Andere mögliche Ursachen von Schlafbeschwerden: Hitzewallungen in den Wechseljahren, Herz- und Prostataerkrankungen mit der Folge von häufigem nächtlichen Wasserlassen oder Schnarchen, eine Atemstörung, besonders bei dickleibigen Menschen zu finden. Depressive Menschen schlafen auch oft schlecht.

Rhythmus

Das ganze Leben wird durch einen körpereigenen Taktgeber bestimmt. Schlafen, Essen, Trinken und Arbeiten steuert eine innere Uhr. Diese wacht über mehr als 100 Körperfunktionen. Der normale Tagesablauf ist den meisten Menschen vorgegeben durch feste Arbeitszeiten, Öffnungszeiten der Geschäfte oder den Schulbeginn. Leider sind diese Zeiten selten übereinstimmend mit der eigenen inneren Uhr. Im Winter schläft man morgens gerne ein, zwei Stunden länger, trotzdem fängt bei den Kindern die Schule zur gleichen Zeit an wie im Sommer. Zu folgenden Ergebnissen sind Chronobiologen gekommen:

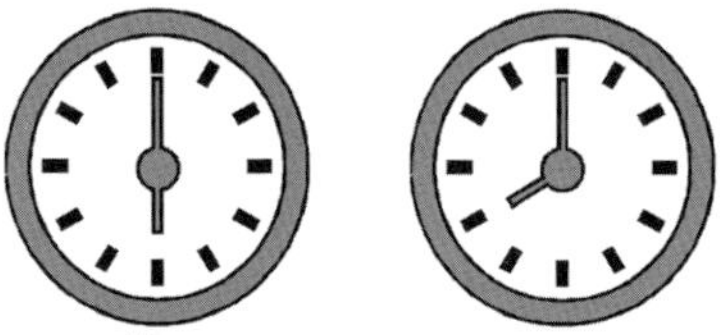

In der Zeit von 6 bis 8 Uhr steigen Blutdruck und Körpertemperatur. Beim Mann steigt das Hormon Testosteron an, bei der Frau das Hormon Östrogen. Bis 9 Uhr ist eine sehr gute Zeit für die Liebe. Eine kalte Dusche aktiviert den Kreislauf und regt die körpereigene Cortisonausschütung an. Der Kinderorganismus hat zwischen 6 und 7 Uhr seinen absoluten Tiefpunkt.

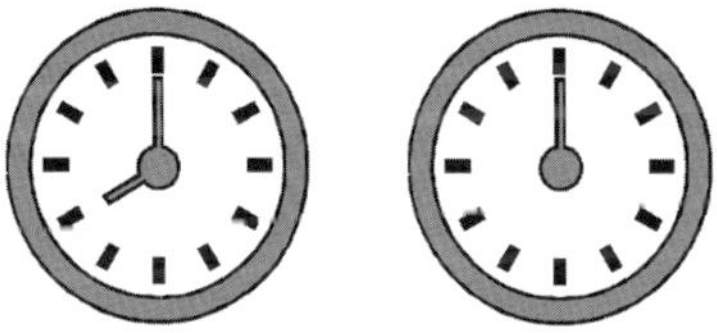

Von 8 bis 12 Uhr steigert sich die Leistungsfähigkeit und die Konzentration. Erledigen Sie in dieser Zeit wichtigste Arbeiten. Das Gehirn arbeitet besonders gut, Sprach- und Denkfähigkeit sind in Topform. Problemlösungen lassen sich in dieser Zeit am besten finden. Um 10 Uhr ist die Kälteempfindlichkeit am höchsten.

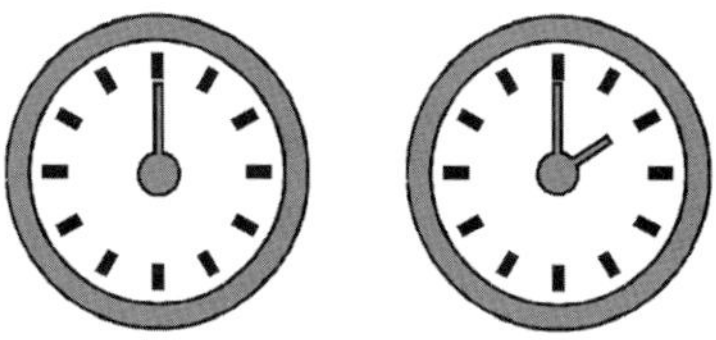

In der Zeit von 12 bis 14 Uhr produzieren Magen und Galle die Verdauungssäfte. Das Essen wartet in dieser Zeit auf Sie. Die Leber schläft jetzt, bitte keinen Alkohol trinken.

Um 15 Uhr schüttet der Körper die meisten Glückshormone aus. Diese Endorphine senken die Schmerzempfindlichkeit um 30 Prozent. Günstige Zeit für Zahnarzttermine.
Zwischen 14 und 16 Uhr sollten Sie mit sinkendem Blutdruck Ihre Siesta abhalten. Diese kann 10, 15 oder auch 30 Minuten dauern. Das Auto bleibt in dieser Zeit lieber in der Garage oder auf dem Parkplatz stehen.

Um 16 Uhr steigert sich wieder die geistige und körperliche Leistung. Ein Sprachkurs beispielsweise wäre in dieser Zeit ideal. Nicht zuletzt, weil das Langzeitgedächtnis in dieser Zeit tolle Arbeit leistet. Auch Feinmotorik und Geschicklichkeit sind optimal ausgeprägt.

Bis 18 Uhr können Sie tolle sportliche Leistungen absolvieren oder auf der Arbeit glänzen, ehe ab 18 Uhr die Leistungsfähigkeit wieder zurück geht. Eine kleine leichte Mahlzeit kann eingenommen werden. Essen Sie jedoch drei Stunden vor dem Schlafengehen nichts mehr. Verwöhnen Sie sich, alle Sinne reagieren in den Abendstunden sensibel. Jetzt ist Zeit um ein gutes Buch zu lesen, entspannende Musik zu hören oder ein Glas Rotwein zu trinken.
Vor Mitternacht ist die Schlafbereitschaft am höchsten, weil der Adrenalinspiegel im Keller ist, der Körper regeneriert maximal, die Nahrungsverwertung erfolgt.

Ab 4 Uhr schaltet der Organismus um auf die Entgiftung. Mundgeruch und schlechter Atem sind die Folge.

Langfristigere Rhythmen

Neben dem Tagesrhythmus wirken auf uns noch weitere Rhythmen:

- Der monatliche Rhythmus, dafür ist der weibliche Organismus das beste Beispiel.

- Der Jahresrhythmus, der sich nach dem Sonnenstand richtet.

- Das unterschiedliche Schlafbedürfnis in den Winter- und Sommermonaten ist jedem bekannt.

Dem eigenen Rhythmus folgen

Oft lässt es die vorgegebene Lebensführung nicht zu, mit dem eigenen Biorhythmus zu leben. Ein Leistungstief nach dem Mittagessen wird mit einer Tasse Kaffee bekämpft, anstatt einen Spaziergang an der frischen Luft oder eine Siesta mit einem kleinen Nickerchen zu machen. Auch wenn es nicht immer gelingt, so sollten Sie doch so oft wie möglich im Einklang mit dem eigenen Biorhythmus leben. Hören und Vertrauen Sie auf Ihren eigenen Rhythmus und lassen Sie sich belohnen durch maximale Lebensenergie.
Kommt nach einiger Zeit der Körper ganz außer Takt, schiebt man dies allzu gerne auf Stress, Bewegungsmangel oder einseitige Ernährung. Schlafstörungen, Herz-Kreislaufprobleme, Magen-Darm-Erkrankungen haben sehr oft Menschen, deren Leben nicht mehr im Takt ist. Die eigene innere Uhr findet man schnell wieder, wenn man etwa zur gleichen Zeit ins Bett geht und zur gleichen Zeit aufsteht.
Jeder Mensch tickt ein wenig anders: Der Morgenmensch läuft schon früh zur Höchstform auf, der Abendmensch kommt erst mittags in Schwung. Finden sie Ihren eigenen Biorhythmus heraus, versuchen Sie so oft und so gut wie möglich mit ihm zu leben. Als Belohnung winkt Ihnen mehr Lebensenergie für den Alltag.

Elektrosmog – unsichtbarer Nebel

50 Millionen Handybesitzer in Deutschland. 33.000 Mobilfunksendeanlagen. 50.000 sollen in absehbarer Zeit dazu kommen. Home-Theatre-Anlagen, Mikrowelle, Desktop/Laptop-Computersysteme, Hochspannungsleitungen. Die Technisierung schreitet immer weiter voran. Selbstverständlich sind viele nützliche und auch faszinierende Errungenschaften dabei. Aber die Elektrosmog-Problematik muss beachtet werden. Schaffen Sie nicht gleich alle elektrischen Geräte ab. Aber schränken Sie die Belastung soweit wie möglich ein. Die besten Tipps dazu erfahren Sie von uns.

Auswirkungen auf unseren Körper

Handys und Sendeanlagen strahlen bevorzugt hochfrequente elektromagnetische Strahlung aus. Normale Hochspannungsleitungen, Bahnleitungen oder Haushaltsgeräte strahlen ständig niederfrequent.

Das Problem an der Sache: Unser Nervenleitungssystem – also unser Informationsempfänger und -sender, der alle Funktionen des Körpers koordiniert – arbeitet ebenfalls mit elektromagnetischen Strahlen. Das Energieniveau ist aber wesentlich niedriger. Logischerweise beeinflussen die Strahlen von außen diejenigen von innen. Erbgutveränderungen mit genetischen Missbildungen, Beeinflussung des Immunsystems, Veränderungen des Hormonsystems, Einfluss auf Schlaf-/Wach-Rhythmus und so weiter werden nicht nur diskutiert, sondern sind zum Teil schon bestätigt. Eine erhöhte Krebsgefahr durch Handystrah-

Fit-in-die-Kiste-Detail

Handy und Krebs?

Eine schwedische Studie kam zu dem Ergebnis, dass Personen, die das Handy regelmäßig an die rechte Kopfseite hielten einen erhöhten Risikofaktor von 2,45 hatten auf dieser Seite einen Tumor zu entwickeln. Linkshörer zeigten ebenfalls einen erhöhten Faktor von 2,4 an eben der linken Seite einen Tumor zu entwickeln!

len ist längst nicht ausgeschlossen. Langzeitstudien laufen noch. Zehn Jahre Mobilfunk sind aber noch nicht ausreichend, um klare Ergebnisse zu haben.

Schlimmer als gedacht?

Hochfrequente elektromagnetische Strahlung auch unterhalb der momentanen Grenzwerte sollen laut Internationaler Gesellschaft für Elektrosmog-Forschung (IGEF) Störungen mit verursachen wie:

- ☛ Kopfschmerzen
- ☛ Bluthochdruck
- ☛ Herzrhythmusstörungen
- ☛ Schlafstörungen
- ☛ Konzentrationsschwäche
- ☛ Schwindel
- ☛ Tinnitus, Hörsturz
- ☛ Depressionen

Schwedische Forscher haben entdeckt, dass die Strahlen die Blut-Hirn-Schranke öffnen. Dann können Stoffe ins Gehirn eindringen, die dort nichts zu suchen haben. Die Folge: Gehirnzellen können geschädigt werden. Dies löst Krankheiten wie Multiple Sklerose, Alzheimer, Parkinson sowie einen vorzeitigen Alterungsprozess mit aus. Beachten Sie also in Zukunft folgende Punkte:

1. Ziehen Sie von jedem nicht benötigten Haushaltsgerät möglichst den Stecker.

2. Stecken Sie den Netzstecker richtig herum ein.

3. Achten Sie beim Kauf eines Gerätes auf Strahlungsstärke. Wechseln Sie außerdem alte Geräte rechtzeitig aus.

4. Versuchen Sie, ausgemachte Problemstellen zum Beispiel mit Erdmatten abzuschirmen.

5. Halten Sie insbesondere Schlaf- und Kinderzimmer weitestgehend frei von allen elektrischen Geräten. Die Schlafphase ist für jeden Menschen Regenerationszeit. Der Körper ist auf maximale Erholung eingestellt. Gleichzeitig ist er aber sehr empfindsam und empfänglich für äußere Einflüsse.

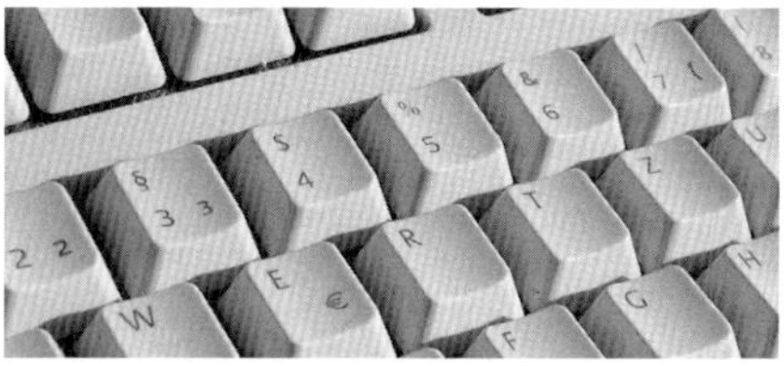

6. Schalten Sie Ihr Handy aus und benutzen Sie es nur in dringenden Fällen. Früher ging es auch ohne.

7. Heimtelefone ohne Kabel arbeiten auch mit hochfrequenter Strahlung. Schaffen Sie sich wieder ein gutes, altes Telefon mit Kabel an oder erkundigen Sie sich nach strahlungsarmen CT 1+-Telefonen. Bei diesen gibt es keine gesundheitlich bedenklichen gepulsten Wellen wie beim häufig verkauften DECT-Telefon. Die messbare Sendeleistung beträgt bei CT 1+-Geräten 10 Milliwatt dahingegen bei DECT-Geräten bis 250 Milliwatt.

8. In den Fernseher sollten Sie maximal 90 Minuten am Tag schauen und dabei mindestens drei Meter Abstand halten. Bei Nichtbenutzung Stecker ziehen oder zumindest Ausschalten. Kein Standby.

9. Unser Tipp: Netzfreischalter. Fragen Sie Ihren Elektriker.

Schützen Sie sich

Vitalstoffe schützen Sie vor Strahlen. Vor allem die Antioxidantien können entstehende Radikale abfangen. Vitamin C und E, Lycopin und andere Carotinoide sowie Selen haben sich einen Namen gemacht. Vitalstoffreiche Ernährung, wie in unserer Basismethode beschrieben, ein zusätzliches Vitalstoffpräparat oder auch die Allroundwaffe „Spirulina“ rüsten Sie vor Angriffen.

Naturkosmetik

So natürlich wie möglich – dieser Grundsatz sollte auch bei Kosmetikprodukten gelten. Der Trend geht momentan massiv in Richtung Naturkosmetik. Dies machen sich vermehrt auch die großen konventionellen Kosmetikhersteller zunutze. Ein blumiger Name und Wildkräuter auf der Verpackung treffen jedoch keine verbindliche Aussagen. Leider sind echte, gute Naturkosmetikprodukte oft nicht als solche deklariert.
In der EU werden in Kosmetika über 8000 Stoffe verarbeitet. Viele sind auf ihr allergisches Potential oder auf krebserregende Wirkung hin noch gar nicht untersucht. Alleine in einer Duftnote stecken bis zu 200 im Chemielabor synthetisierte Substanzen. Synthetische Duft-, Farb-, und Konservierungsstoffe in konventionellen Produkten bereiten dabei die größten Schwierigkeiten. Naturkosmetikhersteller haben sich auf Richtlinien geeinigt, die zumindest das Risiko allergischer Reaktionen minimieren.

Da weiß man was drin ist

Die wichtigsten Richtlinien wollen wir Ihnen nur kurz nennen:

1. Weitestgehend keine Mineralöl-, und Erdölprodukte (Paraffine) als Zusätze. Ein gewisser Fettanteil in einer Creme muss aber sein. Ist er zu gering, verdunstet das Wasser und nimmt Feuchtigkeit aus der Haut mit, sie trocknet aus. Die konventionellen Kosmetikprodukte enthalten billige Paraffine. Sie sind extrem reaktionsträge, reagieren also auf der Haut nicht. Zudem sind sie sehr gute Wirkstoffträger. Das macht sie in der Pharmazie zu guten Salbengrundlagen. Der entscheidende Nachteil: Das Paraffin dichtet die Poren ab. Das verhindert zwar das Austrocknen der Haut, hat aber zur Folge, dass die Haut ihre Entgiftungsfunktion nicht wahrnehmen kann. Naturkosmetik verwendet pflanzliche Fette zum Beispiel aus der Mandel- oder Jojoba-Pflanze.
2. Keine synthetischen Duft- und Farbstoffe (manche könnten krebserregend sein), keine ethoxylierten Rohstoffe (können die Haut durchlässiger und offener für Schadstoffe machen), keine Silikone oder genmanipulierte Zutaten. Naturkosmetik verwendet ätherische Öle (Duft), natürliche Emulgatoren (etwa Sojalecithin), Vitamin E (Konservierung).

3. Rohstoffe mehrheitlich aus kontrolliert biologischem Anbau sowie aus zertifizierten Wildkräutersammlungen.
4. Keine Tierversuche.
5. Ständige Qualitätskontrollen der Rohstoffe und Fertigprodukte auf Keimfreiheit und hohe Standards.
6. Zusätzliche Rückstandskontrollen.

Dies alles sichert ein absolutes Qualitätsprodukt. In unserer Apotheke kamen aufgrund von Naturkosmetikprodukten noch nie Beschwerden. Im Gegenteil: Eine Empfehlung, es doch einmal zu probieren, führt sehr häufig zu einem begeisterten „Daueranwender". Allergische Auffälligkeiten bei konventionellen Produkten sind dagegen durchaus schon vorgekommen.

Für jeden erschwinglich

Tatsächlich liegt der Preis wesentlich niedriger als der von „High-Tech-Cremes" mit Liposomentechnik, Vitaminmix und Hormonzusätzen. Beim nächsten Besuch in Ihrer Apotheke oder Bioladen gönnen Sie sich bedenkenlos etwas Kosmetik aus der Natur. Tun Sie es Julia Roberts oder Madonna gleich. Diese waren es leid, sich ständig Chemie aufs Gesicht zu klatschen.

Wer unsere Basismethode umsetzt, wird als Extrabelohnung eine reine und zarte Haut erhalten. Vitalstoffe, Bewegung, frische und gute Luft (Umweltfaktoren sind ein wichtiger Faktor bei unreiner Haut und Hauterkrankungen), ausreichend Schlaf und eine positive Grundstimmung tun ihr Übriges.

Fit-in-die-Kiste-Rezept

Naturkosmetik Marke Eigenbau

Prinzipiell kann sich jeder seine Kosmetika günstig selbst anrühren. Ein geeignetes Gefäß, Pistill und Zutaten aus Apotheke oder Bioladen und schon kann es losgehen. Zum Beispiel: Anti-Akne-Salbe.

Zutaten: 25 g Zinkpaste, 10 g Heilerde, 1 Messerspitze Allantoin, 2 Tropfen Teebaumöl, 2 Tropfen Lavendelöl.

Zinkpaste im Wasserbad bei 60 ° C schmelzen. Während dem Abkühlen die Heilerde einrühren. Allantoin und Öle zugeben und bis zum Erkalten weiterrühren. Abends auf die entzündeten Hautstellen auftragen.

Naturkleidung

Was bringt Naturkleidung?

Naturkleidung darf nur aus reinen Naturfasern bestehen, zum Beispiel aus Wolle, Seide oder Baumwolle. Die Baumwolle stammt aus kontrolliert biologischem Anbau. Restlos alle Hilfsstoffe müssen biologisch abbaubar sein, sowohl die bei der Herstellung verwendeten als auch die in der Kleidung verbleibenden.

Wo liegt das Problem bei konventioneller Kleidung?

1. Es kommen etwa 7000(!) Hilfsstoffe zur Anwendung. Nur 20 Prozent davon sind untersucht. 600 wurden bisher als krebserregend eingestuft. Dazu gehören beispielsweise Cumarine (Rattengift), Unkrautvernichter oder krebsfördernde, hormonähnliche Stilbene. Da die Kleidung auf der Haut getragen wird, können diese Stoffe in den Blutkreislauf aufgenommen werden. Auch beim Bügeln besteht Gefahr durch Einatmen. Zahlreiche Hilfsstoffe stehen im Verdacht, Allergien auszulösen.

2. Beim konventionellen Baumwollanbau werden Schädlingsbekämpfungsmittel in rauen Mengen und zum Teil chemische Entlaubungsmittel (einfacheres Sammeln der Samen) eingesetzt. Acht Prozent des jährlichen Pestizidverbrauchs (853.000 Tonnen) gehen auf Kosten des konventionellen Baumwollanbaus.

3. Die Textilindustrie ist mit zehn Prozent des Gesamtabfalls eine der größten und mit 63 Prozent der Schadstoffabfälle bei der Konsumgüterindustrie der mit Abstand größte Umweltverschmutzer.

Unsere Empfehlung

Achten Sie zumindest bei der Kleidung, die Sie direkt auf der Haut tragen, auf Naturfasern. Unterwäsche, Socken und eventuell T-Shirts sollten auf jeden Fall Naturkleidung sein. Tun Sie etwas gutes für sich und die Umwelt. Übrigens sollte es für Kleinkinder und Kinder am besten nur Naturkleidung sein. „Keine Versuche am lebenden Objekt“ (Prof. Daunderer).

Basische Körperpflege

Vor noch nicht allzulanger Zeit tauchte sie zum ersten Mal auf und ist heute praktisch auf jedem Körperpflegeprodukt zu finden. Die Bezeichnung pH-hautneutral. Findet sich dieses „Prädikat“ auf einer Produkteverpackung hat es ungefähr einen pH-Wert von 5,5.

Kennen Sie auch noch die gute alte Kernseife? Bis vor etwa einem Viertel Jahrhundert war sie das Ultimum der Körperpflege. Ihr pH-Wert lag in etwa bei 9, also war wesentlich basischer. Wie konnte ein solcher „Glaubenswechsel“ zustande kommen? Warum war die Kernseife nach jahrhundertelanger Verwendung nicht mehr gut genug für unsere Haut?

Fit-in-die-Kiste-Tipp

Badetipp

Ein basisches Vollbad nach dem Sport zieht direkt die angefallene Säure (vor allem die Milchsäure) aus dem Körper. Nach kürzester Zeit sind Sie wieder topfit. Muskelkater kann damit gar nicht mehr aufkommen.

Wissenschaftliche Messungen vor etwa 20 Jahren ergaben für den Durchschnitts-pH-Wert der menschlichen Haut eben den oben genannten Wert von 5,5. Wie allerdings bei vielen erhobenen Mittelwerten „physiologischer Daten“ handelt es sich auch hier um einen Mittelwert kranker, chronisch übersäuerter Menschen. Da heute wie auch damals ein Großteil der Menschen bereits übersäuert ist, braucht man sich nicht zu wundern, dass auch der pH-Wert der Haut dermaßen sauer ist. Ist der Säureschutzmantel der Haut also in Wirklichkeit eine Folge der zu sauren Lebensweise von uns?

Sanft wie Babyhaut

Genauso sollte unsere Haut sein. So sanft wie Babyhaut. Jetzt raten Sie mal was für einen pH-Wert die sanfte Babyhaut hat. Richtig. Basische 8,5. Erst die Ernährung und saure Körperpflege drückt den pH der Babyhaut nach und nach in saure Bereiche.

Testen Sie es doch einmal aus. Greifen Sie mal wieder zur gut-

en alten Kernseife oder zu reinen Pflanzenölseifen mit 100 Prozent reinen Bio-Pflanzenölen und den angenehm riechenden Düften nach Lemon, Minze oder Avocado.
Werfen Sie einmal einen Blick auf ihr pH-hautneutrales Duschöl. Erschreckend wieviele chemische Zusatzstoffe man sich Tag für Tag auf die Haut schmiert. Und wie von Salben und Cremes bekannt, ist die Haut ein nicht zu verachtendes Resorptionsorgan! Zudem neigt die Haut extrem zu Allergiebildungen. Das weiß auch jeder Pharmakologe und damit auch unsere Berufskollegen: Die Penicillinanwendung auf der Haut wird zum Beispiel genau aus diesem Grund vermieden. Alles andere wäre ein Kunstfehler. Die Zahl der Kunden, die uns ihr Leid über verschiedenste Allergien gegen chemische Zusatzstoffe klagen – insbesondere bei Präparaten zur Anwendung auf der Haut – ist ohnehin erschreckend groß. Und Sie nimmt leider auch nicht ab. Zunehmend sind auch Kleinkinder und sogar Säuglinge davon betroffen. Aber diesen Zusatzstoffen von vorneherein aus dem Weg zu gehen, ist ja problemlos möglich.

Baden wie Königinnen

Machen Sie es wie Kleopatra. Es muss nicht unbedingt Kokosöl sein. Aber ein basisches Vollbad erfüllt denselben Zweck. Entspannen Sie sich 45 Minuten oder länger in einem Vollbad mit pH 8,5. „Aber da löst sich ja meine Haut auf", hören wir immer wieder. Nicht beim basischen Vollbad. Zusätzlich zur Pflege der Haut findet ganz nebenbei auch eine Entgiftung statt. Saure abgelagerte Schlacken finden ihren Weg raus über die Haut. Das können Sie übrigens selbst testen. Messen Sie den pH-Wert des Badewassers mit einem pH-Papier vor und nach Ihrem Bad. Durch das Herauslösen der Schlacken kann der pH-Wert um bis zu zwei Punkte saurer werden.

Fit-in-die-Kiste-Detail

Schon gewusst. . .

. . . dass unsere Haut bis zu 20 Prozent des Körpergewichtes ausmacht?

. . . dass unsere Haut mit 1,6 m^2 das oberflächengrößte Organ ist?

. . . dass unsere Haut und Schleimhäute eine der wichtigsten Entgiftungsorgane sind?

Zahnpasta – muss Sie fluoriert sein?

Fragen wir unsere Kunden nach der verwendeten Zahnpasta, dann ist die Antwort zumeist einhellig: „Ich benutze eine mit Fluoriden. Die ist zwar nicht gerade billig, aber meine Zähne sind mir wichtig." Weist man Sie auf eine fluoridfreie Zahnpasta hin, dann heißt es: „Die kenn ich ja gar nicht. Und was tue ich dann für die Kariesprophylaxe?"
Mindestens 90 Prozent aller Zahncremes enthalten mittlerweile Fluoridzusätze. Sei es als Aminfluoride oder in Form von anderen Fluoridverbindungen. Das Schlagwort dabei heißt „Kariesprophylaxe". Karies entsteht, wenn allgegenwärtige Mundbakterien mithilfe ihrer Enzyme Zucker zu organischen Säuren abbauen, die dann die Zahnschmelzoberfläche auflösen.

Fit-in-die-Kiste-Detail

Fluor und Fluorid
Man muss unterscheiden zwischen Fluor und Fluoriden. Fluor ist ein gasförmiges Molekül, bestehend aus zwei Fluoratomen. Es ist äußerst aggressiv und verätzt bei Kontakt auch in stärkeren Verdünnungen die äußere Haut sowie die Schleimhäute des Auges und der oberen Luftwege. Fluorgas hat aber hinsichtlich seines Vorkommens und seiner Toxizität nichts mit dem Fluorid, welches den Zahncremes zugesetzt wird, zu tun. Fluorid ist ein negativ geladenes Ion. Es zählt zu den Spurenelementen. Empfohlen wird die Aufnahme von 1,5 bis 4 Milligramm pro Tag.

Wie argumentieren nun die Befürworter der Fluoridzusätze? Fluorid wird in den Zahnschmelz eingebaut, die Zahnoberfläche wird härter und resistenter gegen Zahnkaries. Fluoride hemmen auch das Wachstum der kariesbildenden Mundbakterien. Was aber könnte überhaupt gegen die Fluoridierung sprechen? Von einigen wird behauptet, sie könnten Krebs auslösen. Zudem stellen sie Breitbandenzymgifte dar (daher auch die Wachstumshemmung von Mundbakterien) – leider auch für menschliche Zellen. Häufig wird auch von schnellerer Alterung – verursacht durch Fluoride – gesprochen.

Das Krankheitsbild der Fluorose ist allgemein bekannt. Sie zeigt sich in einer Versteifung der Gelenke. Die Wirbelsäule kann komplett ankylosieren (Auflösung oder Verknöcherung). Die Zähne zeigen zunächst kalkig weiße Flecken, dann braune Verfärbungen und Schmelzabsplitterungen. Sie werden spröde, rissig und brechen ab.

Fluoride zur Kariesprophylaxe – alles also nur Propaganda der Zuckerindustrie, die um ihre Absätze fürchtet? Ein neuer Markt für die chemische und pharmazeutische Industrie? Entsorgungsmöglichkeit für Aluminium- und Stahlindustrie für toxische Fluoridabfälle? Oder sind die Stimmen, die vor zuviel Fluoriden warnen doch wieder nur Panikmache?

Machen Sie sich ein eigenes Bild und entscheiden Sie selbst. Was glauben Sie, wie viel Prozent der 10-jährigen Kinder an Karies leiden? Bei der optimalen Versorgung mit Fluoriden müsste die Zahl doch zunehmend rückläufig sein. Weit gefehlt. Satte 98 Prozent dieser Altersstufe leiden an Karies.

Auf jeden Fall gibt es fluoridfreie Zahnpasten als gute Alternativen. Und bei der Kariesprohylaxe sollten ohnehin andere Maßnahmen im Vordergrund stehen. Zudem ergibt sich noch ein anderes Problem. Zunehmend erfolgt auch eine Fluoridierung diverser Speisesalze. Die zugeführte Fluoridmenge wird dadurch weiter erhöht. Sie können sich sicher sein, eine basische Ernährung wie von uns empfohlen, sichert eine Fluoridaufnahme in ausreichender Menge. Verzichten Sie deshalb auf alle weiteren künstlichen Fluoridquellen.

Fit-in-die-Kiste-Tipp

So sind Sie jederzeit vor Karies gewappnet

- ☛ wenig Süßes (auch Zuckeraustauschstoffe verursachen Karies)
- ☛ basische Ernährung
- ☛ viel Sonne tanken
- ☛ Bewegung vertreibt Karies
- ☛ Cashew-Nüsse: die ölige Waffe gegen Karies
- ☛ Grüner Tee nach dem Zähneputzen

Feng Shui und Vastu – Leben und Wohnen in Harmonie

Ein anstrengender Arbeitstag geht zu Ende. Es gab viel zu tun. Gedanklich waren Sie voll eingebunden. Jetzt nur noch nach Hause. Rein in die eigenen vier Wände. Türe hinter sich zu. Der Stress, die Hektik bleiben draußen. Jetzt ist es Zeit sich auszuruhen. Erholung von den Anforderungen des Tages. Auftanken für neue Aufgaben.

Das Wohnumfeld spielt eine entscheidende Rolle, ob dies gelingt. Kelten, Germanen, neuseeländische Maoris, kalifornische Indianer, die alten Ägypter und Griechen – sie alle wählten ihre Bauorte nach Naturgesetzen aus und richteten ihre Wohnstätten danach ein. Bauorte, Einrichtungen, Wohn-, Gartenkomposition – sie sollen Ruhe und Geborgenheit spenden, Schutz gewähren und inspirieren.

Vastu Shastra – Bauen im kosmischen Einklang

„Die Wissenschaft vom Haus“ steht in der Tradition des Hinduismus. Gebaut wird nach Naturgesetzen, in Einklang und Harmonie mit dem Kosmos. Die Gebäude stellen eine Erweiterung unseres Körpers dar. Die einzelnen Zimmer des Hauses erfüllen bestimmte Funktionen, genauso wie die Organe unseres Körpers. Vastu unterteilt in neun Lebensbereiche. Jeder Bereich mit seinen Elementen und Farben wird jeweils einer Himmelsrichtung zugeordnet.

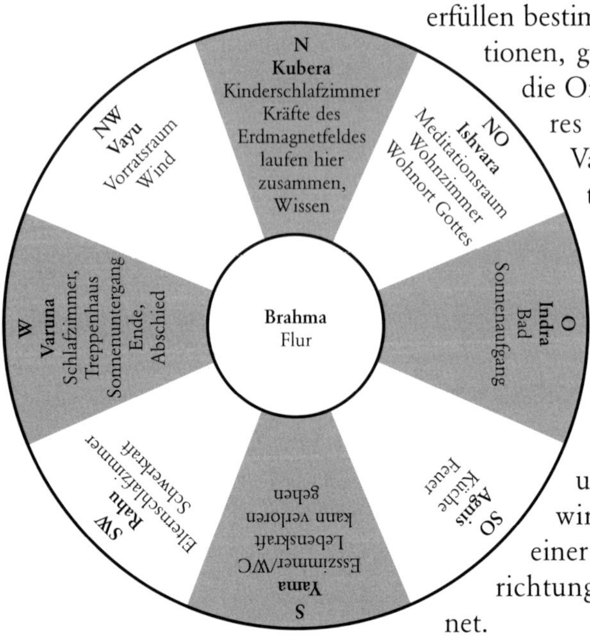

Für jeden Wohnbereich mit den dazugehörigen Einrichtungsgegenständen gibt es optimale Farben und Ausrichtungen.
Beispiel Schlafzimmer: Das Kopfende des Bettes sollte nach Süden weisen. So ruht man in Harmonie mit dem Erdmagnetfeld. Für erholsamen Schlaf ist dann gesorgt. Optimale Farben für Wände und Böden sind hellrosa, grau, dunkelblau, kastanienbraunes Holz und dunkelgrün.

Einrichten mit Feng Shui

Wer nicht die Möglichkeit hat neu zu bauen, kann jederzeit seine bestehende Einrichtung mit Feng Shui („Wind und Wasser") harmonisieren. Acht Energie-Bausteine des Universums sollten in den Lebensräumen vertreten sein. Die Energiebausteine enthalten alle Aspekte der Natur: Himmel, Erde, Feuer, Wasser, Berg, See, Wind und Donner. Alle Elemente, Gefühle und geistigen Eigenschaften lassen sich in diesen Bausteinen wiederfinden.
Der Grundgedanke: So wie die einzelnen Lebensräume, die die verschiedenen Energie-Bausteine beschreiben, beschaffen sind, so sieht es auch in den entsprechenden Lebensbereichen des Bewohners aus.

Das Bagua – Plan der acht Raumqualitäten

Reichtum Fülle und segensreiche Erlebnisse	**Ruhm** Ansehen und Ausstrahlung Innere Reife	**Partnerschaft** Liebe und andere Beziehungen
Familie Familiäre Wurzeln und Lehrer	**T'ai Chi** Gesundheit und Lebenskraft	**Kinder** Kreativität in jeder Form
Weisheit Erkenntnis und Intuition	**Karriere** Lebensweg und Lebensaufgabe	**Freunde** Unterstützung und Schutz
	Eingang	

Das Bagua wird über den Wohnungsgrundriss, Hausgrundriss oder über jeden Raum gelegt. Der Eingang muss mit dem eingezeichneten Eingang des Baguas übereinstimmen.
Durch gezielte Veränderungen wie Möbel umstellen oder entsorgen, Farben ändern, Pflanzen aufstellen und so weiter lassen sich in jedem Wohnraum die Aspekte des Feng Shui erfüllen.

Space Clearing – Loslassen heißt frei sein

Ein schöner Begriff und mittlerweile beinahe eine eigenständige „Feng Shui-Disziplin“. Space clearing – Räume entrümpeln, Raum freimachen. Haben Sie auch eine Abstellkammer in der sich alles aufstaut, die Sie am liebsten nie mehr öffnen möchten? Nach Feng Shui können solche Räume Blockaden auslösen. Irgendwann denkt man doch wieder einmal an die Abstellkammer oder die Garage, die schon längst aufgeräumt werden sollte. Ein kurzer Gedanke und doch zugleich eine Belastung, die dann ganz akut wieder da ist, die die innere Ausgeglichenheit für zumindest kurze Zeit stört. Packen Sie an. Entrümpeln Sie. Und noch besser, trennen Sie sich endgültig von materiellem Ballast, der unweigerlich auch seelischer Ballast wird. Liegt bei Ihnen immer noch ein Kleid im Schrank, 20 Jahre alt, von dem Sie wissen, dass Sie es mit an Sicherheit grenzender Wahrscheinlichkeit nie mehr anziehen werden, es aber doch mit dem Gedanken, sie bräuchten es vielleicht doch irgendwann einmal wieder in den Schrank eingeräumt haben? Oder das gleiche Spiel mit Omas Tisch, den Sie ja eigentlich gar nicht mehr brauchen? Schluss damit. Werfen Sie solche Dinge auf den Müll. Sie haben dann wieder Platz für neue Dinge und neue, interessante Erfahrungen in Ihrem Leben. Loslassen heißt frei sein.

Sonne

Sonne ist Leben, Vitalität und Energie. Unser gesamtes Leben auf der Erde ist ohne die Sonne nicht möglich. Nach langen Wintermonaten wünscht man sich, man könnte die so angenehme Wirkung der Sonne auf Körper, Geist und Seele speichern. Unvorstellbar dagegen das dauerhafte Leben im skandinavischen Winter, wo monatelang die Dunkelheit dominiert. Kein Wunder, dass viele Menschen hier tiefe Depressionen bekommen, und der Alkoholkonsum sehr hoch ist. Setzt man diese Menschen dann täglich mehrere Stunden dem vollen Spektrum des natürlichen Sonnenlichtes aus, verschwinden diese Depressionen wieder. Wir brauchen also Sonnenlicht zum Leben: Es hält gesund, stärkt das Immunsystem, lässt die Stimmung steigen, und wir kommen auf Touren. Prof. Fritz-Albert Popp bewies, dass die Zellen von Menschen, Tieren und Pflanzen wirklich Licht speichern können. Sogenannte Biophotonen, das sind allerkleinste Lichtteilchen spielen im Stoffwechsel eine ganz entscheidende Rolle. Je sonnendurchfluteter, natürlicher und frischer die Nahrung ist, desto höher ist die Lichtspeicherfähigkeit der Nahrung.

Sonne tanken

Sonnenbaden ist also absolut notwendig und sehr wohltuend. Am besten legen Sie sich während der frühen Morgenstunden oder am späten Nachmittag, wenn die Kraft der Sonne nachlässt in die Sonne oder unternehmen einen entspannenden Spaziergang. Genießen Sie die tolle Wirkung der Sonne auf Ihrer Haut so oft wie möglich. Verwenden Sie möglichst keinen Sonnenschutz. Dieser verhindert nur die Tiefenwirkung der Sonnenstrahlen auf den gesamten Körper. Sie wissen ja: Nicht nur die Haut profitiert von den Sonnenstrahlen, sondern der gesamte Mensch. Leider haben immer mehr Menschen Angst, unbekleidet und ohne starke Sonnenschutzmittel in die Sonne zu gehen. Die Angst vor Hautkrebs geht um, und jeder glaubt, ohne Schutz schnell ein Opfer zu werden. Natürlich soll man sich nicht – vor allem in der Mittagssonne zwischen 12 und 15 Uhr – stundenlang ohne jede Eingewöhnung intensivster Sonnenstrahlung unbekleidet aussetzen. Doch die Sonne nur noch ängstlich meiden, hieße auf den Fitnessmacher Nummer eins zu verzichten. Die Sonne ist noch wichtiger als die Nahrung, als das Wasser und genauso wichtig wie die Luft. Genießen Sie jeden Sonnentag, um Ihre Gesundheit zu stärken oder wieder zu erlangen.

Unsere Empfehlung: Bei optimaler Ernährung entsprechend der Basismethode ist ein Sonnenschutz bei vernünftigem Sonne tanken nicht mehr notwendig. Sind Sie trotz allem sehr empfindlich, verwenden Sie doch statt chemischer Lichtschutzmittel natürliche Sonnenpflegeprodukte mit naturbelassenen Ölen aus kontrolliert biologischem Anbau. Diese spornen die Haut an, mit Hilfe des Sonnenlichtes körpereigene Lichtschutzfunktionen in Gang zu bringen. Auch empfehlenswert ist mineralischer Lichtschutz. Er wirkt sofort und schwächt die Sonneneinstrahlung auf physikalischer Weise ab. Meiden Sie in jedem Fall chemischen Lichtschutz!

Bio-Licht

Fit-in-die-Kiste-Zitat

„Wo die Sonne nicht hinkommt,
ist der Doktor nicht fern."

Italienisches Sprichwort

Im Vergleich zu unseren Vorfahren halten wir uns heute immer mehr in Räumen auf. Im Schnitt verbringen wir immerhin 80 Prozent in geschlossenen Räumen. Im Winter noch weitaus mehr. Die vermehrte Benutzung von Computern hat die Verwendung von dämmrigem Kunstlicht weiter erhöht. Sehr zum Leidwesen von lichthungrigen Menschen. Daraus ergibt sich ein Sonnenlichtmangel, der sich in Konzentrationsschwäche, Müdigkeit, Sehkraftschwäche, Immunsystemstörungen und Kopfweh sowie Depressionen äußern kann.

Nahe dem Tageslicht

Biolicht wird auch als Vollspektrumlicht bezeichnet. Es entspricht zu 90 Prozent dem natürlichen Sonnenlicht. Biolicht spendende Lampen versorgen uns deshalb auch mit dem essentiellen UV-A und -B-Anteil. Dieser wirkt ausgleichend auf Stoffwechsel, Blutdruck und Drüsenfunktionen und reguliert den Blutzuckerspiegel. Die Vitamin D-Synthese wird angeregt und damit ein gesunder Knochenaufbau und ein starkes Immunsystem gefördert. Biolicht verlangsamt die Bildung von Melatonin und verbessert dadurch die Konzentration und Merkfähigkeit. Die Regeneration der Sehpigmente im Auge wird gefördert. Die Ausschüttung des Gute-Laune-Neurotransmitters Serotonin wird angeregt. Zudem wird dem Auge ein schonenderes, weniger anstrengendes Sehen erlaubt.
Der Grund, weswegen künstliches Licht oft gelblich bis rötlich erscheint, ist die Tatsache, dass ihm wichtige Wellenlängenanteile fehlen, während andere im Vergleich zum Sonnenlicht viel zu stark ausgeprägt sind.

Schonend dank hoher Frequenz

Die normale Versorgung der Glühbirne erfolgt mit Wechselstrom mit einer Frequenz von 50 Hertz. Die wird von unserem Auge unbewusst wahrgenommen und an unser Sehzentrum weitergeleitet, welches das Flimmern ausgleicht. Das Gehirn täuscht uns, um eine Reizüberflutung zu vermeiden nicht flimmerndes Licht vor. Der ständige Ausgleich führt aber zu Müdigkeit. Bei Biolichtlampen werden daher üblicherweise Vorschaltgeräte eingebaut, die mit einer Frequenz von 10.000 Hertz arbeiten. Das Auge kann dies nicht mehr als Flimmern wahrnehmen. Das Ausgleichen entfällt. Extrem augenschonendes Licht ist die Folge.
Unsere Empfehlung: Ziehen Sie in Erwägung, Biolichtlampen an Ihrem Arbeitsplatz zu verwenden. Zu Hause sollten Sie mindestens über einen „Regenerationsraum“ mit Biolicht verfügen.

Turbos – Darum geht's

Die Basismethode garantiert, dass Sie innerhalb kurzer Zeit auf der Gesundheitstreppe nach oben klettern. Kleine Wohlfühlsteigerungen erleben Sie meist schon sehr schnell. Besonders wer auf dieser Treppe ganz unten steht, klettert bald einige Stufen nach oben. Meist geht eine sogenannte Heilkrise voraus. Eine kurze Zeit, in der es einem schlechter geht. Ist diese überstanden, können Sie direkt von der Basismethode profitieren. Wollen Sie schnelle Erfolge erzielen? Oder merken Sie, dass eine „Bereinigung" bei Ihnen länger dauern wird? Oder erleiden Sie kleinere Rückschläge? Dann schalten Sie den Turbo ein!

Darmreinigung und -sanierung

Fit-in-die-Kiste-Zitat

*„Der Bauch ist der Mittelpunkt des Lebens.
Hundert Krankheiten haben dort ihre Wurzeln."*

Spruch aus der chinesischen Medizin

Der Darm ist nicht nur unser Verdauungssystem, sondern auch ein ganz wichtiger Bestandteil unseres Abwehrsystems. Zirka 80 Prozent des Immunsystems sind im Darm lokalisiert. Acht Meter lang ist der schlauchförmige Darm. Seine Oberfläche von rund 400 Quadratmetern macht ihn zur größten Grenzfläche zwischen unserem Organismus und der Außenwelt. Die mit der Nahrung aufgenommenen Stoffe gelangen in den Darm und durch die Darmschleimhaut in die Blutbahn. Außer den für den Körper wichtigen Nährstoffen gelangen aber mit der heute üblichen Nahrung auch bakterielle Krankheitserreger wie Salmonellen, Gifte wie Konservierungsmittel, Aroma-, Farb- und Süßstoffe sowie Geschmacksverstärker in den Darm. Die Darmschleimhaut kann durch die vielen Gifte leicht geschädigt werden. Aus diesem Grund hat der Darm verschiedene Schutzbarrieren. Einmal die Darmschleimhaut selbst, ferner eine ganz spezielle Bakterienflora – auch Darmflora genannt – und vor allem das in der Darmschleimhaut eingelagerte Immunsystem.

Angriffe auf Ihren Darm

Denken Sie daran: Ihr Darm steht unter Dauerbeschuss. Folgende Faktoren sind dafür in erster Linie verantwortlich:

- zu viel Stress
- falsches Atmen
- falsche Ernährung
- zu wenig Bewegung
- übersäuerte Stoffwechsellage
- zu wenig Vitalstoffe
- Chemo- und Strahlentherapie
- Medikamente, vor allem Antibiotika

Kurzum, zu viele negative Faktoren aus der Umwelt können die drei Schutzbarrieren physiologische Darmflora, Darmschleimhaut und darmassoziiertes Immunsystem entscheidend schwächen. Dringen dann Krankheitserreger in das System ein, sind keine Abwehrspieler mehr da. Störungen des Ökosystems Darm sind Blähungen, Durchfälle, Nahrungsmittelunverträglichkeit, Asthma, Divertikel, Darmentzündungen, Allergien, Psoriasis, Darmpilzbelastung, Verstopfung, Heuschnupfen, Rheuma, ständige Müdigkeit, Abgeschlagenheit und Infektanfälligkeit. Wenn Ausscheidungsstoffe zu lange im Darm verweilen, bilden sich Fäulnis- und Gärgifte, die ins Blut gelangen und den ganzen Körper schwächen. Diese Selbstvergiftung ist bei allen chronischen Erkrankungen festzustellen.

Schnelle Wege zum gesunden Darm

Eine Darmsanierung kann allen helfen, die unter den genannten Symptomen leiden. Tatsächlich haben wir bei allergischen Erkrankungen und Immunschwächen – häufige Erkältungen zeigen diese beispielsweise an – die überzeugendsten Erfolge beobachtet.

Einfache Schritte zur ganzheitlichen Darmsanierung:

- Wichtig ist eine vitalstoffreiche Ernährung: weniger fettes Fleisch, weniger gesalzene, gepökelte, scharf gewürzte Lebensmittel, weniger Süßwaren, weniger Alkohol, weniger kohlensäurehaltige Getränke

☛ Essen Sie mehr frisches Bio-Obst und -Gemüse, gedünstet oder mit wenig Wasser gekocht

☛ Mehr komplexe Kohlenhydrate wie Wildreis, Kartoffeln

☛ Mehr Meeresfisch oder Leinöl mit ungesättigten Omega-3-Fettsäuren

☛ Statt Milch besser Buttermilch, Joghurt oder Quark

☛ Trinken Sie mehr Kräutertee, Apfelsaftschorle oder Quellwasser ohne Kohlensäure.

Turbo Nummer 1

Nutzen Sie den Turbo Nummer 1: die Darmreinigung. Säubern und reinigen Sie Ihren Darm mit Einläufen. Am besten geeig-

Fit-in-die-Kiste-Detail

Der leichte Gang zur Toilette

1. Kurbeln Sie Ihre Verdauung an. Trinken Sie vor dem Frühstück ein Glas kalten Fruchtsaft oder löffeln zu Mittag einen Becher Kefir vor der Mahlzeit. Oder genießen Sie vor dem Abendessen eine kleine Menge Roquefortkäse. Damit fördern Sie gleichzeitig Verdauung und Immunsystem.
2. Bewegen Sie sich mehr. Laufen, Spaziergänge oder Fahrradfahren machen einen müden Darm munter.
3. Essen Sie langsam ohne Hektik und Stress.
4. Genießen Sie Ihre Mahlzeiten. Planen Sie außerdem ganz bewusst den Gang zur Toilette ein und verschieben Sie diesen nicht.
5. Lernen Sie sich zu entspannen. Besorgen sie sich Entspannungsmusik, lernen sie den Kurzschlaf kennen, versuchen Sie wieder richtig mit dem Bauch zu atmen, schlafen Sie genügend, nehmen Sie sich Auszeiten, erlernen Sie autogenes Training oder andere Entspannungstechniken.

net sind Irrigatorensets für hohe Einläufe – preisgünstig in Ihrer ganzheitlichen Apotheke zu erwerben. Über einen Schlauch wird aus einem Vorratsgefäß lauwarmes oder mit Kamillenextrakt versetztes Wasser in den Darm eingeleitet. Viele Kunden sind zunächst einmal abgeschreckt von diesem Gedanken. Doch nach ersten Anwendungen ist die Meinung einhellig: Man fühle sich richtig befreit und wie neugeboren.
Die Durchführung ist einfach. Das Behältnis wird befüllt. Man führt den Schlauch nach vorheriger Anwendung von Vaseline in Embryonalstellung liegend in das Rektum ein und die Flüssigkeit läuft aus dem erhöht stehenden Behältnis direkt in die unteren Darmabschnitte. Man verharrt etwa eine Minute in dieser Position. Eine weitere Minute in Rückenlage und noch einmal eine Minute in der umgekehrten Seitenlage. So werden die Darmabschnitte optimal durchspült. Dann erleichtert man sich auf der Toilette. Dieser Vorgang wird mehrmals wiederholt.
Um eine Reinigung der oberen Darmabschnitte zu erreichen, sollten Sie parallel dazu auch noch mit Glaubersalz abführen. Bei einer Einnahme des Salzes am Abend tritt der Stuhlgang in der Regel am darauffolgenden Morgen ein. Wiederholen Sie den Vorgang ein bis zwei Mal pro Tag für zwei bis maximal vier Tage.
Noch effektiver ist die Colon-Hydro-Therapie. Allerdings können Sie diese nur in Spezialkliniken und -praxen durchführen. Angesammelter stagnierter Stuhl und Fäulnisstoffe werden von den Darmwänden entfernt. Durch ein Kunststoffröhrchen fließt Wasser mit unterschiedlichen Temperaturen in den Darm hinein. Über ein geschlossenes System wird das Wasser und der gelöste Darminhalt durch einen Abflussschlauch geleitet. Mit einer sanften Bauchmassage kann der Therapeut vorhandene Problemzonen aufspüren und das einfließende Wasser dorthin lenken.

Turbo Nummer 2

Es empfiehlt sich immer nach einer Darmreinigung mit Einläufen und salinischem Abführen die Darmsanierung durch Einnahme von probiotischen Keimen zu optimieren, dem Turbo Nummer 2.
Die Darmsanierung wird dadurch beschleunigt. Trotzdem soll-

Fit-in-die-Kiste-Detail

Milchsäurebakterien

Seit langem ist bekannt, dass Milchsäurebakterien eine gesunde Darmflora schaffen können. Sind genügend Milchsäurebakterien vorhanden, werden vermehrt B-Vitamine gebildet. Die sind als Faktoren des Eiweißstoffwechsels wichtig für körperliche und geistige Fitness.

ten Sie eine darmgesunde Ernährung wie von uns beschrieben parallel und auch hinterher einplanen. Sonst ist der gesunde Darm nur von kurzer Dauer.

Greifen Sie zu den Probiotika (pro bios = für das Leben). Das sind Präparate, die ganz bestimmte lebende und abgetötete Bakterien, zum Beispiel Milchsäurebakterien, die keine krankheitserregende Wirkung besitzen, enthalten. Diese unterdrücken die Ansiedlung von Krankheitserregern. Giftstoffe werden unschädlich gemacht. Sie steigern die Power des darmeigenes Immunsystems, unterstützen die Darmschleimhaut und bilden lebenswichtige Vitamine.

Auch nach jeder Antibiotikatherapie wird das wichtige körpereigene bakterielle System gestört, und Pilzinfektionen sind oft die Folge. Das Immunsystem wird weiter geschwächt. Infektionen kehren zurück. Übrigens entartet die körpereigene Bakterienflora im Alter meist von selbst. Eine Auffrischung tut auf jeden Fall gut.

Ideale Probiotika

Eine ideale, die Darmflora unterstützende Therapie ist die tägliche Gabe von selbstangesetztem Kefir. Wesentlich höhere Bakterienzahlen sind in Spezialpräparaten enthalten. Diese führen die fehlenden Bakterien zu und stellen so langsam ein stabiles Gleichgewicht wieder her. Wir empfehlen eine dreimonatige Anwendung. Fragen Sie Ihren ganzheitlichen Apotheker oder Therapeuten nach dem für Sie geeigneten Produkt.

Übrigens: Während der Symbioselenkung nur biologische, die Mund- und Darmflora erhaltende Zahnpasten und Mundspüllösungen verwenden.

Heilfasten

Fast alle Kulturen führen in irgendeiner Form das Fasten durch. In der Bibel wird davon berichtet, Buddha praktizierte es ebenfalls.
In früheren Zeiten kam es zwangsläufig zu Fastenperioden. Nämlich dann, wenn die Vorräte am Ende eines langen Winters sich zu Ende neigten. Das Frühjahr wurde automatisch zu einer Zeit des Fastens und Besinnens in froher Erwartung grünender Landschaften. Fasten war immer eine Zeit der geistlichen Besinnung und der körperlichen Reinigung.

Fasten ≠ Diät

Unter einer Diät versteht man heute im allgemeinen Sprachgebrauch die Einschränkung der Nahrungsaufnahme mit dem Ziel, abzunehmen. Zumeist wird dabei auf ganz bestimmte Nährstoffgruppen verzichtet. Sie kennen bestimmt folgende, oft etwas reißerischen Überschriften oder Ankündigungen: „Ohne Fett 20 Kilo verlieren." Oder: „Mit der Eiweiß-Diät zur Traumfigur." Oder aber: „Reis- und Nudel-Diät." Wer mit Heilfasten abnehmen will, der sollte es besser lassen. Zum einen nimmt man mit Heilfasten nicht wesentlich ab. Der Körper drosselt ja seinen Energieverbrauch intern auf ein Minimum runter. Der nicht zu verachtende Energieverbrauch der Verdauung fällt ebenfalls weg. Zudem erreicht man sein Idealgewicht mit unserer Basismethode von ganz alleine. Fasten soll heilen. Der Körper schaltet von Aufnahme auf Entgiftung um.

„Operation ohne Messer"

Das Heilfasten ist ein zusätzlicher Turbo. Will man zum Beispiel seinen Lifestyle auf unsere Basismethode umstellen ist das Heilfasten ein guter Einstieg. Alte Gewohnheiten können nach dem Fasten leichter über Bord geworfen werden. Bei einem langjährigen „verschlackenden" Lebenswandel kann Heilfasten die Aufräumarbeiten beschleunigen.
Aber noch einmal. Das Fasten, ebenso wie die anderen Turbos, muss nicht durchgeführt werden. Auch ohne sie kommt man mit unserer Basismethode zum Ziel. Turbos können das ganze beschleunigen. Alleine durchgeführt können zwar Verbesserungen erzielt werden, die aber nicht von langer Dauer sind.

Trotzdem kann und sollte jeder einmal ein Heilfasten durchführen. In unserer Apothekenpraxis hat es sich vor allen Dingen bei Allergien, chronischen Erkrankungen (Rheuma, Migräne) und Verdauungsstörungen als Turbo bewährt. Auch bei Menschen zwischen Krankheit und Gesundheit, die zwar organisch gesund waren (super Blutbild, perfekte Herz-Kreislauf-Werte) sich aber nicht richtig fit fühlten konnten tolle Erfolge erzielt werden.

Heilfasten – in drei Etappen ans Ziel

1. Die Entlastungstage

Der Körper wird vorsichtig auf das eigentliche Fasten vorbereitet. Fasten fällt dann oft leichter und es kommt seltener zu Fastenkrisen. Setzen Sie alle Genussgifte ab: Zigaretten, Alkohol, unnötige Medikamente (Rücksprache mit Ihrem Therapeuten). Verzichten Sie komplett auf Zucker und Fett. Am besten nur noch Obst und Gemüse evtl. auch Reis, Müsli oder Knäckebrot. Führen Sie schon zusätzlich basische Mineralien, Antioxidantien oder ein gutes Multivitaminpräparat zu.

2. Die eigentlichen Fastentage

Grundregeln:

☛ Nichts essen, viel trinken: Tee, Obst- und Gemüsesäfte, Gemüsebrühe, zwei bis drei Liter Wasser

☛ Lösen vom Alltag: Fernsehen, Zeitung, Illustrierte, Berufsstress wegschieben, daher am besten in freier Zeit fasten

☛ Viel Bewegung, frische Luft, auch Sport

☛ Abführen mit Einläufen oder Glaubersalz, Ausscheidungen fördern mit Massagen, Leberwickel

☛ Zufuhr von Vitalstoffen

3. Das Fastenbrechen

Die Aufbautage sollten ein Drittel der Fastenzeit einnehmen. Es dauert etwa fünf Tage bis der Körper wieder normale Nahrung aufnehmen kann. Begonnen wird mit einem Apfel, dann später mit weiterem Obst, Salaten und auch Gemüsesuppen.

Alles sehr langsam und bedächtig. Weiterhin viel trinken und bewegen.

Übrigens: Menschen, die nach langer Nahrungsabstinenz oder -einschränkung plötzlich wieder ein üppiges Mahl verzehrten, sind sogar an diesem gestorben.

Fit-in-die-Kiste-Detail

Ein Fastentag modifiziert nach Buchinger

Frühstück:	abführen, dann zwei Tassen Kräutertee mit einem basischen Mineralstoffpräparat sowie ein ausgewogenes, gut dosiertes Vitalstoffpräparat
Pausensnack:	reichlich Quellwasser
Mittagessen:	1/4 bis 1/2 Liter Gemüsebrühe oder Gemüsesaft
Kaffeezeit:	zwei Tassen Früchtetee
Abendessen:	Obstsaft, Gemüsesaft oder Gemüsebrühen, danach abführen

Was ist zu beachten

Überlegen Sie, ob Sie die Fastenkur alleine durchführen wollen. Fasten in Gruppen oder in Kliniken hat sich ebenfalls bewährt. Liegen Vorerkrankungen vor, ist ein klinisches Heilfasten sowieso vorzuziehen.

Während dem Fasten kann es zu Fastenkrisen kommen mit Kopf- und Gliederschmerzen. Vermehrtes Trinken, Mineralstoffzufuhr und Abführen können helfen.

Optimal ist es, vor dem Heilfasten eine Darmreinigung mit anschließender Sanierung durchzuführen. Lesen Sie im entsprechenden Kapitel nach, wie Sie vorgehen können. Negative Begleiterscheinungen sind dann seltener. Liegen noch zu viele alte Reste im Darm, können daraus giftige Stoffe aufgenommen werden.

Bei aufkommendem Hunger viel Wasser trinken und abführen. Spätestens nach dem dritten Tag sind diese zumeist überwunden. Stimmungsschwankungen können auftreten, erhöhte Emotionalität. Viele werden auch belohnt mit einer Fasteneuphorie, gekennzeichnet durch große Zuversicht, Glücklichsein und dem Gefühl, neu geboren zu sein.

Entgiftung

Unbestritten: Chemie und Technik vereinfachen das Leben. Sie jagen aber auch riesige Mengen Fremd- und Schadstoffe in die Umwelt und damit in unsere Körper. Dem kann sich keiner von uns mehr entziehen. Täglich bombardieren uns alle möglichen Giftstoffe. Sie stammen aus Getränken, Nahrungsmitteln, Genussgiften, Luft, Wasser, Kosmetika, Medikamenten, Baumaterialien, Boden, Waschmittel, Zahnpasten und so weiter. So wie die Umwelt verschmutzt wird, so wird auch unser Körper verschmutzt. Alle Gewässer – Meere, Seen, Flüsse – verschmutzen durch Umwelteinflüsse zunehmend. Wir bestehen zu 70 Prozent aus Wasser. Ist doch logisch, dass auch das Wasser in uns und damit wir selbst gleichfalls verschmutzt sind. Die Umweltbedingungen sind für beide gleich. Genauso, wie Wasser entgiftet werden muss, um es wieder genießbar zu machen, muss der Mensch sich entgiften.

Mülldeponie Bindegewebe

Über Lunge, Darm, Haut und Schleimhäute gelangen die Gifte in unseren Körper und reichern sich im Bindgewebe an. Das Bindegewebe ist die Mülldeponie des Körpers. Ist die Mülldeponie voll, quillt sie über. Die Folgen haben wir zu spüren. Alle Volkskrankheiten wie Osteoporose, Rheuma, Herz- und Hirnschlag sowie Krebs sind die Folge solcher jahrzehntelanger Überladungen des Bindegewebes mit zuviel Giften. Daher ist es ganz wichtig die körpereigenen Entgiftungsmöglichkeiten zu kennen und Tag für Tag auch anzuwenden.

Erster Schritt: Stoppen Sie die Vergiftung

Reduzieren Sie die Schadstoffaufnahme soweit wie möglich. Niemand kann sich dem komplett entziehen. Oder haben Sie ein Haus in den Bergen, gebaut ohne Chemie von einer intakten Ozonschicht geschützt mit einem stressfreien und naturnahen Alltag? Sicher nicht. Also tun Sie Ihr Möglichstes. Es lohnt sich in jedem Fall:

☛ Durch den Kauf von Bio-Lebensmittel reduzieren Sie die Menge der Schadstoffe um sagenhafte 80 Prozent, die restlichen 20 Prozent stammen aus der Umwelt.

- Verwenden Sie kontrolliert biologisch hergestellte Kosmetika für Ihre Haut.

- Schmeißen Sie ihre fluoridierte Zahnpasta weg. Bessere Alternativen gibt es viele.

- Ziehen Sie um, wenn tausende Autos täglich Ihre Wohnung oder Ihr Haus passieren oder gehen Sie zumindest so oft wie möglich in die freie Natur. Luft ist wichtiger als Wasser, Wasser ist wichtiger als Nahrung.

- Führen Sie in ihrem Haushalt biologische Putz- und Waschmittel ein.

- Besuchen Sie mal einen Bio-Friseur. Ihre Haare werden sich bedanken.

- Lassen Sie die eine oder andere Arznei ruhig mal in der Schublade, jedes chemische Medikament ist ein synthetischer Stoff, der zwar im Augenblick helfen mag, aber auch im Bindegewebe abgelagert werden kann.

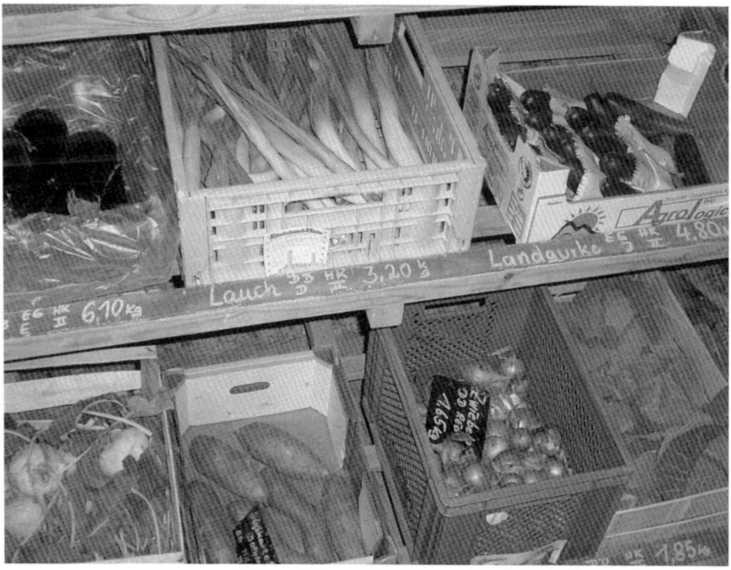

Durch den Kauf von Bio-Lebensmitteln wird die Aufnahme von Schadstoffen deutlich reduziert.

Zweiter Schritt: Entgiften Sie sich

Praktisch jeder von uns wird vergiftet. Außer der Bewohner des oben beschriebenen Hauses in den Bergen. Umkehrschluss: Jeder sollte sich entgiften. Wer beim „Fit-in-die-Kiste-Check" mindestens eine Frage mit ja beantwortet hat, zeigt schon Symptome der Vergiftung. Bei den anderen ist das Fass noch nicht voll. Es steigt aber mehr oder weniger schnell an. Bei schon auftretenden Vergiftungserscheinungen führen Sie eine Rundum-Entgiftungskur durch. Ein weiterer Turbo auf dem Weg fit in die Kiste. Wie immer gilt, gleichzeitig muss auch die Basis bereinigt werden.
Zeigen sich bei Ihnen noch keine Symptome, können Sie mit kleinen Maßnahmen der schleichenden Vergiftung entgegensteuern.

Rundum-Entgiftungskur

Während der Kur müssen selbstverständlich weitestmöglich alle Einflüsse der Vergiftung ausgeschaltet werden. Haut, Leber, Niere und Darm sind die Entgiftungsorgane Nummer eins. Sie müssen aktiviert werden. Folgendes Entgiftungs-Schema hat sich in der Praxis bewährt:

Fit-in-die-Kiste-Check

Sollten Sie eine Entgiftungskur durchführen?

1. Leiden Sie unter Allergien?
2. Leiden Sie unter Asthma, Neurodermitis oder anderen allergischen Erkrankungen?
3. Fühlen Sie sich öfter abgeschlagen, unkonzentriert, vergesslich?
4. Leiden Sie unter Rheuma, Arthritis oder Arthrose?
5. Haben Sie Osteoporose?
6. Haben Sie Cellulitis oder Haarausfall?
7. Sind Sie häufig erkältet?

Alle angeführten Leiden können ihre Ursache in Vergiftungen haben. Bei der Überladung des Bindegewebes mit Giften zeigt der Körper irgendwann Symptome.
Detaillierte Aufschlüsse bietet eine Haarmineralstoffanalyse. Vergiftungen mit Schwermetallen können zweifelsfrei festgestellt werden.

1. Spagyrische Ausleitung. Jeweils im Drei-Tages-Rhythmus wird abwechselnd die Ausleitung über die Leber, dann die Niere und dann über die Haut angeregt. Insgesamt werden die spagyrischen Tropfen bis zu einer Gesamtdauer von 45 Tagen eingenommen. Ergänzend wirkt ein Präparat zur Ausscheidung von Ablagerungen. Ein weiteres regt die Lymphfunktion an. Fragen Sie Ihren ganzheitlichen Apotheker nach geeigneten Präparaten.

2. Einnahme von Chlorella-Algenpräparaten. Fördern speziell auch die Ausleitung von Giftstoffen aus dem Gehirn.

3. Ein homöopathisches Komplexmittel zur Entgiftung. Am besten im Wechsel mit Okoubaka D2 einnehmen.

4. Selen (100 bis 200 µg/Tag) in Kombination mit Vitamin C (3 bis 10 g/Tag als Calciumascorbat) fördert die Schwermetallausleitung. Bei Blei-, Cadmium- und Quecksilbervergiftungen sind etwa die Selenspiegel in der Haarmineralstoffanalyse stark erniedrigt. Bei erhöhten Cadmiumwerten zusätzlich Zink 20 bis 40 mg/Tag und Calcium 1000 mg.

Ganz wichtig: Trinken Sie während Sie entgiften soviel wie nur möglich. Selbstverständlich reines Quellwasser (mindestens drei Liter pro Tag). Die Gifte werden frei und müssen ausgespült werden.

Öl ziehen

Entgiften Sie zusätzlich über die Zunge und Mundschleimhaut. Einfach jeden Morgen nach dem Aufstehen noch vor dem Frühstück mit einem Teelöffel Sonnenblumenöl, Weizenkeimöl oder auch Sesamöl (erkundigen Sie sich in Ihrem Bioladen). Öl ziehen: Für 10 bis 15 Minuten das Öl durch den Mund ziehen. So, als wollten Sie Speichel durch die Zähne drücken. Achtung, die milchige Pampe, die dabei entsteht, ist Sondermüll. Nicht in den Abguss befördern.

Tipp: Bevor Sie mit dem Ölziehen beginnen, schaben Sie die Zunge mit einem Zungenschaber von Belag frei. Nach dem Ölziehen und der Mundausspülung mit Wasser putzen Sie sich die Zähne mit einer biologischen Zahnpasta. Dass die Zunge

ein nicht zu verachtendes Entgiftungsorgan ist, bemerken Sie jeden morgen. Der unangenehme, pelzige Geschmack kommt durch die Entgiftung über Zungen- und Mundschleimhaut zustande.
Was kann den Erfolg eines einfachen kostengünstigen Entgiftungsverfahrens besser beschreiben als die eigene Erfahrung. Frau M. übergab uns Ihren Bericht zum Thema „Heilerfahrungen nach Anwendung der Sonnenblumenöl-Mundspülung“.
„Jahrelang plagte ich mich mit Schmerzen und Taubheitsgefühl in der rechten Hand, bis ich mich nach der Diagnose eines Kapaltunnelsyndroms zu einer Operation entschloß. Nach der Operation bekam ich endlich wieder ein Tastgefühl in den Fingern. Ich nahm an, das Problem sei nunmehr beseitigt, jedoch es kam anders.
Nun fing die Plage mit den sogenannten Schnappfingern an, wieder entschloß ich mich zu einer Operation, nachdem auch der zweite Finger betroffen war. Die Prognose des operierenden Arztes lautete, dass diese Probleme im Laufe der Zeit auch bei den weiteren Fingern nur durch Operationen gelöst werden könnten, da bei mir nun mal diese Veranlagung (Fachjargon: genetische Prädisposition) vorhanden wäre. Zu allem Übel kamen in der Folgezeit auch noch Gichtschmerzen in der linken großen Zehe hinzu, die mir große Probleme bereiteten, da ich kaum mehr Schuhe tragen konnte. Dazu kamen Schmerzen in den Kniegelenken und an den Armen, morgens stark angeschwollene Finger, alles zusammen eine starke Belastung im Alltag. Die einzige Hilfe vom Hausarzt war die Verschreibung von Schmerzmitteln mit vielen Nebenwirkungen. In meiner Not – ich war damals erst fünfzig Jahre alt – ging ich zu einem Heilpraktiker und dessen Heilmittel brachten mir Erleichterung. Ich begann zu dieser Zeit auch, mich selbst intensiv mit dem Problem zu befassen, indem ich mir Informationen über das Grundproblem meiner schmerzvollen Entzündungen des Bewegungsapparates besorgte. Dabei entdeckte ich auch einen Hinweis auf die guten Wirkungen der Sonnenblumenöl-Mundspülung.
Schnell war diese einfache und preiswerte Möglichkeit, für meine Gesundheit etwas zu tun, in mein tägliches Morgenprogramm integriert. Nach einiger Zeit verspürte ich schon die ersten positiven Auswirkungen. Die Schwellung an den Fingern ging zurück, die Schnappfinger normalisierten sich, die Schmerzen an den Zehen und an den Gelenken wurden immer weniger. Ich brauchte keinerlei Schmerzmittel mehr. Auch die Blutbahnen im Körper profitieren sehr von den positiven Wirkungen des ‚Ölsaugens‘.

Während einer Routinekontrolle, die kürzlich vorgenommen wurde, war der Facharzt erstaunt über das Ergebnis der Kontrolle. Für mein Alter (66 Jahre) wäre so ein Befund eher selten. Nachdem ich ihm darauf von meiner Ölmundspülung erzählte, zeigte er sich sehr interessiert für so eine „umwälzende" Möglichkeit ohne jede schädliche Nebenwirkung. In vielen Gesprächen mit Menschen, die auch leidvolle Erfahrungen mit Rheuma- oder Gichtschmerzen haben, konnte ich diesen Hinweis geben. Die Anwendung ist einfach: Morgens nüchtern zirka 15 Minuten einen Esslöffel Sonnenblumenöl aus kontrolliert biologischen Anbau im Mund durch die Zähne saugen und im Mund bewegen."

Weitere Tipps

Treiben Sie mäßigen Ausdauersport. Dabei dürfen Sie ruhig etwas schwitzen. Zum Einen werden die Verbrennungsprozesse der Entgiftung angeregt, zum anderen verlieren Sie Wasser, das Sie durch Wasser besserer Qualität austauschen. Falls Sie kein Bewegungstyp sein sollten, dann besuchen Sie doch öfters eine Sauna. Sie erleben hautnah, wie Tropfen für Tropfen Wasser durch die Haut schwitzen. Saunagänger bleiben nicht umsonst von Erkältungen weitgehend verschont.

Darmreinigungskuren lösen Darmablagerungen und verhärteten Schleim aus dem gesamten Darmtrakt. Daneben unterstützen sie das gesamte Verdauungssystem. Die Leber wird entlastet und kann ihrer Hauptaufgabe – die Entgiftung – wieder besser nachkommen.

Nach einer Rundum-Entgiftung oder auch bei noch nicht akuten Vergiftungssymptomen müssen Sie entgegensteuern:

1. Vergiftung vermeiden (siehe oben)

2. Permanent entgiften. Die regelmäßige Einnahme eines homöopatischen Komplexmittels und Okoubaka D2 zur Ausleitung belastender Schadstoffe hat sich bewährt. Auch das morgendliche Ölziehen ist unheimlich effektiv und lässt sich leicht in den Tagesablauf einbauen.

Ansonsten genügt es eigentlich, die Basis vollständig zu bereinigen. Nehmen Sie unsere Basismethode als Leitfaden.

Vitalstoffe

Vitalstoffe sind Stoffe des Lebens. Wertvolle Substanzen, die der Körper unbedingt benötigt, um seine gesamten Funktionen aufrecht zu erhalten. Per Definition kann er sie nicht selbst oder nur in Notsituationen herstellen. Vitalstoffe müssen daher über die Nahrung von außen zugeführt werden.
Die Unterteilung erfolgt in verschiedene Substanzklassen:

1. Vitamine: Sie haben zum Beispiel schon die Antioxidantien kennen gelernt, von denen viele zu den Vitaminen zählen.
2. Mineralstoffe und Spurenelemente: Calcium, Magnesium, Kalium, Zink, Chrom oder Selen sind einige der wichtigsten.
3. Essentielle Aminosäuren: Die Bausteine der Eiweiße, die auch schon im entsprechenden Kapitel vorgestellt wurden.
4. Essentielle Fettsäuren: Omega-3-Fettsäuren und Co.

Wo sind sie versteckt?

Die Natur liefert uns Vitalstoffe ohne Ende. Lecker verpackt in Obst, Gemüse, Salat, Hülsenfrüchten, Sprossen oder Nüssen. Wer sich optimal ernährt, auf Bioqualität achtet, viel frisch gepresste Säfte genießt, die heißen Tipps unserer Basismethode befolgt, ist schon auf dem richtigen Weg.
Es gibt aber auch Situationen, da brauchen Sie Vitalstoffe als Turbo in konzentrierter Form zugeführt. Dann reicht die Durchschnittsernährung bei weitem nicht aus. Zwar sagen Ökotest, die Deutsche Gesellschaft für Ernährung (DGE), Verbraucherstellen oder Schulmediziner schon seit Jahrzehnten, dass man bei guter Ernährung nichts mehr extra bräuchte. Aber bedenken Sie: Das gilt nur, wenn Sie

☛ nicht rauchen

☛ keinen Alkohol oder Kaffee trinken

☛ nicht an einer verkehrsreichen Straße wohnen

☛ nicht arbeiten und gleichzeitig keine Kinder haben

☛ nicht schwanger sind

☛ nicht ins Sonnenstudio gehen

☛ keinen Zucker, auch keinen versteckten, zu sich nehmen

☛ nicht zu viel Stress haben

☛ nicht zu viel Geschlechtsverkehr haben

☛ keine Mobilfunkantenne in unmittelbarer Nähe haben

☛ nicht zu viel Sport treiben

☛ nicht zu wenig Sport treiben

☛ keine chronischen Krankheiten haben

☛ nicht unter Haarausfall leiden

☛ biologisch angebaute Lebensmittel – vor allem Obst und Gemüse – im Bioladen kaufen oder aus dem eigenen (ungespritzten) Garten beziehen

☛ in einem Naturschutzgebiet leben oder in einem Kurort arbeiten, mit bester Luft ohne Autoverkehr und industriellen Abgasen

Unsere Empfehlung: Es schadet nicht, zusätzliche Vitalstoffe zu sich zu nehmen. Hierbei gilt wie immer: Je natürlicher desto besser. Prinzipiell könnten alle Vitalstoffe über natürliche Lebensmittel abgedeckt werden. Allerdings wird das aufgrund der erhöhten Anforderungen unserer Zeit zunehmend schwerer. Leider leben wir nicht mehr im Paradies.

Synthetisch oder natürlich

Die Extraportion Vitalstoffe kann über die reinen, synthetisch hergestellten Substanzen zugeführt (zum Beispiel die in Labors hergestellte Ascorbinsäure) oder aber in natürlicherer Form aus dem ursprünglichen Vitalstoffträger (etwa Vitamin C als Pulver aus der Acerola-Kirsche) gewonnen oder konzentriert werden. Kennen Sie diese Sätze: „Um eine Menge von 950 Milligramm Vitamin C aufzunehmen, müssten Sie täglich 14,7 Kilo Zitrusfrüchte oder 665 Gramm Paprika essen." Oder „150 Milligramm

Vitamin E sind in 14,9 Kilo Käse oder 2,5 Kilo Nüssen.“ Bei solchen Aussagen übertreiben die Hersteller der Vitalstoffe natürlich. Sage und schreibe 1,5 Gramm Vitamin C entspricht der tumorhemmenden Wirkung eines kleinen Apfels, obwohl dieser Apfel nur sechs Milligramm Vitamin C enthält. Dies fanden Forscher der Cornell University Ithaca heraus.
Grund: Die vielen, in der gesamten Anzahl noch unerforschten Apfelstoffe, die sekundären Pflanzenstoffe wie Phenole, Flavonoide, Anthocyanidine potenzieren sich in ihrer schützenden Wirkung. Man spricht hier von Synergieeffekten, also sich gegenseitig verstärkenden Mechanismen. Oder auch von einer Gesamtwirkung, die die Einzelwirkungen nicht nur addiert, sondern sogar um ein Vielfaches übertrifft.
Ein anderes Beispiel für solch einen Synergieeffekt erbrachte unfreiwillig eine Studie, die eigentlich die Wirksamkeit von Antioxidantien für Herz-Kreislauf-Erkrankungen erbringen sollte. Die Studie musste abgebrochen werden, da bei Ex-Rauchern die Gabe von isoliertem ß-Karotin zu erhöhten Lungenkrebsraten führte. Der Verzehr von einer Karotte hingegen, die wesentlich mehr Carotinoide enthält, ist absolut gesund. Der Grund: In der Karotte kommt ß-Karotin nicht isoliert vor, sondern eine Vielzahl verschiedener Carotinoide und viele andere Vitalstoffe ergänzen sich zu optimaler Wirksamkeit. **Unsere Empfehlung:** Essen Sie so viel Obst und Gemüse in Bioqualität wie möglich und achten Sie auf eine ausgewogene Vitalstoffkombination, um von Synergieeffekten zu profitieren.

Immer dazu: Vitamin C und Magnesium

Vitamin C empfehlen wir jedem Kunden, ob groß oder klein. Erwachsene sollten täglich zwei bis drei Gramm Vitamin C, gebunden an Calcium einnehmen (Calciumascorbat). Kinder 250 Milligramm bis 1000 Milligramm und mehr. Eine kürzlich veröffentlichte Studie belegte, dass Frauen, die mehr als 360 Milligramm Vitamin C pro Tag aufnahmen einen besseren Herzschutz hatten. In Calciumascorbat liegt Vitamin C wie in der Natur in der magenschonenden, nicht sauren Form vor. Besonders bei Einnahme von größeren Mengen (mehr als ein Gramm) sollten Sie darauf achten. Übersäuerung wird vermieden und die Aufnahme ist verbessert. Noch besser, weil natürlicher sind Acerola-Taler oder -Pulver.

Übrigens: Nur der Mensch, das Meerschweinchen, Primaten und einige Vögel und Fische können Vitamin C nicht selbst produzieren. Während Tiere aber instinktiv wissen, welche Pflanzen sie fressen müssen, um ausreichend versorgt zu sein, ist dem Menschen diese Fähigkeit abhanden gekommen.
Neben Vitamin C geben wir unseren Kunden ein gutes Magnesiumpräparat in Form von Magnesiumorotat oder -citrat (Tagesdosis: 300 bis 600 Milligramm), welche beide viel besser als andere vom Körper aufgenommen werden. Das Magnesium der Discounter liegt im allgemeinen als Magnesiumcarbonat oder Magnesiumoxid vor. Das ist schwer löslich und deshalb auch schwer für den Körper aufzunehmen.
Wie wichtig Magnesium ist, bestätigte uns der Fall von Frau T. Die 37-Jährige war in der hektischen IT-Branche tätig und hatte einige persönliche Schicksalsschläge zu verkraften. Plötzlich traten massive Herzrhythmusstörungen auf. Sie wurde zum Kardiologen überwiesen und schließlich ins Herzzentrum nach Bad Krozingen geschickt. Zuvor besuchte sie aber noch einen bekannten Heilpraktiker. Seine Diagnose: gravierender Magnesiummangel. Nach einer Therapie mit zu Beginn vier Mal 300 Milligramm und später zwei Mal 300 Milligramm Magnesiumcitrat verschwanden die Beschwerden vollständig. Übrigens hatte Magnesiumoxid keinen Effekt.
Magnesium ist bei Stress extrem wichtig in unserer heutigen Zeit. Allerdings kommt es auf das richtige Präparat an. Unsere Empfehlung für Weintrinker: Nie die extra Magnesiumzufuhr vergessen. Bei Weinkonsum wird Magnesium für drei Tage geraubt.

In besonderen Fällen

Bei erhöhten Anforderungen (Stress, Sportler, Schwangere) oder während einer Kur (etwa bei Winteranfälligkeit oder nach einer Krankheit) sollte man noch zusätzlich weitere Vitalstoffe oben drauf packen. Vor allem dann, wenn über Jahre hinweg Raubbau am eigenen Körper betrieben wurde und eine vitalstoffreiche Ernährung zu kurz kam. Dann ist es wichtig, die leeren Speicher aufzufüllen. Parallel zu einer vitalstoffreichen Ernährung wirkt dann eine Zugabe von Vitalstoffen als zusätzlicher Turbo. Erstaunliche Energiezuwächse sind oft die Folge. Damit im Vitalstofforchester alles stimmt, raten wir zu einem

Multipräparat mit Spurenelementen, Mineralstoffen und Vitaminen. Achten Sie auf eine ausreichende Dosierung der einzelnen Vitalstoffe und das passende Verhältnis der Vitalstoffe zueinander. Alleinige Gaben von einzelnen Vitalstoffen, insbesondere von Mineralien und Spurenelementen sollten allerhöchstens während einer Kur erfolgen.
Die DGE gibt Referenzwerte für die Zufuhr an Vitalstoffen heraus (auf „Multivitaminsäften" als RDA – „recommended daily allowance" = empfohlener Tagesbedarf – angegeben). Mit dieser Menge werden Mangelerscheinungen über einen kurzen Zeitraum verhindert. Wer täglich die empfohlene Menge an Vitamin C zu sich nimmt (100 Milligramm) wird demnach über absehbare Zeit nicht an Skorbut erkranken. Allerdings machen sich die weiteren positiven Wirkungen von Vitamin C in solchen Minimengen sicherlich nicht bemerkbar. Unterscheiden Sie deshalb zwischen offiziell empfohlenen Mindestmengen und höheren, sogenannten therapeutischen Dosen. Mit der Behandlung von Krankheitserscheinungen mit hohen Vitalstoffdosen beschäftigt sich die orthomolekulare Medizin. Allerdings schenkt sie häufig dem Wert der Vitalstoffaufnahme über natürliche Quellen zu wenig Bedeutung.

Die individuelle Vitalstoffmischung

Mit Hilfe eines Fragebogens, der Laborparameter des Arztes (Blutbild), am besten noch unter Hinzunahme der Haarmineralstoffanalyse und mit Hilfe aller sonstigen Angaben, die zur Verfügung stehen, kreieren gute Apotheken Ihre ganz persönliche Vitalstoffmischung. Sie erhalten dann tatsächlich die Vitalstoffe, die Sie brauchen in der optimalen Dosierung mit dem Vorteil, dass Sie alles zusammen in einem Präparat haben. Jeder Vitalstoff wird in kleine aus Guar bestehenden Körnchen eingebettet und liegt retardiert vor.
Bei Hinzunahme von Tomaten- oder Orangensaft erfolgt eine komplette Aufnahme aller Vitalstoffe. Je nach Laborparametern, Konstitution und Ergebnissen der Haarmineralstoffanalyse empfehlen wir eine Einnahmedauer von drei bis sechs Monaten. Falls beim Blutbild der Gesamteiweißgehalt beziehungsweise der Hämoglobingehalt zu niedrig ist, raten wir zusätzlich zu einem pflanzlichen Eiweißpräparat in Pulverform und zu noch mehr pflanzlicher eiweißreicher Kost.

Fit-in-die-Kiste-Detail

Analysemethoden

Um sich ein Bild vom eigenen körperlichen Zustand zu machen, kann man sich neben subjektiven und objektiven äußerlichen Auffälligkeiten (immer blass, kalte Hände, häufig nächtliche Krämpfe, starker Kaffeetrinker) auch analytische Methoden zunutze machen:

1. Messung von Körperfunktionen

- Blutdruckmessung über einen längeren Zeitraum
- Ruhe- und Maximalpuls

Die Körperfunktionen können Sie selbst messen oder bei Ihrem Apotheker oder Arzt messen lassen.

2. Blutbild

Das Blut*bild* ist – wie der Name schon sagt – ein momentanes Zustands*bild.* Die Geschehnisse der letzten Stunden und Tage sind dort gespeichert. Hier sind auch folgende Werte wichtig, die ein normaler Arzt mit dem Standardblutbild nicht bestimmt:

- Freie Radikale
- Homocystein
- Zink, Selen und andere Spurenelemente
- Folsäure, Vitamin C, Vitamin E und eventuell andere Vitamine

Lassen Sie Ihre Werte bei Ihrem Arzt bestimmen und bestehen Sie zusätzlich auf die Messung oben genannter Werte.

3. Haarmineralstoffanalyse

Sie liefert kein Bild, sondern einen Film, der die Geschichte der vergangenen drei Monate erzählt. Die Haare speichern über einen langen Zeitraum Mineralien und Spurenelemente. Mit einer speziellen Keramikschere (Vermeidung von metallischen Verunreinigungen) werden etwa zwei Zentimeter des Haares an verschiedenen Stellen abgeschnitten. Es lassen sich gezielte Aussagen treffen zum Beispiel über Schwermetallintoxikationen, Mineral- oder Spurenelementemangel und auch -Überschüsse.

Alle analytischen Methoden zusammen lassen eine optimale Bestandsaufnahme bezüglich der Vitalstoffe treffen. Sie geben die Möglichkeit eine optimale Vitalstoffzufuhr zu berechnen oder auch eventuelle Intoxikationen gezielt auszuleiten.

Natürliche Vitalstoffergänzungen

Es ist ein Naturgesetz, dass der Körper ein ganzheitliches Produkt besser verträgt und aufnimmt als einzelne isolierte Stoffe. Hierfür ist der oben erwähnte Synergieeffekt verantwortlich. Viele „Fitnesspäpste“ halten nicht viel von diesen Präparaten. Als Argument dagegen wird immer wieder die zu geringe Menge an Vitalstoffen genannt, die das Analysenblatt ausspuckt. Da hat aber wohl jemand nichts von den abermals zu erwähnenden Synergieeffekten gehört. Ganzheitlichere und ausgewogenere Präparate als die Natur kann der Mensch immer noch nicht in keinem chemischen Labor erzeugen. In einer schwedischen Studie bekamen zwei Gruppen von Füchse dieselbe Nahrung bis auf die Vitamine der B-Gruppe. Die erste Gruppe erhielt sie in synthetischer Form. Die zweite in Form von Bierhefe und Lebertran. Das Ergebnis war beeindruckend. Die Füchse der ersten Gruppe wuchsen nur langsam, ihr Fell war struppig und sie zeigten verschiedene gesundheitliche Probleme. Die Füchse mit natürlichem Vitamin B wuchsen normal, hatten ein prächtiges Fell und waren Krankheiten gegenüber resistenter.

Die positiven Rückmeldungen von unseren Kunden tun ihr übriges. Nur ein Beispiel: Wir kennen einen Top-Marathonläufer, der sich schon seit Jahrzehnten in der Szene aufhält. Er ernährt sich optimal vitalstoffreich (etwas Obst und viel Gemüse) und nimmt dazu noch Spirulinatabletten und ein natürliches Mineralstoffpräparat ein.

Algen und Cyanobakterien - Power aus dem Meer

Unser Favorit ist ein Gemisch von Spirulina-, Chlorella-, und Afa-Algen. Die eindruckvollsten Erfahrungen haben wir mit Spirulina gemacht. Wir empfehlen vier bis acht Tabletten, bei viel Stress und anderen Höchstbelastungen – wie in der Marathonvorbereitungszeit – 8 bis 20 Tabletten einzunehmen. Spirulinatabletten haben alle Vitalstoffe in einer sehr harmonischen Zusammensetzung und entgiften den Körper noch zudem. Diese Süßwasser-Mikroorganismen waren die ersten Lebewesen der Erde und waren deshalb darauf angewiesen, alle Vitalstoffe selbst herzustellen. Entsprechend ist ihre ganzheitliche Zusammensetzung.

Stellen Sie sich das so vor: Die gängigen Multivitalstoffpräparate haben eine begrenzte Zahl der wichtigsten Vitalstoffe. Die

großen Vitalstoffbausteine, die der Körper braucht, sind damit abgedeckt. Spirulina als natürliches Präparat enthält darüber hinaus aber noch etliche weitere Naturstoffe. Diese schließen die Lücken zwischen den großen Bausteinen und machen das Bauwerk erst perfekt.
Allen drei Algen- bzw. Cyanobakterienpräparaten gemeinsam ist ein enorm hoher Proteingehalt und eine hohe Chlorophyll-

Fit-in-die-Kiste-Detail

Chlorophyll – das grüne Wunder
Chlorophyll ist Pflanzengrünmacher und Sauerstoffproduzent zugleich. Chemisch ähnelt es dem Häm, dem Bestandteil von Hämoglobin, das den Sauerstoff im menschlichen Körper transportiert. Der Unterschied zwischen den beiden besteht vorrangig im sogenannten Zentralatom. Beim Chlorophyll ist es Magnesium, beim Häm das Eisen. Vermutlich kann der Körper Chlorophyll leicht in Hämoglobin umwandeln. Daher vermag Chlorophyll

- ☛ die Sauerstoffaufnahmefähigkeit im Körper um das 20-fache zu steigern
- ☛ das Blut zu reinigen
- ☛ Hämoglobinmangel zu beheben.

konzentration. Das macht sie zum Beispiel für Vegetarier und Sportler zu einer standardmäßigen Nahrungsergänzung. **Übrigens:** Chlorella hat sich bei Entgiftungs-Therapien als wirksam erwiesen. Über Afa Algen wird bei der Behandlung von Kindern mit ADS (Aktivitäts-Defizit-Syndrom) oder ADHS (Aktivitäts-Defizit-Hyperaktivitäts-Syndrom) von Erfolg berichtet.

Bierhefe

Sie ist reich an Aminosäuren, Mineralstoffen und Vitaminen – vor allem an Vitaminen des B-Komplexes. Daher empfehlen wir sie besonders gerne bei Akne, Furunkel, Ekzemen und anderen Haut- und Nagelproblemen („Seit ich Bierhefe einnehme ist meine Haut viel weicher und meine Nägel sind weniger spröde."). Auch als Nervennahrung bei konzentrationsintensiven Tätigkeiten oder geistiger Abgeschlagenheit, oder unterstützend bei Antibiotikabehandlung zur Regeneration der Darmflora.

Gelee Royal - Der Saft der Königinnen

Manche unserer Kunden haben das Bedürfnis, noch mehr für ihren Körper zu tun. Diesen empfehlen wir ergänzend unser spezielles Gelee-Royal-Präparat mit Blütenpollen, Propolis und Honig. Es entsäuert, entgiftet und bietet das komplette Vitalstofforchester.

Informieren Sie sich darüber hinaus in Ihrer ganzheitlichen Apotheke und in Ihrem Naturkostladen auch über:

- ☛ Weizenkeimprodukte
- ☛ Lebertran
- ☛ Schwarze Melasse
- ☛ Sanddorn
- ☛ Leinöl
- ☛ Ginseng

Kann man auch überdosieren?

In 15 Jahren Berufspraxis sind bei unseren Empfehlungen noch keine Überdosierungen aufgetreten. Der Körper ist so intelligent, dass er sich nimmt, was er braucht – wir nennen das Vitalostase. Werden einzelne Vitalstoffe in stark erhöhten Mengen zugeführt, werden sie entweder gar nicht aufgenommen, direkt wieder ausgeschieden, in speziellen Geweben gespeichert oder im Bindegewebe abgelagert. Während einer Kur angewandte hohe Dosierungen einzelner Vitalstoffe sind ohne Folgen. Ausnahme sind die fettlöslichen Vitamine A, E, D und K: Halten Sie sich genau an unsere empfohlene Dosierung.

Und wenn alle Stricke reißen?

Je nach Konstitution, Alter, Reinheit des Körpers und sonstigen Lebensumständen kann jeder Mensch mit obigen natürlichen Vitalstoffen sehr gut leben. Vitamin C – an Calcium gebunden – und ein gutes Magnesiumpräparat möchten wir dennoch nicht missen. Doch was macht der Mensch, der zwar genügend Vitalstoffe bekommt, diese aber gar nicht verwertet? Solche Fälle machten uns früher oft ratlos. Eine Dame zum Beispiel im Alter von 40 Jahren, kaufte sich ständig die aller-

besten Magnesiumpräparate und hatte dennoch fast keinen Erfolg. Der Magnesiumwert im Blut blieb unten.
Unser Tipp brachte den Durchbruch: Schüßler-Salze. Diesen Spitzen-Turbo präsentieren wir Ihnen später noch genauer. Die Schüßler-Salze, vor allem die Nummern 1 bis 12, enthalten alle wichtigen Mineralien in potenzierter Form. Sie helfen dem Körper bei Einnahme eine verbesserte grobstoffliche Verwertung zu erzielen. Obige Kundin schaffte es ganz schnell ihren Magnesium-Wert zu erhöhen. Gleiches brachte den Erfolg bei einer Dame, deren Hämoglobinwert aufgrund eines zu niedrigen Eisengehaltes zu tief war. Erst mit der Kombination Eisen plus Schüßler-Salz Nummer 3 konnte dieses optimal verwertet werden. Hämoglobinwert und Fitness stellten sich auf wunderbare Weise wieder optimal ein.

Geschützt durch Antioxidantien

Luc Montagnier, der Mediziner des Papstes, hat ein Geheimnis daraus gemacht, warum es Johannes Paul II. zwischenzeitlich wieder besser ging. Seine Parkinson-Symptome waren weniger geworden, zum Teil waren sie sogar ganz verschwunden. „Der Spezial-Extrakt kann die Zerstörung der Nervenzellen des menschlichen Körpers aufhalten“, so Montagnier. Eine Substanz aus der Papaya-Frucht soll es sein, die antioxidierend wirkt. In der EU sei sie noch nicht zugelassen.
Wir können Sie beruhigen. Diese ominöse Substanz können Sie in jeder Apotheke bekommen. Aber mit der wunderbaren Wirkung hat Montagnier recht. Bei jeder Energieumsetzung des Körpers wird Sauerstoff benötigt. Es entsteht ein geringer Anteil an freien Radikalen. Die sind sehr instabil. Um sich selbst zu stabilisieren, klauen sie zum Beispiel Elektronen von anderen Strukturen. Die werden dadurch wiederum zerstört. Freie Radikale wirken also destruktiv. Mittlerweile werden viele Erkrankungen auf solche Zerstörungen durch freie Radikale zurückgeführt. Die Wissenschaftler nennen sie „free radical diseases“. Sie meinen damit Krankheiten wie: Parkinson; Alzheimer; Krebs; Erkrankungen des rheumatischen Formenkreises; Arteriosklerose mit Folgen wie Herzinfarkt, Schlaganfall, periphere arterielle Verschlusskrankheit; Makuladegeneration; Asthma.
Antioxidantien werden auch Radikalfänger genannt. Das heißt,

Fit-in-die-Kiste-Detail

Achten Sie auf ein ausgewogenes Präparat mit möglichst allen Vitalstoffen in der empfohlenen Dosierung. Aufgrund der Funktionen der einzelnen Vitalstoffe ergeben sich vielseitigste Anwendungsgebiete. Die ausgewogene Kombi der Vitalstoffe beugt effektiv der ganzen Palette an Zivilisationskrankheiten vor.

Vitalstoff	Dosierung	Funktion
Vitamin A	2000 bis 5000 i.E.	Gesunde Haut und Schleimhäute, gutes Sehen, starkes Immunsystem
Vitamin D	100 bis 400 i.E.	Gesunde Knochen und Zähne, Zellwachstum und Entwicklung
Vitamin E	200 bis 500 i.E.	Antioxidans, Antithrombosemittel
Vitamin K	30 bis 150 µg	Blutgerinnung, Knochen-Metabolismus
Vitamin C	1000 bis 3000 mg	Antioxidans, Cholesterinabbau, Leberentgiftung, Förderung der Eisenresorption, Hormonproduktion, Kollagenproduktion, Synthese von Neurotransmittern
Vitamin B1 (Thiamin)	10 bis 50 mg	Energiestoffwechsel, Nervensystem, Proteinsynthese
Vitamin B2 (Riboflavin)	10 bis 50 mg	Antioxidationsfaktor, Energieproduktion, Wachstum
Vitamin B3 (Niacin/Niacinamid)	20 bis 200 mg	Antioxidative Wirkung, Blutzucker-Regulierung, Fett- und Cholesterin-Metabolismus
Vitamin B5 (Panthotensäure)	10 bis 100 mg	Energieproduktion, Protein- und Fettsynthese
Vitamin B6 (Pyridoxin)	10 bis 50 mg	Normaler Blutzuckerspiegel, Fett-Metabolismus, Synthese von Protein und Neurotransmittern, Wirksamkeit der roten Blutkörperchen
Vitamin B12 (Cyanocobalamin)	10 bis 50 µg	Aminosäure-, Fettsäure-, Folsäure-Metabolismus, Nervenzellen, Zellentwicklung
Folsäure	400 bis 800 µg	Protein-Metabolismus, Fötus-Entwicklung, Zellwachstum

Vitalstoffe: Wirkung und Dosierung

Biotin	100 bis 300 µg	Glukosesynthese, Fett-Metabolismus, Zellwachstum
Cholin	10 bis 100 mg	Entgiftung, Struktur der Zellwände, Synthese von Acetylcholin
Inositol	10 bis 100 mg	Funktion der Zellmembran, Nervensystem, Spermaproduktion, Neurotransmitterproduktion
Calcium	500 bis 1200 mg	Blut, Muskulatur, Nervenzellen, Knochen
Magnesium	300 bis 600 mg	Energie-Stoffwechsel, Herzmuskel, Knochen und Zähne, Nervensystem, Membranstabilisiserung
Kalium	100 bis 500 mg	Wasserhaushalt, Säure-Basen-Gleichgewicht, Membranpotential
Chrom	50 bis 200 µg	Kohlenhydrat-, Lipidstoffwechsel
Iod	100 bis 200 µg	Schilddrüsenhormonsynthese
Eisen	10 bis 30 mg	Hämoglobinbildung, Sauerstofftransport und -speicherung, Enzymbestandteil
Kupfer	1 bis 3 mg	Blutbildung, Immunsystem, Skelett, ZNS
Mangan	2 bis 10 mg	Antioxidative Wirkung, Kollagenbildung, Blutgerinnung
Molybdän	75 bis 200 µg	Antioxidative Wirkung, Eisen- und Schwefelmetabolismus
Selen	70 bis 100 µg	Antioxidans, Immunsystem
Zink	10 bis 15 mg	Bestandteil von vielen Enzymen, Schutzwirkung, Immunsystem
Omega-3-Fettsäuren	1 bis 1,5 g	Verminderte Entzündungsneigung, Verminderte Klebrigkeit der Blutplättchen, erweitert die Blutgefäße

sie „opfern“ sich anstelle der angegriffenen körpereigenen Strukturen und machen dadurch die gefährlichen Radikale unschädlich.
Bestimmen Sie doch einmal den Blutwert der freien Radikale in Ihrem Körper. Falsche Ernährung, Stress, Alkohol, Rauchen, Medikamente, Umwelteinflüsse wie Elektrosmog, Abgase, Ozon, Chemikalien aus Reinigungsmitteln, Baumaterialien oder Ähnlichem treibt den Freie-Radikale-Spiegel in die Höhe; und damit die Gefahr an einer „free radical disease“ zu erkranken. Unsere Basismethode ist ideal, um freie Radikale zu vermeiden und abzufangen. Die Ernährung auf Obst-Gemüse-Basis, viel Quellwasser, Bewegung im Sauerstoffüberschuss sowie Entspannung sind optimale Radikalfänger.

Fit-in-die-Kiste-Detail

Folgende Vitalstoffe schützen Sie vor freien Radikalen:

☛ Vitamin C: wirkt im wässrigen Milieu als Radikalfänger. Es ist zum Beispiel an der Reduktion von Wasserstoffperoxid beteiligt.

☛ Vitamin E: Radikalfänger im „fettigen“ Milieu. Schützt zum Beispiel die ungesättigten Fettsäuren.

☛ Zink, Mangan, Kupfer: Diese Spurenelemente werden von den sogenannten Superoxiddismutasen benötigt. Die wiederum wandeln die sehr aggressiven Superoxidradikale in das weniger gefährliche Wasserstoffperoxid um.

☛ Selen: wird von den Glutathionperoxidasen benötigt, die zum Beispiel Wasserstoffperoxide reduzieren.

☛ Eisen: Wird von der Katalase benötigt, die Wasserstoffperoxid durch Umsetzung in Wasser und Sauerstoff unschädlich macht

☛ Bioaktivstoffe wie zum Beispiel Carotinoide: Lykopin, ß-Karotin, Lutein, Zeaxanthin: wirken als starke Antioxidantien

Wenn Sie selbst an einer Krankheit leiden, an deren Entstehung freie Radikale beteiligt sind oder wenn Sie schon fortgeschrittenen Alters sind und sonst noch weitere Risikofaktoren haben (zum Beispiel Stress, viele Medikamente) empfiehlt es sich, zusätzlich ein umfassendes antioxidativ wirksames Präparat einzunehmen. Fragen Sie Ihren ganzheitlichen Arzt oder Apotheker.

Enzyme

Fit-in-die-Kiste-Detail

Was sind Enzyme

Enzyme sind sogenannte Biokatalysatoren. Wie jeder Katalysator haben auch die Enzyme folgende Eigenschaften:

- ☛ Sie beschleunigen eine bestimmte Reaktion
- ☛ verändern dadurch aber nicht das Reaktionsgleichgewicht,
- ☛ sie regenerieren sich nach der Reaktion, die sie beschleunigt haben
- ☛ und stehen direkt wieder zur nächsten Reaktionsbeschleunigung zur Verfügung,
- ☛ werden also nicht verbraucht.

Ein Beispiel: Die sogenannte „Carboanhydratase“ (CAH) beschleunigt die Reaktion, bei der aus Wasser und Kohlenstoffdioxid die Kohlensäure entsteht beziehungsweise aus Kohlensäure wieder Wasser und Kohlenstoffdioxid wird. Die CAH ist in der Lage, die beiden Reaktionspartner in der Weise an sich zu binden, dass sie optimal zueinander orientiert sind. Durch zusätzliche Aktivierung des Wassers läuft die Reaktion um ein Vielfaches schneller ab, als es ohne das Enzym der Fall wäre. So können zum Beispiel phantastische 36 Millionen Kohlensäuremoleküle pro Minute wieder in Wasser und Kohlendioxid zerlegt werden. Enzyme sind unerlässlich für die Höchstleistungen, die im Körper erbracht werden müssen. Ohne die Beschleunigung der Stoffwechselreaktionen wäre unser Körper nicht funktionsfähig.

Ohne Enzyme kann der Körper gar nicht funktionieren. Mittlerweile hat man schon über 3000 Enzyme entdeckt und klassifiziert. Man vermutet, dass insgesamt mehr als 50.000, vielleicht sogar über 100.000 Enzyme die Reaktionen im menschlichen Körper steuern. Für praktisch jede Reaktion gibt es ein passendes Enzym.

Viele Enzyme benötigen, um überhaupt zu funktionieren, ein sogenanntes Co-Enzym (auch häufig Co-Faktor genannt). Dieses übernimmt dann wichtige Aufgaben für die Reaktionsbeschleunigungen. So ist etwa Vitamin B6 Co-Enzym von verschiedenen Enzymen. Dabei kommt ihm beispielsweise die Aufgabe der Aktivierung von Aminosäuren zu. Dadurch wird der Aufbau von Protein(Eiweiß)strukturen im Körper überhaupt erst möglich.

Auch Mineralstoffe und Spurenelemente können Co-Faktoren sein: Zink zum Beispiel ist Co-Faktor von mehr als 200 Enzymen. Darunter viele, die für die Immunabwehr enorm wichtig sind. Zink ist das Immunpower-Spurenelement.

Magnesium ist sogar Bestandteil von über 300 Enzymen, die eine Schlüsselrolle bei der Energieversorgung einnehmen. Außerdem reguliert Magnesium als Gegenspieler von Calcium die Reizübertragung in Muskeln und Nerven und ist deshalb für das perfekte Funktionieren des gesamten Muskelapparates essentiell. Magnesium ist das Powermineral schlechthin.

Ohne Eiweiß kein Enzym

Enzyme sind nämlich selbst Eiweißkörper. Wenn die optimale Aminosäure- und Eiweiß-Zufuhr nicht gewährleistet ist, kommt es früher oder später zu Enzym-Defiziten.

Enzyme sind besonders wichtig bei Entzündungsreaktionen. Entzündungen machen sich mit vier Symptomen bemerkbar:

- ☛ Schwellung
- ☛ Wärmebildung
- ☛ Schmerz
- ☛ eingeschränkte Funktion

Die Entzündung selbst ist nicht die Ursache, sondern schon der Heilungsprozess. Ein Beispiel: Durch einen heftigen Schlag gegen Ihr Schienbein platzen innerlich Blutgefäße. Blut tritt ins Gewebe. Die Schwellung beginnt. Dieses Leck muss geschlossen werden. Das Blut gerinnt. Blut- und Gewebekörperchen werden heran transportiert. Der entstandene Defekt wird repariert. Daran beteiligt sind eine Vielzahl von Enzymen.

Schnupfen, Rheuma, Asthma – alles Entzündungen

Sobald der Arzt an eine Krankheitsbezeichnung ein -itis hängt, hat er eine Entzündung diagnostiziert. Dazu gehören:

- ☛ Rhinitis, Sinusitis, Bronchitis: Also alle sogenannten grippalen Infekte
- ☛ Arthritis, Rheuma

- Sportverletzungen wie Kapselläsionen, Zerrungen oder Prellungen
- Heilungsprozesse nach operativen Eingriffen
- Venenentzündungen
- Hautentzündungen

Mit Enzymen die Entzündungsdauer verkürzen

Schalten Sie den Turbo ein: Durch zur Verfügungstellung von Enzymausgangsstoffen (Vitalstoffe und Eiweiß) und eine zusätzliche Enzymzufuhr von außen kann der Entzündungsprozess und damit die Heilung beschleunigt werden.
Bei allen Entzündungen können von außen Enzyme zugeführt werden. Der natürlichste und damit der beste Weg ist es vermehrt enzymhaltiges Obst, Gemüse, Sprossen und Keime zu essen oder frisch gepresste Säfte zu trinken. Prinzipiell ist jedes Obst und jedes Gemüse reich an Enzymen. Wahre Enzymbomben sind Ananas, Papaya und Grapefruit. Achtung: Durch Kochen können Enzyme schon ab 50 Grad Celsius zerstört werden.
Die entzündungshemmende Wirkung von Bromelain, das in besonders hohen Mengen in der Ananas steckt – oder auch von Papain aus der Papaya – ist durch Studien belegt. In Ihrer Apotheke finden Sie Enzympräparate in Tabletten- oder Pulver-Form. Sie haben sich als Hochdosistherapie bewährt (übrigens auch bei Verdauungsbeschwerden und als Blutverdünner). Von vielen Medizinern und Apothekern wird ins Feld geführt, dass Enzyme, da sie ja Proteine sind, über den Magen-Darm-Trakt gar nicht ins Blut gelangen können, um an den Entzündungsstellen zu wirken. Hier können wir nur unsere eigenen positiven Erfahrungen und die von zahlreichen Sportmedizinern wie Dr. Müller-Wohlfahrt entgegen setzen. Wissenschaftliche Untersuchungen belegen zudem den Turboeffekt von Enzymen.
Gravierende Nebenwirkungen, die zum Abbruch der Studien führten, sind nicht bekannt. In der Apothekenpraxis wurde uns lediglich über Auffälligkeiten im Magen-Darm-Trakt berichtet. Hier hat es sich bewährt, die Dosis zu Beginn herabzusetzen.
Unser Tipp: Enzympräparate sollten magensaftresistent sein. Die Einnahme muss mit mindestens zwei Stunden Abstand von den Mahlzeiten erfolgen. Sonst werden die Enzyme „verdaut“ und sind unwirksam.

Homöopathie – Medizin für jedermann

Bestimmt sind Sie schon einmal von einer Biene gestochen worden. Ein brennender Schmerz durchzieht Sie. Die Einstichstelle wird wächsern und blassrot. Die Homöopathie wendet das Gift der Honigbiene („Apis mellifica") in verarbeiteter Form genau bei diesem Krankheitsbild als Heilmittel an. Aber auch bei allen Entzündungen wie Hals- und Gelenkschmerzen. Ein anderes klassisches Beispiel ist die Zwiebel („Allium cepa"). Sie wird beispielsweise bei Fließschnupfen eingesetzt.
Allerdings werden in der Homöopathie nicht die ursprünglichen Substanzen aus dem Pflanzen-, Tier- und Mineralreich, sondern deren verdünnte, „potenzierte" Formen eingesetzt. Die Potenzierung erhöht die Wirksamkeit. Weniger ist mehr, heißt hier der Grundsatz.

Das passende Mittel

Erfahrene Homöopathen finden nach eingehenden Befragungen das passende Mittel für den Patienten. Sitzungen von bis zu zwei Stunden sind dabei die Regel. Für kleinere Alltagsbeschwerden, Erkältungskrankheiten, Verletzungen, Magen-Darm-Probleme haben sich bestimmte Präparate bewährt. Für einige wenige weitere Krankheitsumstände lässt sich leicht das passende Mittel finden. Folgende Fragen spielen dabei eine wesentliche Rolle:

- ☛ Welche Ursachen haben die Beschwerden?
- ☛ Wann sind sie erstmals aufgetreten?
- ☛ Wo sind sie aufgetreten?
- ☛ Wie haben sie sich geäußert?
- ☛ Was war sonst noch auffällig (Gemütszustand, Verlangen, Abneigungen)?

Die geeignete Potenz

Als Faustregel gilt: Je akuter, desto tiefer die Potenz. Unsere Empfehlung bei akuten Beschwerden D6 oder C6.

Je chronischer beziehungsweise je tiefer (seelischer) die Beschwerden sitzen, umso höher die Potenz. C100, C200 oder auch sogenannte LM-Potenzen kommen dann zum Einsatz. Fragen Sie Ihren ganzheitlichen Therapeuten.

Tipps zur Einnahme

☛ Bei akuten Beschwerden: fünf bis zehn Kügelchen (ein bis zwei Tabletten oder entspechend fünf bis zehn Tropfen) jede Stunde, bei Besserung der Symptome herabsetzen auf drei mal fünf Globuli am Tag; Sie können die Globuli auch in einem Glas Wasser auflösen und schluckweise trinken.

☛ Kügelchen, Tabletten oder auch Flüssigkeit im Mund zergehen lassen – die Aufnahme erfolgt über die Mundschleimhaut.

Fit-in-die-Kiste-Tipp

Tricks und Kniffe

1. Homöopathische Arzneien sind praktisch unbegrenzt haltbar, auch wenn bei fertig hergestellten Homöopathika oft ein Mindesthaltbarkeitsdatum angegeben ist.
2. Nicht durch die Zolldurchleuchtung geben, zum Beispiel bei der Reiseapotheke im Handgepäck. Wirkungsverlust kann die Folge sein.
3. Kügelchen und Tabletten nicht in die Hand nehmen. Sie können dadurch ihre Wirkung verlieren.
4. Keine Metalllöffel verwenden. Weder zur Einnahme von Lösungen noch beim Auflösen von Kügelchen in Wasser. Wirkungsverlust!
5. Eine Tablette entspricht fünf Kügelchen, ein Tropfen entspricht einem Kügelchen
6. Idealform für Kinder sind Kügelchen. Wegen dem süßlichen Geschmack aufgrund der Saccharose und keinem Alkohol wie in den Flüssigkeiten; daher auch optimal für Menschen mit Lactose-Unverträglichkeit (Tabletten = Lactosegrundlage) und Alkoholkranke.

Fit-in-die-Kiste-Detail

Jeder sollte zumindest einige der nachfolgend vorgestellten Präparate im Haus haben. Am besten sogar alle 32. Sie sparen sich dadurch den Gang zum Arzt oder in die Apotheke. Sie sind schnell wieder auf den Beinen und bereit für neue Großtaten.

Präparat	**Anwendung**
Aconitum C6	Das erste Mittel bei plötzlichen Beschwerden. Immer fünf Globuli am Anfang jeder Erkrankung nehmen. Bei akutem Fieber ohne Schwitzen können Sie diese Gabe drei Mal hintereinander in stündlichen Abständen wiederholen.
Allium cepa C6	Bei Fließschnupfen, wässrigem und scharfem Augenbrennen
Apis mellifica C6	Bei Insektenstichen mit Entzündung (vor allem Bienenstiche), Einstich heiß und geschwollen, Schmerzen brennen, Besserung durch Kühlung, zusätzlich bei Fieberbläschen
Argentum nitricum C6	Bei (Erwartungs)Angst und deren Folgen wie Übelkeit, Durchfall, auch bei Höhenangst, Prüfungsangst, Lampenfieber
Arnica C6	Bei Verletzungen, Prellungen, Quetschungen, Überanstrengungen, Zerschlagenheitsgefühl im Körper, Muskelkater
Arsenicum album C6	Bei brennenden Schmerzen mit Besserung durch Wärme, brennende Ekzeme, bei Quallenbissen, trockenem Husten, heftigem Erbrechen von Galle, Schleim und Blut, Durchfall, Magenschmerzen
Belladonna C6	Bei Fieber mit Schwitzen, bei Kopfschmerzen, Grippe, Halsschmerzen im Wechsel mit Hepar sulfuris
Bryonia C6	Bei sehr trockenem, schmerzhaftem Husten, mit stechenden Schmerzen im Brustraum, trockenen Schleimhäuten und großem Durstgefühl; bei Ischiasbeschwerden
Cantharis C6	Bei Blasenentzündung, Verbrennungen mit Blasenbildung, Sonnenbrand
Chamomilla C6	Kindermittel beim Zahnen, bei Zornigkeit, Ohrenschmerzen, Bauchschmerzen und Durchfall
Cocculus C6	Bei Reiseübelkeit, Schlaflosigkeit bei Zeitverschiebungen, Schwindel, Übelkeit, Erbrechen in der Schwangerschaft
Coffea C6	Bei Schlaflosigkeit
Colocynthis C6	Bei Magen-Darm-Krämpfen, Gallenkrämpfen
Drosera C6	Bei trockenem Husten, Anfang von Bronchitis
Dulcamara C6	Bei Beschwerden nach Durchnässung oder Verkühlung (Durchfall, Erkältung, Gelenk- oder Blasenentzündung)

Homöopathische Haus- und Reiseapotheke

Eupatorium perf. C6	Bei Grippe mit Zerschlagenheitsgefühl, Reizblase
Ferrum phosphoricum C6	Bei Fieber mit Kopfschmerzen, zu Beginn von Mittelohrentzündungen, Schulterrheuma besonders rechts, bei Ohrenschmerzen
Gelsemium C6	Bei nervösen Herzbeschwerden, Kopfschmerzen, Schwindel, zittriger Schwäche, Migräne, Grippe
Hepar sulf. C6	Bei eitrigen Entzündungen, bei Mandelentzündungen im Wechsel mit Belladonna
Hyoscyamus C6	Bei trockenem Reizhusten im Liegen, bei Nacht
Hypericum C6	Bei schmerzhaften Verletzungen an nervenreichen Geweben, Quetschungen, Zahnschmerzen
Ipecacuanha C6	Bei rasselndem Husten und Brechreiz
Ledum C6	Insektenstiche, rheumatische Beschwerden
Luffa operculata C6	Bei Stockschnupfen mit dickem, gelbem Schleim, Heuschnupfen
Mercurius solubilis C6	Bei Zahnschmerzen, Zahnfleischbluten, Zahnfleischabszessen, starker Schweißbildung, stark belegter Zunge mit Mundgeruch
Nux vomica C6	Bei Übelkeit gleich nach dem Essen, eventuell mit Magendruck, nach Alkoholgenuss, Katermittel
Okoubaka D2	Bei Lebensmittelunverträglichkeiten, nach Antibiotikaeinnahme zur Stabilisierung der Darmflora, zur täglichen Entgiftung
Phytolacca C6	Bei Halsschmerzen mit rotem Rachenraum und Belägen, mit Ohrenschmerzen
Pulsatilla C6	Bei Otitis (Mittelohrentzündung), verstopftem Schnupfen, Aufstoßen, Blähungen, Durchfall und Rheuma
Rhus tox. C6	Bei Muskelkater, Zerrungen, Gelenkbeschwerden, Verrenkung, Herpesbläschen nach einer Erkältung, bei rheumatischen Beschwerden mit Unruhe
Rumex C6	Kitzelhusten, trockener Reizhusten („Septemberhusten“)
Sambucus nigra C6	Trockener Säuglingsschnupfen, schniefende verstopfte Nase, Atembeschwerden

- ☛ Mindestens 15 Minuten getrennt vom Essen und Trinken einnehmen.

- ☛ Menthol, Campher und andere ätherische Öle, Koffein und auch Medikamente sollten – soweit möglich – während der Behandlungsdauer gemieden werden.

Konstitutionsmittel

Als Konstitutionsmittel wird in der Homöopathie das Mittel bezeichnet, das mit dem gesamten Symptomenbild des Menschen körperlich, geistig und emotional übereinstimmt. Dabei gehen Krankheitssymtome eines Menschen genauso mit ein wie sein Auftreten, seine Kleidung, die Art wie er seine Symptome schildert oder auch die Sprache. Kurzum wird der Mensch in seiner Gesamtheit betrachtet. Sein Mittel wird dann aufgrund dieser Betrachtungen ausgewählt. Man spricht dann beispielsweise vom „Pulsatilla-Typ" oder vom „Arsenicum album-Typ". Das Konstitutionsmittel kann dann bei verschiedensten Symptomen wirken und stärkt den Menschen in seiner Gesamtheit vor allem auch im Bereich der Psyche. Es können sich auch mehrere Mittel überlagern oder ein Mensch durchläuft im Laufe der Zeit verschiedene Mittel.
Um Ihr Konstitutionsmittel herauszufinden, suchen Sie sich am besten einen erfahrenen Homöopathen. Für viele unserer Kunden war dies der Turbo, der Ihnen zum Durchbruch verhalf.

Schüßler-Salze

Bestimmt haben Sie auch schon einmal von den Schüßler-Salzen gehört. Vor allem in Lifestyle- und Wellness-Magazinen wurde vermehrt darüber berichtet. Tatsächlich nehmen die begeisterten Anhänger der Schüßler-Salze seit ihrer Entdeckung und Entwicklung von Dr. Schüßler (1821-1898) vor weit mehr als hundert Jahren stetig zu. Und das zurecht. Unsere Apothekenpraxis hat gezeigt, dass die sogenannten „Funktionsmittel" einen optimalen Turbo darstellen. Sowohl akute Symptome, aber auch chronische Defizite können wunderbar unterstützend behandelt werden. Die Salze sind einfach und sicher anzuwenden.

Das Prinzip der Salze

Mineralstoffe sind in und auch außerhalb von jeder einzelnen Zelle des Körpers zu finden. Stimmt der Mineralienhaushalt nicht, kann die Zelle als kleinste Einheit des Lebens nicht mehr funktionieren. Geschieht dies, sind Störungen im gesamten Stoffwechsel die Folge. Eventuell zunächst schleichend ohne schulmedizinische Auffälligkeit. Früher oder später dann manifest in einer Krankheit. Man wandelt sozusagen die Leiter der maximalen Gesundheit von oben Stufe um Stufe herab.
Dr. Schüßler wusste um die Bedeutung der Mineralien und untersuchte die Asche von Leichen. Er entdeckte die zwölf wichtigsten Mineralsalze des Körpers, die er den einzelnen Organen und Geweben zuordnete. Nichts lag näher als die entsprechenden Salze bei auftretenden Symptomen zu nutzen.

Weniger ist mehr

Bei Mineralstoffdefiziten muss man diese also nur wieder ausgleichen. Die Frage war nur, in welcher Form man dies tut. Ein grobstofflicher Mangel war meist nicht vorhanden. Das heißt, die betreffenden Mineralien in hoher Konzentration zuzuführen, brachte keinen Nutzen. Erst die feinstoffliche Verteilung, das heißt die Verdünnung der Mineralien, die sogenannte Potenzierung, brachte den Erfolg. Dies geschah analog der Homöopathie. Die feinst verteilten Mineralsalze können so problemlos in die Zelle eindringen, stellen die normalen biochemischen Abläufe wieder her und verbessern dadurch die Aufnahmefähigkeit für das grobstoffliche Angebot der zugeführten Mineralien. Ein Musterbeispiel ist die schon erwähnte Dame, die an einem Eisenmangel litt. Obwohl sie sich Eisen in hohen Dosen zuführte, blieb ihr Bluteisenwert ständig zu niedrig. Erst die Gabe des Schüßler-Salzes Nummer 3 (Ferrum phosphoricum) ließ den Wert auf wunderbare Weise steigen.

12 Salze – zahllose Anwendungen

Viele Krankheiten sind auf Störungen im Stoffwechsel und damit auch auf Störungen im Mineralienhaushalt zurückzuführen. Die Anwendungsgebiete der Schüßler-Salze sind damit ausgesprochen weit. Unsere Tabelle soll in erster Linie die verfügbaren Salze mit ihren wichtigsten Anwendungsgebieten nennen. Wenn Sie diesen Turbo intensiver nutzen wollen, sollten Sie einen Naturheilarzt oder Heilpraktiker aufsuchen. Diese verfügen über viel Erfahrung mit den Schüßler-Salzen und führen auch eine Antlitz-Diagnostik durch. Mangelzeichen zeigen sich nämlich eindeutig an Gesicht, Haaren, Nägeln und so weiter. Eine Schüßler-Hausapotheke mit den zwölf Funktionsmitteln ist bei kleineren und mittleren Beschwerden eine optimale Möglichkeit zur schnellen Hilfe für jedermann.

Ergänzungsmittel und Salben

Nach dem Wirken von Dr. Schüßler entdeckte man zwölf weitere wichtige Mineralsalze des Körpers, die als Ergänzung zu den Funktionsmitteln zur Verfügung stehen. Ihre Bedeutung ist zwar geringer, Geübte können damit jedoch die Therapie optimieren.
Salben wurden später ebenfalls entwickelt. Sie stehen von den Funktionsmitteln eins bis elf zur Verfügung und erlauben eine direkte Anwendung bei äußerlichen Erkrankungen entsprechend der Indikationen für die Funktionssalze. Es hat sich gezeigt, dass die Salben in Kombination mit den Tabletten oder auch alleine bei bestimmten Beschwerden noch gezielter wirken. Mögliche Einsatzgebiete sind Nagelmykosen (Calcium fluoratum), Hautentzündungen (Calcium phosphoricum), Verbrennungen, Insektenstiche, Wunden (Ferrum phosphoricum), Cellulitis, brüchige Nägel, Faltenbildung (Silicea), Hühneraugen, Warzen (Natrium sulfuricum). Fragen Sie Ihren ganzheitlichen Apotheker, Arzt oder Heilpraktiker.

Dosierung und Anwendung

Wenn Sie einige wenige Punkte beachten, werden Sie sehr schnell beeindruckende Erfolge erzielen können:

- ☛ Tabletten mindestens 15 Minuten getrennt von einer Mahlzeit einnehmen

- ☛ Nicht schlucken, sondern im Mund zergehen lassen

- ☛ Eventuell auch die Dosis in heißem Wasser lösen und langsam trinken, dabei einige Zeit im Mund lassen

- ☛ Bei akuten Beschwerden: Erwachsene alle fünf Minuten eine Tablette, nach erster Besserung Abstände erhöhen bis zu drei Mal einer Tablette pro Tag; Kinder unter 12: alle ein bis zwei Stunden eine Tablette

- ☛ Salben ein bis zwei Mal täglich dünn auftragen und leicht einmasieren

Fit-in-die-Kiste-Tipp

Bewährte Anwendungen

1. Entzündungs-Schema: Bei allen Entzündungen mit klassischen Merkmalen wie Rötung, Wärme, Schwellung, Schmerz, eingeschränkte Funktionsfähigkeit wie zum Beispiel bei Erkältungen.

- ☛ 1. Stadium: Ferrum phosphoricum D12, Symptome sind allgemeine Krankheitszeichen wie Gliederschmerzen, geröteter Rachen; Einnahme sofort alle 5 bis 15 Minuten eine Tablette.
- ☛ 2. Stadium: Kalium chloratum D6, Beschwerden festgesetzt, deutliche Entzündungsmerkmale; sechs bis zehn Mal täglich zwei Tabletten; bei fließendem Wechsel Stadium 1 und 2; Ferrum phosphoricum und Kalium chloratum D6 alle 15 bis 30 Minuten im Wechsel.
- ☛ 3. Stadium: Kalium sulfuricum D6; Beschwerden zunächst verbessert, dann stockt jedoch der Heilungsprozess, drei Mal täglich zwei Tabletten.

2. Zur Stärkung der Immunabwehr

- ☛ Ferrum phosphoricum D12, täglich drei Mal zwei Tabletten über vier Wochen (Kinder drei Mal eine Tablette).
- ☛ Anschließend Magnesium phosphoricum D6, ebenfalls wie oben und über vier Wochen.
- ☛ Dann Kalium sulfuricum D6, Dosierung und Dauer wie oben.

3. Die heiße Sieben: Magnesium phosphoricum D6 zum Beispiel bei allen Krämpfen. Einfach zehn Tabletten in 0,1 Liter heißem Wasser auflösen, umrühren (kein Stahllöffel!), schluckweise trinken. Bei akuten Krämpfen gleiche Menge zwei Stunden lang alle zehn Minuten schluckweise trinken, zwei Stunden Pause, bis zu drei Mal wiederholen.

Fit-in-die-Kiste-Detail

Nr.	Mineralsalz	Bedeutung
1	Calcium fluoratum (Kalzium-Fluorid)	Das Salz für Bindegewebe, Gelenke, Haut und Nägel. Calcium fluoratum ist wichtig für das Stütz- und Bindegewebe. Es reguliert die Spannungsverhältnisse von Geweben (Weich- und Hartmacher).
2	Calcium phosphoricum (Kalzium-Phosphat)	Das Salz für Knochen und Zähne. Calcium phosphoricum wird auch als das Knochensalz der Biochemie bezeichnet.Wichtig auch bei Blutgerinnung, Muskelbewegungen, Neubildung von Zellen.
3	Ferrum phosphoricum (Eisen-Phosphat)	Das Salz für das Immunsystem.
4	Kalium chloratum (Kalium-Chlorid)	Das Salz für die Schleimhäute. Für die Funktion von Nerven und Muskeln ist Kalium unentbehrlich. Steuert Herzrhythmus, Magen-Darm-Tätigkeit und Wasserausscheidung mit.
5	Kalium phosphoricum (Kalium-Phosphat)	Das Salz für Nerven und Psyche. Kalium phosphoricum gilt als Nährstoff für die Nerven.
6	Kalium sulfuricum (Kalium-Sulfat)	Das Salz für die Entgiftung.
7	Magnesium phosphoricum (Magnesium-Phosphat)	Das Salz für Muskeln und Nerven (Schmerz- und Krampfmittel).
8	Natrium chloratum (Natrium-Chlorid)	Das Salz für den Flüssigkeitshaushalt. Natrium reguliert den Wasserhaushalt im Körper.
9	Natrium phosphoricum (Natrium-Phosphat)	Das Salz für den Stoffwechsel Natrium phosporicum dient zur Aufrechterhaltung des Säure-Basen-Gleichgewichts im Körper und regt den Stoffwechsel an.
10	Natrium sulfuricum (Natrium-Sulfat)	Das Salz für die Ausscheidung und Entgiftung. Es wirkt auf die Ausscheidungsorgane (Leber, Galle, Niere) und hilft dem Körper, überschüssiges Wasser auszuscheiden.
11	Silicea (Kieselsäure)	Das Salz für Haare, Haut und Bindegewebe. Silicea wird als das „Kosmetikum der Biochemie" bezeichnet und ist zudem wichtig für den Aufbau der Nägel.
12	Calcium sulfuricum (Kalzium-Sulfat)	Das Salz für Gelenke und eitrige Prozesse. Auch die Bildung von Binde- und Stützgewebe wird von Calcium sulfuricum beeinflusst.

Schüßler-Salze

Vorkommen	Anwendung
Calcium fluoratum ist im Zahnschmelz, den Knochen und den Zellen der obersten Hautschicht enthalten. Darüber hinaus kommt es insbesondere im elastischen Gewebe wie zum Beispiel in den Sehnen und Bändern vor.	Bei Falten, Schwangerschaftsstreifen, Hämorrhoiden, Besenreiser, Krampfadern, Narben, Schrunden, Überbein, Schuppenflechte, Nagelmykosen, Karies.
Dieses Salz kommt im menschlichen Körper am häufigsten und in der größten Menge vor. Calcium phosphoricum bildet die harte Knochenmasse. Darüber hinaus ist es in allen Zellen anzutreffen.	Nach Knochenbrüchen, bei Wachstumsschmerzen, körperlicher Schwäche beim Zahnen, unterstützend bei Osteoporose, bei Muskelkrämpfen, Kribbeln und Jucken im Alter, Nasenblutung (verbesserte Blutgerinnung).
Eisen (Ferrum) befindet sich in allen Zellen des menschlichen Körpers. Unentbehrlich ist Eisen als Bestandteil des roten Blutfarbstoffs.	Zur verbesserten Eisenaufnahme und Verteilung. Bei Immunschwäche, leichten Verletzungen, Verbrennungen, Konzentrationsstörungen, bei kalten Füßen und Händen, Muskelkater, Schnupfen, Husten.
Kalium kommt in jeder Zelle, insbesondere in den roten Blutkörperchen vor.	Bei Bronchitis, Hautausschlägen mit weißem Belag, bei Entzündungen der Magen-Darm-Schleimhaut, Augenbindehaut, Schleimbeutel, Gelenke, bei Erkältungen, Verletzungen und Entzündungen als 2. Mittel nach Ferrum phos.
Kalium phosphoricum ist das bedeutendste anorganische Salz der Zellen und ist besonders für die Blutflüssigkeit, die Gehirn-, Nerven- und Muskelzellen wichtig.	Bei körperlicher, geistiger und seelischer Schwäche, nervöser Schlaflosigkeit, Antriebslosigkeit, Niedergeschlagenheit, Krämpfen, AD-HS.
Kalium sulfuricum kommt in der Haut, Knochen, Muskulatur, Nägeln und in den Schleimhäuten vor.	Bei allen Haut- und Lebererkrankungen, Entgiftung der Leber, Schleimhautentzündungen, Haar- und Nagelwachstum.
Magnesium befindet sich im Skelett, im Muskelsystem, in den Nerven, im Gehirn und im Rückenmark, in den roten Blutkörperchen, in der Leber sowie in der Schilddrüse.	Bei Krämpfen: Husten, Bauch, Waden, Perioden, Atemmuskulatur, Koliken, Migräne, bei Einschlafstörungen, nervöser Unruhe, bei rheumatischen Schmerzen.
Natrium chloratum ist für den Organismus lebenswichtig. Etwa die Hälfte des Natriums befindet sich in der Flüssigkeit außerhalb der Zellen, in der sogenannten „extrazellulären Flüssigkeit“. Darüber hinaus kommt es in den Knochen, dem Knorpelgewebe, im Magen und in den Nieren vor.	Bei trockener Haut/Schleimhaut, bei erhöhter Absonderung von Körperflüssigkeit: Tränen, Durchfall, Schweiß, Fließschnupfen, bei Schwellungen, Ödemen, Cellulitis.
Natrium phosphoricum ist im menschlichen Körper weit verbreitet: Es kommt in den Gehirnzellen, Nerven, Muskeln, roten Blutkörperchen und im Bindegewebe vor.	Bei Verdauungsbeschwerden: Koliken, Blähungen, gestörte Fettverdauung, Sodbrennen, Übersäuerung, sauren Durchfällen, bei Gicht, bei asthmatischen Atembeschwerden
Natrium sulfuricum ist vorwiegend in der Gewebeflüssigkeit enthalten.	Bei Verstopfung, Durchfall, gestörter Fettverdauung, bei Ödemen, bei nässenden Hautausschlägen, Akne.
Silicea ist für den Körper als Bestandteil des Bindegewebes unentbehrlich.	Bei Arthrose, Bandscheibenerkrankungen, Osteoporose, bei Falten, Cellulitis, bei Arteriosklerose.
Calcium sulfuricum kommt unter anderem in der Leber und Galle sowie in der Knorpelmasse vor.	Bei Haut/Schleimhauteiterungen, bei Funktionsstörungen der Leber.

Bachblüten

Die Erkenntnis ist heute aktueller denn je: Wenn Sie krank sind, kommen automatisch negative Gemütsstimmungen in Ihnen auf: Angst, Hoffnungslosigkeit, Ungeduld oder Verzweiflung. Umgekehrt können solche Stimmungen auch wieder selbst Krankheiten auslösen. Das Phänomen der berühmten Einheit von Körper, Seele und Geist. Psychosomatische Krankheiten ist der Begriff der Schulmedizin dafür. Auch wieder eine wissenschaftliche Vereinfachung. Tatsache ist, dass Denken, Fühlen und der Körper mit all seinen Organen eine Einheit bilden, die sich gegenseitig beeinflussen. Die Mitbehandlung der Psyche bei einer Erkrankung sollte daher immer selbstverständlich sein. Positives Denken ist dabei der erste Schritt. Man kann sich im wahrsten Sinne des Wortes gesund denken. Die Bachblütentherapie („Bach-flower-Therapie") setzt genau an dieser Stelle an. Sie hilft negative Gemütszustände zu harmonisieren und ins Positive umzuwandeln.

38 Blüten für jedes Gemüt

Im Jahr 1928 fand Dr. Edward Bach 38 verschiedene Blüten, die alle grundsätzlichen negativen Seelenzustände des menschlichen Charakters umfassen. Die Bachblüten werden heute noch am selben Ort – in Mount Vernon, Oxfordshire – wo Bach sie bestimmt hat, gesammelt und verarbeitet. Die Blütenkonzentrate – im angelsächsischen Raum schon längst etabliert – gibt es als „Stockbottles" in Ihrer ganzheitlichen Apotheke.

Jede Blüte paßt zu einem bestimmten allgemeinen negativen Gemütszustand. Suchen Sie sich die Blüten raus, die Ihren Zustand am besten beschreiben. Dabei kann es sein, dass Sie bis zu sieben Blüten ausfindig machen. Alternativ können Sie auch über einen Fragebogen Ihre Bachblüten finden. Fragen Sie in Ihrer ganzheitlichen Apotheke.

Aus den passenden Blüten stellen Sie sich eine Einnahmeflasche her:

☛ Erwerben Sie die Stockbottles und ein 30 Milliliter Glasfläschchen mit Pippetierhilfe in Ihrer Apotheke

☛ Geben Sie je drei Tropfen jeder für Sie passenden Stockbottle in das Fläschchen

☛ Füllen Sie auf mit 25 Milliliter Quellwasser und fünf Milliliter Alkohol (Brandy oder Obstessig zur Konservierung).

Aus dieser Flasche nehmen Sie drei bis vier Mal am Tag vier Tropfen ein. Entscheidend ist nicht die Einnahmemenge, sondern die Häufigkeit. Einnahme am besten morgens, mittags, abends und vor dem Zubettgehen.

Fit-in-die-Kiste-Tipp

Im akuten Fall
Die Wasserglasmethode kommt hier zum Einsatz: Geben Sie fünf Tropfen je Blüte aus der Stockbottle in ein Glas Wasser. Trinken Sie es schluckweise über 10 bis 20 Minuten verteilt aus. Die Methode ist nur für einen bis zwei Tage gedacht.

Rescue – Der Retter in der Not

Der absolute Topseller der Bachblüten sind die Erste-Hilfe-Tropfen. Eine große Zahl unserer Kunden schwört auf diesen Retter. Die Mischung („Star of Bethlehem“, „Rock Rose“, „Cherry Plum“, „Impatiens“, „Clematis“) ist für seelische und körperliche Notfälle. Anzuwenden bei allem was unser energetisches System erschüttert: plötzliches Türknallen, eine schlechte Nachricht bis zum körperlichen Unfall mit Bewusstseinsverlust. Unzähligen Menschen haben diese Tropfen in Notfällen bis zum Eintreffen des Arztes das Leben gerettet. Einfach zwei Tropfen direkt auf die Zunge geben, oder vier Tropfen in ein Glas Wasser. Für Kompressen und Umschläge fünf Tropfen in ein Wasserglas und das eingenässte Tuch auf die betroffene Stelle legen. Bei kleineren Wunden einige Tropfen direkt aufträufeln. Durch den enthaltenen Alkohol ergibt sich eine zusätzliche desinfizierende Wirkung.
Die Rescue-Salbe enthält zusätzlich „Crab Apple“. Bei allen Hautverletzungen, Schnitt- und Schürfwunden, Verbrennungen, Prellungen und Ausschlägen die ideale Soforthilfe. Die Notfall-Tropfen und -Salbe sollten immer in der Hausapotheke oder auch im Auto griffbereit sein.

Fit-in-die-Kiste-Detail

Agrimony	Man versucht quälende Gedanken und innere Unruhe hinter einer Fassade von Fröhlichkeit und Sorglosigkeit zu verbergen.
Aspen	Man hat unerklärliche, vage Ängstlichkeiten, Vorahnungen, geheime Furcht vor einem drohenden Unfall.
Beech	Man verurteilt andere, ohne jedes Mitgefühl, ist überkritisch und wenig tolerant.
Centaury	Man kann nicht nein sagen, Schwäche des eigenen Willens; Überreaktion auf die Wünsche anderer.
Cerato	Man hat zuwenig Vertrauen in die eigene Meinung.
Cherry Plum	Es fällt schwer, innerlich loszulassen; man hat Angst vor seelischen Kurzschlusshandlungen, unbeherrschte Temperamentsausbrüche.
Chestnut Bud	Man macht immer wieder die gleichen Fehler, weil man seine Erfahrungen nicht wirklich verarbeitet.
Chicory	Man erwartet von seiner Umgebung volle Zuwendung. Besitzergreifende Persönlickeitshaltung, die sich gerne einmischt.
Clematis	Man ist mit den Gedanken ganz woanders; zeigt wenig Aufmerksamkeit für das, was um einen vorgeht.
Crab Apple	Man fühlt sich innerlich oder äußerlich beschmutzt, unrein oder infiziert. Detailkrämer.
Elm	Man hat das vorübergehende Gefühl, seiner Aufgabe oder Verantwortung nicht gewachsen zu sein.
Gentian	Man ist skeptisch, zweifelnd, pessimistisch, leicht entmutigt.
Gorse	Man ist ohne Hoffnung, hat resigniert – „Es hat doch keinen Zweck mehr"-Gefühle.
Heather	Man ist selbstbezogen, völlig mit sich beschäftigt, braucht viel Publikum; „das bedürftige Kleinkind".
Holly	Man ist gefühlsmäßig irritiert. Eifersucht, Mißtrauen, Haß- und Neidgefühle.
Honeysuckle	Man hat Sehnsucht nach Vergangenem; Bedauern über Vergangenes; man lebt nicht in der Gegenwart.
Hornbeam	Man glaubt man wäre zu schwach, um die täglichen Pflichten zu bewältigen, schafft es dann aber doch.
Impatiens	Man ist ungeduldig, leicht gereizt, zeigt überschießende Reaktionen.

Bachblüten

Larch	Man hat Minderwertigkeitskomplexe, Erwartung von Fehlschlägen durch Mangel an Selbstvertrauen.
Mimulus	Man ist schüchtern, furchtsam, hat viele kleine Ängstlichkeiten.
Mustard	Perioden tiefer Traurigkeit kommen und gehen plötzlich ohne erkennbare Ursache.
Oak	Man fühlt sich als niedergeschlagener und erschöpfter Kämpfer, der trotzdem tapfer weitermacht und nie aufgibt.
Olive	Man fühlt sich ausgelaugt und erschöpft. „Alles ist zuviel."
Pine	Man macht sich Vorwürfe, hat Schuldgefühle.
Red Chestnut	Man macht sich mehr Sorgen um das Wohlergehen anderer Menschen als um das eigene.
Rock Rose	Man ist in innerer Panik; Terrorgefühle.
Rock Water	Man ist zu hart zu sich selbst; hat strenge oder starre Ansichten, unterdrückt vitale Bedürfnisse.
Scleranthus	Man ist unschlüssig, sprunghaft, unausgeglichen; Meinung und Stimmung wechseln von einem Moment zum anderen.
Star of Bethlehem	Man hat eine seelische oder körperliche Erschütterung noch nicht verkraftet. „Der Seelentröster".
Sweet Chestnut	Man glaubt die Grenze dessen, was ein Mensch ertragen kann, sei nun erreicht. Innere Auswegslosigkeit.
Vervain	Im Übereifer, sich für eine gute Sache einzusetzen, treibt man Raubbau mit seinen Kräften; reizbar bis fanatisch.
Vine	Man ist eine starke Persönlichkeit; will unbedingt seinen Willen durchsetzen.
Walnut	Man lässt sich verunsichern; Beeinflussbarkeit während entscheidender Neubeginn-Phasen im Leben.
Water Violet	Man zieht sich innerlich zurück; isoliertes Überlegenheitsgefühl.
White Chestnut	Bestimmte Gedanken kreisen unaufhörlich im Kopf, man wird sie nicht wieder los, innere Selbstgespräche und Dialoge
Wild Oat	Man ist unklar in seinen Zielvorstellungen, innerlich unzufrieden, weil man seine Lebensaufgabe nicht findet.
Wild Rose	Man fühlt sich apathisch, teilnahmslos.
Willow	Man ist verbittert, grollt, fühlt sich als „Opfer des Schicksals".

Burkhard Sieper – Ein Leben im Wandel

Als fünftes von acht Kindern geboren hatte mein Vater immer Geldsorgen. Er brachte mittags stets einen großen Karton mit Milch, Brot, Fleisch, ein paar Tafeln Schokolade und Sonstiges mit nach Hause. Alles was eine Großfamilie eben so braucht. Alle sind groß und stark geworden. In der Jugend wurde viel Sport getrieben und wir waren oft an der frischen Luft. Wir waren fast nie krank, Papa nannte uns immer – wegen des großen Milchverbrauchs – seine „Kälber".
Mit 21 dann mein Umzug nach Berlin, Pharmaziestudium, Pharmaziepraktikum in einer am Bahnhof Zoo gelegenen Apotheke. Später arbeitete ich in verschiedenen Apotheken, bevor ich mir mit dem Kauf der Pestalozzi-Apotheke in Lörrach einen Traum erfüllte. 1992 folgte die Hinwendung zu den Naturheilweisen und ein stetiger Ausbau dieser Spezialisierung.
Bis zu meinem 30. Lebensjahr ging es mir gut. Meine Ernährung hatte ich aus meinem Elternhaus übernommen. Die gängige Nachkriegsernährung, in der Hunger ein Fremdwort ist. Mit 30 dann begann es. Ich legte an Gewicht zu, ein schleichendes Unwohlsein machte sich bemerkbar. Aktivitäten beschränkten sich neben der Apotheke größtenteils auf Fernsehen & Co. Irgendwann war der Punkt erreicht: Es musste was geschehen. Das regelmäßige Laufen machte den Anfang.

Der Wendepunkt

Datum 25. Mai 2000. Dieser Tag hat mein Leben verändert. Nachdem ich schon einige Monate alle Berichte über eine gesunde Ernährung gelesen und gesammelt hatte, las ich im Auto, das nach Senegallia (Italien) fuhr, einen kleinen Bericht über Ernährungsvorteile von Obst und Gemüse und andere sogenannte lebendige Lebensmittel. Dort wurde nur von positiven Erfahrungen und Dingen geschrieben, so dass ich spontan beschloss, dieses Ernährungskonzept möglichst bald auszuprobieren. Was lag da näher, als im vor mir liegenden Urlaub damit anzufangen. Gesagt, getan. Am nahe gelegenen Obststand kaufte ich – für mich ganz ungewohnt – Äpfel, Bananen, Weintrauben, Kiwis, Mangos und Melonen. Schwer beladen mit drei Einkaufstüten fuhr ich in unser Feriendomizil. Ich legte alles auf den Küchentisch und machte es mir bequem. Meine Frau Annette, das Au-pair-Mädchen und die Kinder schauten ein wenig verwundert: Papa, der sonst Chips, Erdnüsse, Schokolade und Eis nach Hause brachte, beging einen völligen Stilbruch. Abends bereitete Annette dann das Abendessen zu: Spaghetti mit einer traumhaft zubereiteten Thunfischsauce wurde serviert. Dazu gab es Wasser für die Kinder und Wein für die Erwachsenen. Einfach lecker! Doch jetzt schwach werden? Ich wollte ja nur noch – wenigstens im Urlaub – Obst und Gemüse essen. „Fang endlich an Burkhard", sagte meine innere Stimme. Schweigend und mit Spaghettiwasser im Mund griff ich zur Salatschüssel und entnahm drei große Portionen, die ich dann langsam verdrückte. Aber satt werden vom Grünzeug allein? Wohl kaum! Doch zu meiner Überraschung hatte ich nach langsamem Kauen bald keinen Hunger mehr. Es war geschafft.

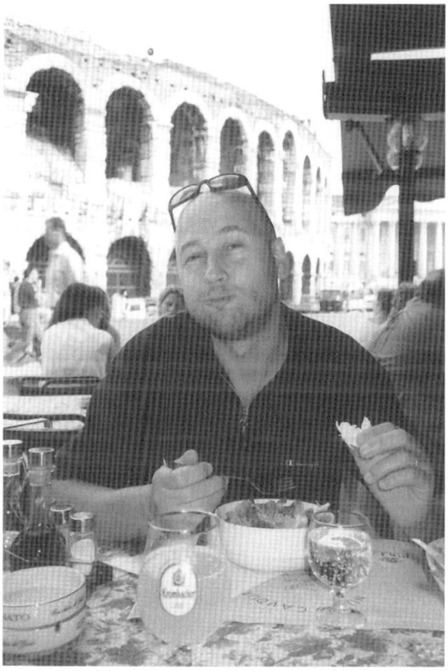

Burkhard Sieper vor der Wende: einige Kilo mehr auf den Rippen und total übersäuert.

Tag 2

Am nächsten Morgen wachte ich mit Kopfschmerzen auf. Ein komischer weißer Zungenbelag wurde sichtbar. Irgendwie sah ich ziemlich fertig aus. Ich sagte nur, mir ginge es nicht so gut und ich bliebe im Bett. Meine Familie packte die Strandsachen und verschwand. Da lag ich nun als Außenseiter, der mal beim Essen eigene Wege gehen wollte und prompt erkrankte. Ich verbrachte den ganzen Tag im Bett. Viele Ernährungsbücher lagen um mich herum. Abwechselnd las und schlief ich. Hunger hatte ich fast keinen, nur viel Durst. Wir hatten unser eigenes Wasser mitgenommen. Ein ganz tolles Wasser. Frisch aus den Alpen – mit nur 14 Milligramm Mineralien. Da-

durch trat schnell eine entgiftende Wirkung ein.
Am späten Nachmittag kamen alle wieder vom Strand zurück. Annette sah mich im Bett liegen und wunderte sich über mein schlechtes Aussehen. Dazu, sagte sie, ich hätte einen unangenehmen Körpergeruch. Sie fragte, ob ich abends mitkommen wolle zur Besichtigung einer schönen mittelalterlichen Stadt. Pizza, Spaghetti, eine Flasche Wein und Tiramisu. Verlockend, doch Appetit stellte sich trotzdem nicht ein. Dafür trank ich Wasser und entgiftete meinen Körper. Ich wusste, dass der Körper bei leerem Magen am besten aufräumen kann. Das war mein Ziel. Also bloß nichts essen, dann schießt die Energie in den Magen für die Verdauungsarbeit. Der größte Energiesauger überhaupt.
Nachts kamen alle zurück und erzählten mir von ihren Erlebnissen. Hannah und Jonas berichteten von der guten Eisportion, die viel besser schmecke als in Lörrach. Ich, als Eisesser Nummer eins, musste zuhören und schweigen. Annette wurde langsam sauer. Urlaub in Italien und der Mann im Bett – abgeschlagen und fertig aussehend. Dazu noch mit einem unangenehmen Körpergeruch. Der Ehekrach war vorprogrammiert.

Tag 3

Das Frühstück musste ich also mitmachen. Ich verzehrte mehrere Melonen, die ja zu großen Teilen aus Wasser bestehen und eine tolle reinigende Wirkung haben. Ein wenig Lebenskraft kam zurück, die Kopfschmerzen ließen nach. Am späten Nachmittag ging ich – um den Urlaubsfrieden zu retten – an den Strand. Dort besuchte ich meine Familie und fragte Annette, ob sie Lust hätte, ein wenig zu walken oder zu joggen. Sie fand die Idee toll und wir joggten mit nackten Füßen am Strand entlang der Abendsonne entgegen. Leider reagierte mein Körper anders als gedacht: Die Kopfschmerzen wurden wieder stärker und das elendige Körpergefühl kam zurück. Ich verabschiedete mich schnell und ging nach Hause. Unterwegs kaufte ich noch ein paar Bananen und Melonen, die ich jetzt ganz toll fand.

Tag 4

Am nächsten Morgen wachte ich wieder mit Kopfschmerzen auf. Ich las, dass die Sonne die Entgiftung verstärkt. Wahrscheinlich war das der Grund für die Verschlechterung meines

Zustands. Melonen zum Frühstück und ein wenig Tee ließen mich den vierten Urlaubstag beginnen. Meine Zunge war schneeweiß, mit einem pelzigen Belag versehen. Ein wenig hatte ich abgenommen. Das fand ich gut. Denn im Laufe der letzten zehn Jahre hatte ich – trotz Sport und viel Bewegung – zehn Kilo zugenommen. Meine Lebensgeister kehrten langsam zurück und ich beschloss, den Tag mit der Familie zu verbringen. Ich kaufte mir einen großen Sonnenhut und erkundigte mich nach einem Bioladen, den ich als Einkaufsstätte sehr vermisste. Mittags fuhren Annette und ich mit dem Fahrrad in die Innenstadt und kauften dort im sehr schönen Naturkostladen ein. Natürlich viel Obst, Gemüse, Nüsse und ein paar Bio-Schleckereien für die Kinder. Annette bemerkte schon jetzt meine bessere Figur und fand selbst Spaß am Obstverzehr. Mittags wurde Salat, Spaghetti und andere Pasta serviert. Ich nahm immer viel Salat und versuchte ganz langsam zu essen. Nach und nach fühlte ich mich immer besser.

Tag 5 bis 8

Nach acht Tagen Urlaub bestieg ich nach langer Zeit wieder eine Waage. Es wurden 80 kg angezeigt. Dieses Ergebnis bedeutete Motivation pur: Endlich hatte ich die überflüssigen Kilos weg und das nur mit Natur. Ohne irgendwelche Schlankheitspillen, nach deren Einnahme das Gewicht etwas runter geht, um sogleich wieder empor zu schnellen. Inklusive Nebenwirkungen. Annette zog immer mehr mit und unterstützte mich sehr. Täglich joggten wir und meine Form wurde immer besser. Schwimmen, Spaziergänge, Fahrrad fahren und joggen. Dazu leichte Kost mit viel Salat, Obst und Nüssen bestimmten die Urlaubstage. Abends wich ich von meinen Vorsätzen bald ab und hatte keine Lust mehr ganz auf das italienische Essen zu verzichten. Dazu fehlte mir die Kraft. Außerdem hatte ich gelesen, dass jede Kostumstellung langsam und stetig geschehen solle. Das Frühstück und das Mittagessen hatte ich ja bereits umgestellt – das war super – mehr wollte ich auch nicht.

Tag 9 bis 14

Der Urlaub ging langsam zu Ende. Das Gewicht pendelte sich auf 78 Kilogramm ein – sehr gut für meinen Konstitutionstyp. Die Zunge hatte nicht mehr diesen pelzigen Belag, war aber immer noch zum Teil weiß. Der unangenehme Geruch verschwand, meine Stimmung und die körperliche Kraft waren sehr gut. Die Kinder wussten mit der neuen Kost nicht viel anzufangen. Nur Moritz, unser Jüngster im Alter von anderthalb Jahren, genoss die leckeren, sonnengereiften lebendigen Früchte. Er aß alles durcheinander: erst Obst, dann Spaghetti mit Bio-Ketchup und dann wieder Apfelsinen, Mangos oder Melonen. Pavlina, unser Au-pair-Mädchen aus Tschechien, nahm viel Obst, Salat und Gemüse zu sich. Dazu Pasta, Fisch oder Brot. Annette und Pavlina befolgten unbewusst das Trennkostprinzip. Jeder von uns bekam eine sich wie Pfirsich anfühlende Babyhaut. Bei mir war der Effekt am deutlichsten ausgeprägt. Einige Pusteln am Oberarm verschwanden, ohne dass ich es zunächst bemerkte. Ein kleines Ekzem unterm Oberarm, das ich schon einige Jahre hatte, war nur noch sehr mühsam zu finden. Kurzum: Nach 14 Tagen Italien fühlte ich mich super. Ich war gespannt auf zu Hause.

Nach dem Urlaub

Ich war fest entschlossen, da weiterzumachen, wo ich im Urlaub aufgehört hatte. Das, was ich nun fast zufällig erreicht hatte – und einfach waren die ersten drei Tage nicht – das musste erhalten bleiben. Im übrigen meinte ich euphorisch den Gesundheitsschlüssel schlechthin gefunden zu haben – und das zu meinem Entsetzen ohne eine Pille! Aber ich bin doch Apotheker! Was mache ich mit meiner ganzheitlichen Apotheke? Die ersten Lörracher Naturheiltage hatten wir gerade mit einem Riesenerfolg veranstaltet. 50 Vorträge zu Themen wie Homöopathie, Darmsanierung, Entgiftung, Qi Gong begeisterten das Publikum – und nun das. Ein fast zu einfach eintretender Erfolg mit Lebensmitteln. Alles, was ich mir so zurecht gelegt und wofür ich gearbeitet hatte, schien erst mal gescheitert.
In den ersten Wochen nach dem Urlaub verschlang ich zahlreiche Ernährungsratgeber und versuchte mein schon umfangreiches Wissen mehr und mehr zu vervollständigen. Gleichzeitig kaufte ich – obwohl meine Frau zu Hause der Küchenchef ist – das eine oder andere Küchengerät dazu und richtete die Küche so ein, dass Obst, Gemüse, Salate, Nüsse, Samen, Sprossen und Säfte im Mittelpunkt stehen.
Einige Wochen nach unserem Italienurlaub ließ ich von mei-

ner Kollegin einen Check-up vornehmen. Die Werte waren sehr gut. Das Wichtigste war für mich jedoch, dass ich wieder gerne arbeitete und viel mehr Energie hatte. Der tägliche Ärger wird nicht mehr so wichtig genommen. Die positiven Dinge des Lebens stimmen froh und erzeugen eine positive Grundstimmung, die wiederum den Körper beflügelt. Kurz gefasst: Mehr Erfolg und Kreativität durch lebendige Lebensmittel. Was will man mehr?
Mein Gewicht verringerte sich langsam weiter. 73 Kilogramm bedeuteten den absoluten Tiefststand. Ich bemerkte, dass durch meine neue Ernährungsweise das schlechte Fleisch abgebaut wird und durch neues Protein aus lebendiger Nahrung ersetzt wird. Schon bald wog ich wieder 77 Kilogramm. Viel Bewegung und Muskeltraining unterstützten diesen Prozess.
Welche Veränderungen des Körpers bemerkte ich noch in den folgenden Wochen und Monaten? Der Fußschweiß verschwand ganz, die Zahnsteinbildung, die mich Jahrzehnte plagte, hörte plötzlich auf. Meine Sehstärke hat sich um eine Dioptrie verbessert, von Erkältung und Grippe blieb ich bisher komplett verschont. Mein Schlaf und meine Grundstimmung, die ohnehin schon immer eher positiv war, sind viel besser geworden. Spaß und Freude kommen viel häufiger auf.
Fast zwei Jahre sind mittlerweile vergangen. Die neue Ernährung, das Trinken von lebendigem Wasser und die tägli-

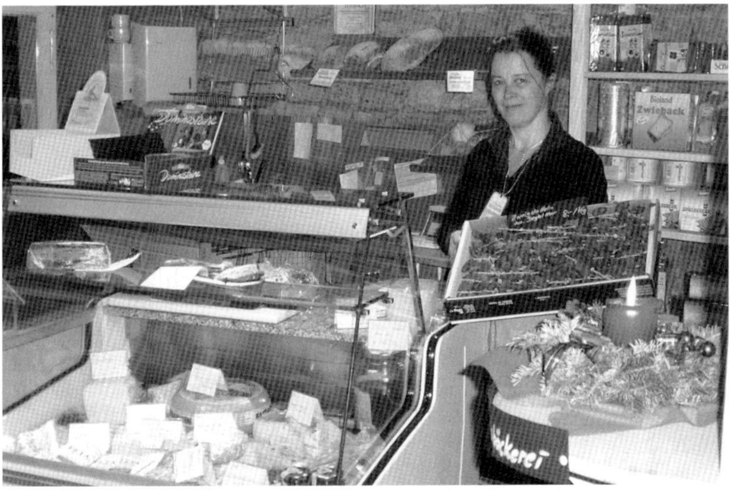

Bioläden bieten die gesamte Bandbreite an „echten" Lebensmitteln – und sind daher immer mehr gefragt. Hier unsere geschätzte Mitarbeiterin Angela Peter.

che Bewegung haben meinen Körper noch gesünder gemacht. Ende September 2001 lief ich beim Berlin-Marathon mit. Diesmal 46 Minuten schneller als beim ersten Mal 14 Jahre zuvor. Mein Körperfett ist weiter gesunken – obwohl ich Fett nicht bewusst ausspare – 9,5 Prozent ist der heutige Stand. Das Gewicht schwankt um die 77 Kilogramm und damit fühle ich mich sehr gut.

Bio-Laden statt Supermarkt

Mal ganz ehrlich: Welche Begriffe verbinden Sie mit den sogenannten Alternativen, Bioleuten, Grünen, Ökos oder mit Bio-Läden? Teuer, schmuddelig, Körnerfresser, blasse, dünne, vielleicht auch kranke Leute, zu kleine Läden, keine Parkplätze und vieles andere mehr? Bis 1998 dachte ich auch so. Aber dann machte ich erstaunlicherweise überwiegend nur noch sehr gute Erfahrungen. Erfahrungen, die mein Leben komplett veränderten. 1998 besuchte ich in Frankfurt meine erste Biomesse, die „Biofach". Warum ich als Apotheker dort hinfuhr, weiß ich ehrlich gesagt bis heute nicht. Jedenfalls bestellte ich danach gleich die ersten Bio-Waren und lagerte diese in unserem Teeraum. Irgendwie hatte ich mich so richtig mit dem Biovirus infiziert – von einer Stunde zur anderen.

Nach und nach bestellte ich immer mehr und immer öfter. Und pries allen meinen Kunden diese tollen, mit so viel Qualität behafteten Waren an. Ich lernte das gesamte Warensortiment kennen und bald wurden in direkter Nachbar-

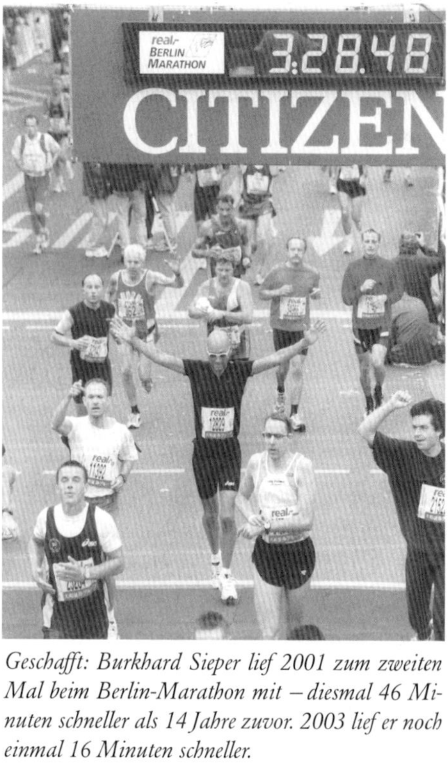

Geschafft: Burkhard Sieper lief 2001 zum zweiten Mal beim Berlin-Marathon mit – diesmal 46 Minuten schneller als 14 Jahre zuvor. 2003 lief er noch einmal 16 Minuten schneller.

schaft zur Apotheke Räume frei. 1999 war es dann soweit: Meine Frau Annette eröffnete auf meine Intention hin, einen Bio-Laden mit viel frischem Obst und Gemüse. Größe: 20 Quadratmeter. Klein, aber fein und mit einem Komplettsortiment. Alles, was ein Haushalt so braucht, gibt es hier inzwischen zu kaufen: Obst, Gemüse, Brot, Käse, Milch, Paste, 100 Prozent Bio. Kontrolliert biologisch! Unser Motto: Warum durch einen Supermarkt mit 3.000 Quadratmetern latschen, wenn man alles, was man für eine gesunde Ernährung braucht, auf einem Bruchteil der Fläche finden kann. Gratis gibt es noch eine freundliche, motivierte Beratung dazu.

Fast alle Bioläden haben sich gemausert. Die genannten Urteile sind inzwischen nur noch offensichtliche Vorurteile, die aber leider immer noch zu viele Leute in ihren Köpfen haben. Das Hauptargument, welches in diesem Zusammenhang immer wieder angeführt wird, Bio sei teuer, ist nur scheinbar richtig. Unsere Kunden haben eher zu wenig als zu viel Geld. Sie kommen überwiegend aus der Mittelschicht. Und diese Menschen müssen mit ihrem Geld haushalten. Aber sie wissen oder ahnen zumindest alle, dass der Körper weniger Hunger hat, wenn er qualitativ hochwertige Nahrung, das heißt lebendige Lebensmittel ohne Zusatzstoffe, aufnimmt. Lebensmittel mit Frische und natürlichem, echtem Geschmack. Chemisch aufgepeppte Speisen sättigen nicht. Das Gegenteil tritt ein: Sie erzeugen immer noch mehr Hunger. Ob das von der Lebensmittelindustrie gewollt oder sogar absichtlich durch bestimmte Zusatzstoffe gefördert wird? Es gibt in dieser Richtung unabhängige Studien, die diese Zusammenhänge andeuten.

Jeder menschliche Körper braucht die zum Überleben notwendigen Vitalstoffe. Koste es was es wolle – auch wenn er dazu eben mehr und mehr essen muss. Das Vitalstoffgedächtnis kann und darf man nicht betrügen. Kunden, die im Bioladen einkaufen, essen eben nicht die Pappe und den Styropor mit aufwändigen, verführerischen Verpackungen, die im übrigen ja auch einen Teil des Preises ausmachen. Dadurch sparen sie Geld, was sie für die – zugegebenermaßen – etwas teueren Bioprodukte auch gerne ausgeben. An diesem Beispiel sehen Sie, dass man den Preis einer Ware von vielen verschiedenen, aber letztendlich auch entscheidenden Seiten betrachten kann – und vielleicht auch muss.

Literatur-Verzeichnis

Goetz, Rolf
Naturkost – ein praktischer Warenführer Band 1. • Pala, Schaafheim,1991.

Goetz, Rolf
Naturkost – ein praktischer Warenführer Band 2. • Pala, Schaafheim, 1992.

Müller-Wohlfahrt, Dr. H.-W.
Mensch, beweg Dich! • Zabert Sandmann, München, 2001.

Müller-Wohlfahrt, Dr. H.-W.
So schützen Sie Ihre Gesundheit. • Zabert Sandmann, München, 2000.

Müller-Wohlfahrt, Dr. / Montag, H.J.
Verletzt...was tun? Hilfe zur Selbsthilfe bei Sportverletzungen.
Wero-Press, Pfaffenweiler, 1996/'97.

Strunz, Dr. Med. Ulrich
Forever Young – Das Erfolgsprogramm. • GU, München, 1999.

Grillparzer, Marion
Glyx-Diät – Abnehmen mit Glücks-Gefühlen. • GU, München, 2003.

Strunz, Dr. Ulrich / Jopp, Andreas
Fit mit Fett – Das neue Wissen über Fette. • Heyne, München, 2002.

Vasey, Christopher
Nährstoffmängel – natürlich ergänzen. • Midena, Küttigen/Aarau CH, 1996.

Sachs, Melanie
Ajurveda – natürlich schön und gesund. • Windpferd, Aitrang, 1995.

Gerson, Dr. Max
Eine Krebstherapie – 50 geheilte Fälle.
Waldthausen, Weil der Stadt, aktualisierte Auflage 2002.

Gröber, Uwe
Orthomolekulare Medizin – Ein Leitfaden für Apotheker und Ärzte.
WVG, Stuttgart, 2000.

D'Adamo, Dr. Peter / Whitney, Catherine
4 Blutgruppen – Richtig leben. • Piper, München, 2001.

Dahlke, Ruediger / Ehrenberger, Doris
Wege der Reinigung • Heyne, München, Taschenbucherstausgabe 2000.

Abros, Gudrun
Hülsenfrüchte – wieder entdeckt! • Bio, Schaafheim, 2002.

Guist, C./ Johna, S./ Assenmacher H.
Das ist Naturkost • Gesund Essen, Schaafheim.

Heepen,
G.H., Schüßler-Salze • GU, München, 2002.